# 医宗金鉴
## 伤寒心法要诀
## 白话解

### 第3版

北京中医药大学中医临床基础系　编

主编　郝万山

编委（以姓氏笔画为序）

李宇航　张清苓

郝万山　姜元安

协编　王　丹

人民卫生出版社

**图书在版编目（CIP）数据**

医宗金鉴·伤寒心法要诀白话解 / 北京中医药大学中医临床基础系编 . —3 版 . —北京：人民卫生出版社，2004.4
ISBN 978-7-117-05785-1

Ⅰ. 医… Ⅱ. 北… Ⅲ. 伤寒（中医）- 中医内科学 - 中国 - 清代 Ⅳ. R254.1

中国版本图书馆 CIP 数据核字（2003）第 100039 号

| | | |
|---|---|---|
| 人卫智网 | www.ipmph.com | 医学教育、学术、考试、健康，购书智慧智能综合服务平台 |
| 人卫官网 | www.pmph.com | 人卫官方资讯发布平台 |

## 医宗金鉴·伤寒心法要诀白话解
### 第 3 版

编　　者：北京中医药大学中医临床基础系
出版发行：人民卫生出版社（中继线 010-59780011）
地　　址：北京市朝阳区潘家园南里 19 号
邮　　编：100021
E - mail：pmph @ pmph.com
购书热线：010-59787592　010-59787584　010-65264830
印　　刷：北京铭成印刷有限公司
经　　销：新华书店
开　　本：850×1168　1/32　印张：10.75
字　　数：246 千字
版　　次：1963 年 12 月第 1 版　2024 年 11 月第 3 版第 26 次印刷
标准书号：ISBN 978-7-117-05785-1
定　　价：17.00 元
打击盗版举报电话：010-59787491　E-mail：WQ @ pmph.com
质量问题联系电话：010-59787234　E-mail：zhiliang @ pmph.com

# 修订说明

《伤寒心法要诀》(下简称《要诀》)是清代吴谦等人所编著的《医宗金鉴》中的一部分,它以歌诀的体裁,对《伤寒论》中理法方药的主要内容以及和《伤寒论》有关的一些后世研究,进行了归纳,读来朗朗上口,易诵易记。所附"注"文,不仅对歌诀的寓意进行了解释,也增入了历代医家研究《伤寒论》的见解,并且适当地补充了后世医家对一些病证的治疗方法。因此该《要诀》就成了由清代至今广为流传的学习《伤寒论》的辅助读物,对学习研究《伤寒论》和指导临床实践,都有较高的参考价值,也是打好中医基本功的一个重要读本。

在 20 世纪 60 年代初,由陈慎吾先生主持,以北京中医学院伤寒教研组的名义,对其进行了白话解,名为《医宗金鉴·伤寒心法要诀白话解》(下简称《白话解》),并由人民卫生出版社在 1963 年出版发行。1973 年由刘渡舟教授主持,以北京中医学院中医基础理论教研室的名义进行了第 1 次修订。此书多次印刷,是研习和热爱中医药学的广大读者十分欢迎的一部读物。由于学术的发展和读者的需求,对此书进行再次修订,很有必要。我们参照人民卫生出版社的修订意见和要求,结合原《白话解》的具体情况,进行了本次修订工作。兹将修订中的有关问题,作如下说明:

一、原文取舍:《要诀》原出《医宗金鉴》卷三十六至卷三十八,今依原卷次分上、中、下三篇。《白话解》只取《要诀》中的"歌诀"原文,不取《医宗金鉴》原书中"注"的原文。

二、增设"提要":在原歌诀之下,增设"提要",简明概括歌诀主题。旧版《白话解》无此项,本次修订逐条补入。

三、关于"注释"：旧版《白话解》作"注解"本次修订改作"注释"。"注释"是对歌诀原文中难解的字、词、术语以及缩写的方名等加以注释，对难读字进行注音。凡是在白话解中能够用白话说明其含义的短语和句子，皆不出注。原《白话解》的歌诀原文角码，分为"注①、注②、注③……"；"方①、方②、方③……"，并将词语和附方分开作注。本次修订删去角码中的"注"与"方"字样，角码统一用上标方括号、阿拉伯数字排序。如：×× [1] ××× [2] ××。对词语和附方统一作注，用方括号、阿拉伯数字排序。如：[1]、[2]。注释力求简洁明了，准确恰当。注音用汉语拼音加同音字的方式。对音义并注者，则先注音，后注义。

四、关于"白话解"：旧版《白话解》中此项作"译注"，本次修订改为"白话解"，以便与书名呼应。"白话解"主要是对歌诀进行现代汉语直译，力求忠于原文，通晓流畅，用词文雅，易懂易读，即所谓信、达、雅。原则上不作更多的病机解释、含义发挥和内容补充。但是由于在进行直译的过程中要求参照《医宗金鉴》歌诀之下原有的"注"，并尽可能保留原注的意思和风格，还要求注意汲取旧版《白话解》"译注"的成果，所以在本版"白话解"中，仍然有一些病机的解释、含义的发挥和内容的补充，这些都与《医宗金鉴》原注或旧版《白话解》的内容有关。

五、增设"按语"：旧版《白话解》无"按语"。"按语"主要是对歌诀原文进行病机分析，医理发挥，思路探求，临床意义探讨，并介绍历代研究成果。增入此项的目的，是为了使全书具备理、法、方、药临床应用的系统性与完整性，这尤其对初学中医的读者会有很多的帮助。此外，在《要诀》原书中，有一部分"注"并不是直接针对歌诀原文的，而是对歌诀原文所述内容的补充，比如歌诀阐述的是某一证候的特点，但在"注"

中可能会大量的补充对这一证候的治疗方药。这部分内容如果文字不是很多,则放在"白话解"中阐述。如果文字比较多,则以白话的方式,收入"按语"中。此外《要诀》有极少数歌诀"译注"后附"按语",旧版《白话解》对应原"按语"作了"译按",旧"译按"的内容,在新"按语"中也有所汲取。

六、对"汇方"中歌诀的处理:汇方中的歌诀,实际就是方歌。方歌原文计量仍沿用旧制,因为如果我们把古人所编写的方歌中的药量改为国际标准计量单位,就破坏了歌诀的韵律,也就失去了便于诵读的价值。在方歌之下的"按语",主要是解释方义,说明该方的适应证,并综述古今临床应用的经验和成果,也包括编著者的应用经验和体会。

七、关于"汇方"中的"附方":《要诀》原无"附方",旧版《白话解》为了读者学习和检索的方便,将《要诀》所涉及的方剂,以"附方"的方式列入了书中。本次修订,仍保留"附方"这部分内容。对"附方"的方药组成、方后的煮服方法,只注不译。附方中的药物剂量,一律换算为国际标准计量单位,并将核算依据和方法附于本书之末,以备读者查阅。旧版《白话解》中的"附方",在文字上与该方原出处微有出入的地方甚多,如赵开美翻刻宋版《伤寒论》中,桂枝汤为"桂枝三两,去皮",旧版《白话解》则作"桂枝(去皮)三两"。又如《太平惠民和剂局方》的凉膈散,旧版《白话解》在药名(如川大黄作大黄、薄荷叶作薄荷、朴硝作芒硝等)、药物用量和服用方法上,与原书文字皆有一些出入。可以说这类情况举不胜举,校不胜校,但基本上大意不违,故在一般情况下,并不影响读者临床参考使用。对这类问题,本次修订则不改不校,悉依旧版原貌。至于少数明显的脱讹错简,影响文义或影响读者使用者,则依原出处径改,不再出注说明。如"十神汤"原出《太平惠民和剂局方》,其中的"干葛",旧版《白话解》误

— 3 —

作"干姜";"甘草炙",误作"甘草尖"。又如"大羌活汤",原出处为《此事难知》,其服法原作"上药㕮咀",旧版《白话解》却作"诸药切片";原作"去粗得清药",旧版《白话解》误作"去粗得清药"等等,这类情况,如不改正,则影响读者使用,故皆依原出处径改,但不加注说明。又如有的方剂,旧版《白话解》所标出处,并不是最早记载该方的书籍,而且内容又有脱误,本次修订则修正出处,内容也以原出处为准,并且也不再加注说明。旧版《白话解》方剂中的药物剂量和炮制方法皆为小字,本此修订,为印刷方便,也为了适应当代读者的读书习惯,皆改为大字,只是炮制方法加用括号以示区别。

八、关于"增辑各方":"增辑各方"《要诀》本无,也是旧版《白话解》为读者学习方便所增补的。其方歌的出处,旧版并未说明,从内容来看,大多出自清汪昂的《汤头歌诀》,也有少数出自清陈修园的《长沙方歌括》或者其他书籍中的方歌。因这部分内容并不是《要诀》原有的内容,所以旧版《白话解》没有进行"译注"。本次修订,对"增辑各方"也进行白话解,并加按语,体例悉依对"汇方"的处理方式,附书书后。

由上可以看出,本次修订不是一般意义上的古籍整理,而是以《要诀》中的歌诀为中心,在对其进行提要、注释和白话解的基础上,进一步以按语的方式发掘其理论内涵,阐述其临床意义,补充历代研究成果以及编著者的学术思想,从而力求编写成一部理、法、方、药兼备的切合中西医临床参考应用的著作,也是学习《伤寒论》的一部极好的辅助读物,还可以作为奠定中医基本功的一部重要读本。这正是有别于旧版《白话解》的主要特色之一。

九、编写分工:本次修订由北京中医药大学中医临床基础系主任郝万山教授主持,制订"修订计划",编写"修订说明",确定编写体例,执笔"上篇"全篇、"中篇"后半部分和

"【附一】增辑各方"以及"【附二】古方药物计量单位的换算",并对全书文字进行补充和润色。李宇航教授执笔"下篇"中"汇方"的前半部分,并由王丹硕士协助;姜元安教授执笔"中篇"的前半部分和"下篇"中"汇方"的后半部分。张清苓教授执笔"下篇"的"病证"部分。由于编写者,都是多年研究和讲授《伤寒论》并有丰富临床实践经验的专家教授,故主编在统稿时,对各位编写者的独到见解,即使是一家之言,也十分珍视并予以保留。正因为如此,对同一个问题,如果出于不同的编写者之手,就可能出现不同的见解。主编之所以不进行学术见解的统一,正是为了体现"百家争鸣,百花齐放"的精神,而且也是为了给读者提供更广阔的思路。

由于时间仓促,水平所限,此次修订疏漏难免,诚望读者批评指正,以备再次修订时纠正。

郝万山

**2002 年 7 月 30 日**

# 目　录

— 4 —

# 伤寒门上篇 （医宗金鉴卷三十六）

## 伤寒[1]传经[2]从阳化热从阴化寒原委

**【原文】** 　六经[3]为病尽伤寒　　气[4]同病异岂期然
　　　　　　推其形脏原非一　　因从类化故多端
　　　　　　明诸水火相胜义　　化寒变热理何难
　　　　　　漫言变化千般状　　不外阴阳表里间

**【提要】** 　论外感病邪气从化的机理。

**【注释】** 　[1]伤寒：病证名,有广义和狭义之分。伤寒的广义含义,是指一切外感疾病的总称,如中风、伤寒、温病、湿温、热病等,皆可总称为伤寒;伤寒的狭义含义,是专指人体感受寒邪,感而即发的病证。

[2]传经：邪气由一经传入另一经。

[3]六经：即六经辨证。后世医家把《伤寒论》中的太阳、阳明、少阳、太阴、少阴、厥阴辨证,统称为六经辨证。

[4]气：此指风、寒、暑、湿、燥、火六淫邪气。

**【白话解】** 　《伤寒论》以六经作为辨证论治的总纲。尽管伤寒病的变化很多,但都可以用六经辨证把它们包括在内。虽然六淫邪气(风、寒、暑、湿、燥、火)侵袭了人体,都能使人生病,但是不同的人在感受相同的邪气之后,所发生的病证,却并不一定是完全相同的。因而在发病之前,往往是不能预知病情变化的。这是因为每个人形体的强弱和脏腑的虚实不同,所以病证也随着不同体质的人而发生不同的变化。例如：阴气较弱、阳气偏亢的人感受邪气以后，邪气容易从阳化热；阳气较弱、阴气较盛的人感受邪气以后，邪气就容易从阴化寒；正气较强而邪气亦盛的人，多会形成实证；正气较弱且病邪缠绵的人，多会发展成虚证。这些变化虽然复杂多端，但只要掌握了阴阳变化的道理，明白了阴盛、水胜则阳虚、火衰；阳盛、火旺则阴亏、水干，那么邪气的从阴化寒或从阳化热的病理机制，又有什么难于理解的呢？不要认为伤寒病变化多端，症状复杂，难以琢磨，其实都不能离开阴阳、表里、六经的范围。

**【按语】** "审证求因"是中医病因学说的特点之一，正如前人所说："外邪感人，受本难知，因发知受，发则可辨。"风、寒、暑、湿、燥、火，如果未能伤人而发病，只能称其为"六气"，是自然界的正常气候。只有伤人而发病，才能称其为"六淫"。特别应当注意的是，中医在临证判断病因时，并不是根据病人所处环境的客观气候条件，而是根据病人发病后的症状表现。而发生在人体的各种症状表现，既包括了邪气的作用，也包括了正气对邪气的反应能力和抗邪状态。因此中医这种审证求因的方法，更能准确地把握疾病的本质。

"从化"理论是认识"气同病异"的依据。外因是变化的条件，内因是变化的根据。之所以感受相同的邪气以后，不同的人出现了不同的病证，或邪气传入了不同的经，皆是因为体质不同的缘故。素体阴虚阳亢者，邪气易从阳化热；素体阳虚阴盛者，邪气必从阴化寒。某经津血不足者，邪气则易乘之而燥化；某经阳气虚衰者，邪气则易乘之而寒化，这就叫做"从化"。这种重视体质因素在疾病发生和发展过程中所具有的主导作用的认识，对临床有着重要的指导意义。

# 太阳[1]风邪伤卫[2]脉证

**【原文】** 中风[3]伤卫脉浮缓[4]　　头项强痛[5]恶寒风
　　　　　病即发热汗自出　　　鼻鸣[6]干呕桂枝[7]功

**【提要】** 论太阳中风的证治。

**【注释】** [1]太阳:指太阳病而言。太阳病为六经病证之一。其证有太阳表证和太阳腑证,但以表证为主。人体太阳之气敷布于体表即卫气。外邪侵犯人体,太阳首当其冲,从而出现一系列的表证,故一般称太阳主表。

[2]伤卫:卫,即卫气,就是敷布于体表的阳气。它有温养肌肤,调节体温,防御外邪的作用。所以叫卫气,就是因为此气具有保卫作用。伤卫,就是外邪伤犯了卫气。有些注家认为,风为阳邪,卫为阳气,根据同气相求的原理,风邪伤人,多伤卫气,因此就有了"风伤卫"的说法。

[3]中风:中 zhòng,音仲。中风是指人体感受风邪所发生的一种外感病证,与杂病中的口眼㖞斜、半身不遂的中风病,名同而实异。

[4]脉浮缓:浮是指轻取即得的脉象,缓是指松弛柔软的脉象。

[5]头项强痛:强 jiàng,音犟。头项强痛,即头痛伴有后项部拘紧不柔和。

[6]鼻鸣:因鼻塞气道不利而出现的一种症状,也包括打喷嚏等。

[7]桂枝:指桂枝汤,见下篇汇方第1。

**【白话解】** 太阳中风这种病证,是因风邪入侵,损伤了维护体表的卫阳之气而得的。中风证的脉象浮而弛缓。它的症状是,头痛并伴有后项部拘紧不柔和,俯仰转动不自如,怕风畏寒,一开始发病就会见到发热,身上经常出微汗,有时还有鼻子不通畅,呼吸之气出入有声和干呕等。遇到这种病人,用桂枝汤解肌祛风,调和荣卫的功效,就能收到很好的疗效。

【按语】 太阳中风是太阳表证之一,为人体感受风邪所致。风袭肌表,卫阳因抗邪而浮盛于外,故脉见浮象;由于中风证常见汗出,汗出必然耗损营阴,所以脉象又出现了松弛柔软的特征,这就是所谓的脉浮缓。足太阳膀胱经脉行于人体头项后背,太阳经脉受邪,经气不利,因此可以出现头项强痛。人体的卫气有"温分肉,充皮肤,肥腠理,司开阖"的功能;营气有营养濡润人体脏腑及组织的功能。在生理状态下,卫气行于脉外为营阴之使,营气行于脉中为卫气之守,营卫谐和,各司其职,这就是营卫的正常功能。今因风邪袭表,卫阳浮盛于外与邪相争,故见发热;风邪客表,卫阳被伤,失其固护之职,而且风性疏泄,于是使营阴外泄,故见汗出。风邪伤卫阳,温煦失司,故见恶风寒。肺合皮毛,其气上通于鼻,外邪犯表,肺气不利,故见鼻鸣。肌表受邪,正气抗邪于表,不能固护于里,致使里气升降失常,胃气上逆,则见干呕。

上述脉浮缓、头项强痛、发热、汗出、恶风寒、鼻鸣、干呕等,为太阳中风的主要脉证,其病机是风邪袭表,卫强营弱,营卫失和。其治法应当是解肌祛风,调和营卫,方用桂枝汤。

## 太阳寒邪伤营脉证

【原文】 伤寒伤营[1]脉浮紧　头痛身痛恶寒风
　　　　 无汗而喘已未热[2]　呕逆[3]麻黄汤[4]发灵

【提要】 论太阳伤寒的证治。

【注释】 [1]伤营:营,就是循行脉中的营血之气。它有濡润营养的作用,所以叫做营气。伤营,就是伤了血脉中的营气。有些注家认为,寒为阴邪,营为阴气,根据同气相求的原理,寒邪伤人,多半是透过卫气而伤及营气,这就是所谓的"寒伤营"的说法。

[2]已未热:是《伤寒论》原文第3条"或已发热,或未发热"的简语。指病人发病后,有的病人发热可能出现的早,有的病人发热可能出现的晚。但是"未发热"不等于不发热,其中含有迟早还是要发热的意思。

[3]呕逆:是胃气上逆作呕的症状。

[4]麻黄汤:见汇方第20。

**【白话解】** 太阳伤寒这种病证,是因寒邪侵犯了人体的营血之气而形成的。伤寒的脉象是浮而紧劲有力。症状是头痛、身痛、恶风寒、无汗,并有气喘和呕逆。这时虽然有的病人已经见到发热,有的病人还没有见到发热,但都可确诊为太阳伤寒证。在治疗时用麻黄汤发汗,疗效是很灵验的。

**【按语】** 太阳伤寒是寒邪侵袭体表的证候。寒伤肌表,正气因抗邪而浮盛于外,故脉应之而浮;寒主收引,使筋脉拘挛,故脉见紧象。寒主痛,寒伤肌表,使肌表气血涩滞、筋脉拘挛,因此出现头痛、身痛等症。寒为阴邪,最容易伤人阳气,卫阳被伤,温煦失司,所以恶寒一症最重而且最先出现。寒邪闭表,腠理闭塞,因此无汗。太阳主表,肺主皮毛,寒闭表郁,肺气宣发肃降的功能受到影响,因此出现气喘。在太阳伤寒证中,发热是因寒邪闭表,阳气内郁所导致的,因阳气的郁积需要一定的时间,所以素体阳气偏亢的人,发热出现的时间就可能会早一些,而素体阳气偏虚的人,发热出现的时间就可能会迟一些。因此临床就可能见到"或已发热,或未发热"的情况。至于呕逆,则是正气抗邪于表,不能固护于里,里气升降失调所致。综上所述,太阳伤寒证的病机是寒邪袭表,卫闭营郁。故用麻黄汤发汗散寒,宣肺平喘。

中风与伤寒是太阳表证中的两个证候,二者在症状上的最大区别是有汗和无汗。中风有汗,汗出伤营,营阴不足,故后世医家又称其为表虚证;伤寒无汗,卫闭营郁,故后世医家又称其为表实证。可见这里的表虚和表实,实际是相对而言的。应当注意的是,所谓"表虚证"并不是虚证,因为治疗太阳中风证的时候,需要解肌祛风,仍然以祛邪气的方法为主,并不使用治疗虚证时所采取的补正气的方法。这显然与后世所说的表气虚的玉屏风散证是完全不同的。

我们在讨论太阳中风和太阳伤寒的病因病机时,主要是从邪气的性质及其致病特点的角度来论述的。但实际上,外邪感人之后,之所以会发生中风表虚证和伤寒表实证等不同的证候,这与体质因素有着密切的关系。大凡卫阳偏虚,肌腠疏松的人,感受风寒邪气后,容易患中风表虚证;大凡卫阳不虚,肌腠致密的人,感受风寒邪气后,容易患太阳伤寒表实证。因此我们根据脉证,在辨出表虚证和表实证的同时,既包含了辨邪气的性质,也包含了辨别体质因素和机体对邪气的反应能力。

## 风寒营卫同病[1]脉证

**【原文】** 中风浮紧遍身痛　　头疼发热恶寒风
　　　　　　干呕无汗兼烦躁　　伤寒身重乍时轻
　　　　　　浮缓呕逆无汗喘　　头痛发热恶寒风
　　　　　　烦躁而无少阴证[2]　营卫同病大青龙[3]

**【提要】** 论大青龙汤证的证治。

**【注释】** [1]风寒营卫同病:指风邪伤卫,寒邪伤营的证候同时出现。

[2]少阴证:指少阴阳虚的脉证,可见手足厥冷、下利清谷、脉微细、但欲寐、躁烦不宁等。

[3]大青龙:指大青龙汤,见汇方第 21。

**【白话解】** 风邪伤卫的中风证,见到头痛、发热、恶寒、怕风、干呕等症状,但却呈现出浮紧的脉象,遍身疼痛和身上没有汗等寒邪伤营的脉证,而且还兼有心中烦躁;还有的病人患了寒邪伤营的伤寒证,见到头痛、发热、畏寒、怕风、身上没有汗、喘息、呕逆等症状,但却呈现出浮缓的脉象,身体不痛而感到沉重,并偶尔有减轻的时候等这些风邪伤卫的脉证,同时也兼有心中烦躁。这两种证候,虽然都有烦躁的症状,但却没有脉搏微细、困倦无力、精神不振、嗜睡等少阴阳虚的脉证,因此可以断定这两种烦躁,都是太阳风寒营卫同病的大青龙汤证,都可以用大青龙汤发散在表的风寒,清解在里的烦热。

**【按语】** 大青龙汤适应证最主要的症状是"不汗出而烦躁"。不汗出是寒邪闭表的特征,烦躁则是阳郁化热,郁热扰心的表现。若无寒邪闭表,不能用麻黄重剂发汗;如无阳郁里热,不可用石膏辛寒折热。至于从《伤寒论》原文第38条和第39条"中风,脉浮紧"、"伤寒,脉浮缓"演化出来的风寒同病的说法,对指导临床辨证则缺少实际意义。

太阳病大青龙汤证有烦躁,少阴病阳虚证有躁烦。前者是郁热扰心,因烦而躁;后者是阳衰阴盛,弱阳勉强与盛阴相争,争而不胜时,人体所出现的肢体躁动不宁。故古人有"阳盛则烦,阴盛则躁"的说法。烦躁与躁烦,一实一虚,一阳一阴,临证应当注意鉴别。如果辨证不确,导致治疗发生错误,必然是危害立至,祸不旋踵。因此在《伤寒论》原文中,凡是涉及到大青龙汤适应证的原文,都强调与少阴阳虚的躁烦证相鉴别。

《伤寒论》"辨脉法"篇有"风则伤卫,寒则伤营"的记述。晋代王叔和的《脉经》有"风伤阳,寒伤阴,卫为阳,营为阴,各从其类而伤也"的说法。宋代朱肱的《类证活人书》有"风则伤卫,寒则伤营,桂枝主伤卫,麻黄主伤营,大青龙汤主营卫俱伤"的见解。至明代方有执,在《伤寒论条辨》中更强调"风伤卫,寒伤营,风寒两伤营卫"的观点,并根据这一认识,重新对太阳病篇的原文进行了分类改订,"风则中卫,以卫中风而病者为上篇","寒则伤营,故以营伤于寒而病者为中篇","风寒俱有而中伤,则营卫皆受而俱病,故以营卫俱中伤风寒而病者为下篇"。以后又有多家附会,这就是所谓的《伤寒论》学术研究史上的三纲鼎立学说。《医宗金鉴·伤寒心法要诀》同样继承了这一学术思想,故一论太阳中风证,治用桂枝汤;二论太阳伤寒证,治用麻黄汤;三论风寒同伤营卫证,也即伤寒证见中风脉,中风证见伤寒脉,治用大青龙汤。但从今天的观点来看,风邪伤卫也伤营,中风必然见汗出,汗出必定要伤营,怎能只言风伤卫? 寒邪伤营也伤卫,寒为阴邪,尤其容易外伤卫阳,内郁营血,怎能只言寒伤营? 至于大青龙适应证的主证,应是不汗出而烦躁,其病机则是寒邪闭表,阳郁化热。可见三纲鼎立之说,在理论上凿分风寒,割裂营卫,多有牵强附会之感;在临床上也缺少指导辨证论治的价值。因此现代大多数医家已经不再提倡这种观点。但三纲鼎立学说的出现,活跃了伤寒学术研究的风气,而方有执在三纲鼎立学说的指导下,重订《伤寒论》原文,则开创了原文重编的先河,这都对伤寒学术的研究产生过积极的影响。

## 误服三汤[1]致变[2]救逆[3]

【原文】 伤寒酒病[4]桂[5]勿与　呕吐不已血脓鲜
尺迟服麻[6]致漏汗[7]　恶风肢急小便难
微弱[8]汗风青龙[9]发　厥惕悸眩[10]热仍然
身𥆧[11]振振欲擗地[12]　桂加附子[13]真武[14]痊

【提要】 论桂枝汤、麻黄汤、大青龙汤的使用禁忌和误用后发生变证的救治。

【注释】 [1]三汤:指桂枝汤、麻黄汤、大青龙汤三方。

[2]变:指变证,凡是六经病证失治或误治后,临床症状发生了变化,而变化后的新证候又不能用六经正名来命名的,后世医家统称其为变证,仲景则称其为坏病。变证虽然不能用六经正

名来命名,但也属于六经辨证的范畴,称其为六经变证。

[3]救逆:救,是治疗的意思。逆,此为错、误的意思。救逆,就是救治由于错误治疗引起的变证。

[4]酒病:是"酒客病"的简称。酒客病为嗜酒之人因饮酒过度所导致的病证。其症状有头痛、周身酸楚、烦热、汗出、呕逆等,很类似太阳中风的表现,但这是由于饮酒过度,酒湿内留,湿郁化热,湿热熏蒸,气血失和所致,而非太阳中风证。

[5]桂:指桂枝汤,见汇方第1。

[6]麻:指麻黄汤,见汇方第20。

[7]漏汗:发汗太过使卫阳不能固密,而导致汗出淋漓不止。

[8]微弱:指脉搏微弱无力,主阳气不足。

[9]青龙:指大青龙汤,见汇方第21。

[10]厥惕悸眩:厥,是手足发凉;惕 tì,音替,是筋肉跳动;悸,是心慌心跳;眩,是头晕目眩。

[11]身瞤:瞤 shùn,音顺。身瞤,是"身瞤动"的简称,指全身肌肉跳动。

[12]振振欲擗地:振振,是颤动的意思;擗,是仆的意思。振振欲擗地,是形容身体颤动不稳,不能支持,象要仆倒在地。

[13]桂加附子:指桂枝加附子汤,见汇方第9。

[14]真武:指真武汤,见汇方第32。

**【白话解】** 太阳伤寒无汗的表实证,酒客过饮形成的湿热内郁证,以及内有痈脓的毒热内盛证,在治疗当中都不能使用桂枝汤。如果伤寒表实证误用了治中风汗出表虚的桂枝汤,不但不能把表邪发散出去,相反地更使表气闭固,阳气内郁;如果酒客因湿热成病,误用了桂枝汤,必然加深湿热的郁结,进而湿热上逆而成呕吐。如果内有痈脓的病人,误用了桂枝汤,必然加重里热,伤损阴血,而发生吐脓血的病变。以上都是误用桂枝汤产生的种种变证,应当根据当时的脉证进行救治。

　　另外太阳伤寒表实证,脉象应该浮紧有力,才能用麻黄汤发汗;如果只是寸、关脉浮紧而两手尺部脉反见迟慢无力的,反映了患者营气不足,血液亏少,属于邪盛应指时,再用麻黄汤发汗亦不为晚。如果不能认识到这一点,错误地用麻黄汤发虚人之汗,就会造成汗出淋漓不止,畏寒怕风,四肢拘急,小便困难等变证。

　　还有,大青龙汤证属于风寒营卫两伤的病证,如果脉象反见浮缓或微弱无力,证候反见汗出、恶寒、怕风,此时即使出现烦躁之证,也是少阴阳虚的躁烦,它与大青龙汤证的脉浮紧、不汗出而烦躁的表实热郁证迥然不同,所以当禁用大青龙汤。如果误用大青龙汤峻发其汗,就会更伤少阴的阳气,必然造成手足厥冷、筋肉跳动、心慌心悸、头目眩晕、发热不退、肢体震颤不稳、站立即欲仆地等正气衰惫的变证。救治的方法是,尺脉迟而误服麻黄汤导致漏汗不止的,可用桂枝加附子汤;误服大青龙汤导致肢冷、筋惕肉瞤的,可用真武汤。

　　【按语】　本歌诀是对桂枝汤、麻黄汤、大青龙汤三方禁忌证的概括。

　　关于桂枝汤的使用禁忌,"伤寒酒病桂勿与,呕吐不已血脓鲜"概括了《伤寒论》中三条桂枝汤的禁忌证。"伤寒"是指第16条"桂枝本为解肌,若其人脉浮紧,发热汗不出者,不可与之也。常须识此,勿令误也",此为典型的单纯的太阳伤寒表实证,当用辛温纯剂麻黄汤发汗启闭解表,而桂枝汤发汗力小,养正力大,不仅无启闭之力,且方中又有芍药之酸敛,不利于发越闭郁之邪,故曰"不可与之也"。若误用桂枝汤,则可使表邪闭郁更甚,而发生种种变证。所以仲景谆谆告诫:"常须识此,勿令误也"。"酒病"是指第17条"若酒客病,不可与桂枝汤,得之则呕,以酒客不喜甘故也",乃以酒客病为例,提示湿热内蕴者禁用桂枝汤。嗜酒之人,酒湿内留,湿郁化热,湿热蕴郁,阻遏营卫气血,使营卫气血失和,而见烦热、多汗、周身酸楚、头痛、呕吐等类似太阳中风的病证。若将其误辨为太阳中风,而错用甘辛温之桂枝汤,温助热,甘增湿,必致湿热壅滞更加严重,而使胃气上逆发生呕吐。"呕吐不已血脓鲜"是指第19条"凡服桂枝汤吐者,其后必吐脓血也",提示毒热内盛者禁用桂枝汤。其人能吐出脓血,必是原有内痈,有内痈必是毒热内盛,于是就可能见到发热、多汗、头痛等类似太阳中风的证候。如果误投桂枝汤,则发汗伤津,辛温助热,从而促使病情恶化,热毒腐破血络,内痈破溃,而吐出脓血。《伤寒例》所云"桂枝下咽,阳盛则毙",则是对桂枝汤使用禁忌的高度概括。推而广论,凡温热病证和湿热病证,皆当忌用桂枝汤。

关于麻黄汤的禁忌证,《伤寒论》中有9条,后世称麻黄九禁,提示凡是阴阳气血诸不足,或湿热、毒热、虚热内盛者,皆应当禁用麻黄汤或其他辛温发汗的方剂。但歌诀只举"尺脉迟"为例,提示营血不足者禁用麻黄汤,此即《伤寒论》第50条"假令尺中迟者,不可发汗。何以知然?以荣气不足,血少故也"的精神。至于"服麻致漏汗,恶风肢急小便难……桂加附子……痉",实际是概括了《伤寒论》第20条"太阳病发汗,遂漏不止,其人恶风,小便难,四肢微急,难以屈伸者,桂枝加附子汤主之"的意思,是言误用辛温峻汗方剂后,出现了大汗淋漓,阴阳两伤,而表犹未解的变证。对于这一变证的救治,仲景采用了解肌祛风,调和营卫,固阳以摄阴的方法,方用桂枝加附子汤。为何不阴阳双补?这是因为,有形阴液不能速生,无形阳气所当急固,阳气不固,汗出不止,纵使滋阴,也无用处。从中可体现出仲景重视固护阳气的学术思想。

关于大青龙汤的禁忌证,"微弱汗风青龙发,厥惕悸眩热仍然"概括了《伤寒论》第38条"若脉微弱,汗出恶风者,不可服之,服之则厥逆,筋惕肉瞤,此为逆也"的意思。是指少阴阳虚的病

— 11 —

人,证见脉微弱,汗出恶风,因这种证候在虚阳勉强与盛阴相争,争而不胜之时,常见肢体躁动不宁,故需与大青龙汤证的烦躁相鉴别。少阴阳虚躁烦,误用大青龙汤,必致变证丛生。对其变证用真武汤救治,《要诀》是根据第82条"太阳病发汗,汗出不解,其人仍发热,心下悸,头眩,身眴动,振振欲擗地者,真武汤主之"而设。实际在临床上,如此阳虚又误用大青龙汤的变证,恐怕真武汤难有回天之力,选用大剂通脉四逆汤加人参或可有一些效果。

# 三阳[1]受病传经欲愈脉证

**【原文】** 伤寒一日太阳病　　欲吐烦躁数急[2]传

阳明少阳证[3]不见　　脉静[4]身和为不传

**【提要】** 论辨别传经与不传经的要领。

**【注释】** [1]三阳:指太阳、阳明、少阳三经。

[2]数急:脉搏跳动疾速。

[3]阳明少阳证:阳明证如脉大、口渴、身热、汗出、不恶寒等;少阳证如脉弦、口苦、咽干、目眩、嘿嘿不欲饮食、心烦喜呕、胸胁满闷、寒热往来等。

[4]脉静:指脉象没有变化,如中风见浮缓脉,伤寒见浮紧脉,脉象保持与病证相应的状态。

**【白话解】** 伤寒病的传经,按传统中有一种说法是,感邪第一天见太阳证,第二天见阳明证,第三天见少阳证。但是,人们体质的强弱不一,感受邪气的盛衰不同,所以病邪在不同人身上的传经也就不可能都符合一日太阳、二日阳明、三日少阳的"规律"。那么怎样判断传经与不传经呢? 如果太阳病的第一天,出现很想吐或烦躁等症状,以及脉数急的,这就反映出邪气有内传的趋势;倘若太阳病已有二三日,尚没有出现阳明、少阳两经的症状,脉象仍然保持原来的样子,虽然病已二三天,也表明邪气并没有传入它经。

【按语】 本歌诀是对《伤寒论》第 4 条"伤寒一日,太阳受之,脉若静者,为不传,颇欲吐,若躁烦,脉数急者,为传也"和第 5 条"伤寒二三日,阳明少阳证不见者,为不传也"这两条内容的概括。外感病的第一天,太阳经感受了邪气,只要出现颇欲吐等少阳病的症状,或烦躁等阳明病的症状,脉象也发生了诸如急速的变化,这就是要传经的表现。外感病即使到第二天、第三天,而脉象和症状仍然没有出现阳明病或少阳病的表现,这就说明邪气未传经。从而提示,辨传经与不传经,不在于病程天数的多少,而在于临床脉证是否发生了变化。

在《素问·热论》里有"伤寒一日巨阳受之"、"二日阳明受之"、"三日少阳受之"、"四日太阴受之"、"五日少阴受之"、"六日厥阴受之"的说法,后世有医家据此提出日传一经,六日传遍六经的说法,这显然与临床实际情况不相符合。张仲景在这里提出,辨传经与不传经的关键,不在于计算病程的天数,而在于观察临床脉证的变化。

## 阳明表病脉证

【原文】 葛根[1]浮长表阳明[2]　　缘缘面赤[3]额[4]头疼
　　　　发热恶寒而无汗　　　目痛鼻干卧不宁

【提要】 论阳明经表证的证治

【注释】 [1]葛根:指葛根汤,见汇方第 16。

[2] 表阳明:指阳明经表证而言。阳明病有经证、热证和腑证之分,阳明经脉感受外来风寒邪气所发生的病证,称阳明经证,因经脉运行于人体的浅表部位,所以也称阳明表证或阳明经表证。

[3]缘缘面赤:满脸通红。

[4]额:又称额颅,指发下眉上之处,为阳明经所过的部位。

【白话解】 葛根汤这个方子,一般是用来治疗阳明经表证的。这种病,多半是由于外来的风寒邪气,侵袭阳明经脉,使阳明经脉阳气被郁而不得宣泄,所以证见脉浮而长、满面通红、头额作痛、发热、恶寒、无汗、目痛、鼻干、睡卧不安等阳明经表受邪的脉证。这时可用葛根汤发汗疏经,以解阳明经表的邪气。

**【按语】**《伤寒论》对阳明经表证的论述,散见于若干条原文之中,而没有一条原文集中阐述。因阳明为多气多血之经,风寒邪气侵袭阳明经表后,邪气往往很快循经入里化热,进而出现阳明的里热里实证,如《伤寒论》第183条和184条所说:"问曰:病有得之一日,不发热而恶寒者,何也?答曰:虽得之一日,恶寒将自罢,即汗出而恶热也。""问曰:恶寒何故自罢?答曰:阳明居中主土也,万物所归,无所复传,始虽恶寒,二日自止,此为阳明病也。"也就是说,这里所说的"病",并不是太阳病,而是阳明经表证。该证起初有恶寒、发热等表证的共同症状,与太阳表证不同的是,没有头项强痛这一太阳病定位性的症状,而有额头疼痛、目痛、鼻干、缘缘面赤等阳明经脉受邪的表现。但其证候持续时间较短,只有一天左右,因此并不引起人们的重视。在治疗上,应当用葛根汤发汗散寒,疏通阳明经脉。

太阳主表,是说太阳病主要是表证;阳明主里,是说阳明病主要是里证。但太阳也有里证,如太阳蓄水、太阳蓄血;阳明也有表证,如本条歌诀所述。由于阳明经表证在临床上较少出现,或者因其持续的时间较短,医生较少有机会看到,又因为人们常常囿于太阳主表、阳明主里的认识,所以往往把阳明经表证解释成太阳表证和阳明里热同见的证候,这应当引起学者们的注意。《伤寒论》第32条"太阳与阳明合病者,必自下利,葛根汤主之",第33条"太阳与阳明合病,不下利但呕者,葛根加半夏汤主之",第36条"太阳与阳明合病,喘而胸满者,不可下,宜麻黄汤",其中的阳明病皆指阳明经表证而言。所谓太阳与阳明合病,是指太阳表证和阳明表证同时出现。如兼见下利或呕吐,这是因为阳明经表邪气比较重，阳明正气抗邪于表，而不能固护于里，从而导致胃肠里气升降失常所致，故重在解阳明经表之邪，用葛根汤或葛根加半夏汤；如兼见喘而胸满，是太阳经表邪气比较重，而太阳主表，肺主皮毛，太阳表气不利，最易导致肺失宣发肃降而出现气喘胸满，故重在解太阳表邪，而用麻黄汤。何况葛根汤还有升阳止泻之效，麻黄汤还有平喘止咳之功。

# 阳明热病脉证

【原文】　白虎[1]烦渴热阳明　　汗出身热脉长洪[2]
　　　　　不恶寒兮反恶热　　合柴[3]兼见少阳经

【提要】　论阳明热证的证治

【注释】　[1]白虎：指白虎汤，见汇方第83。

[2]脉长洪：脉搏超过寸、尺的部位，并且充盈宽阔，叫做长洪脉。

[3]柴：指小柴胡汤，见汇方第78。

【白话解】　白虎汤这个方子，一般是用于治疗心烦、口渴、热在阳明的病证的。这种病证的成因和病机是，太阳表证虽然已经没有了，但邪气并未外解，而是内传阳明，只是尚未敛结于肠胃而成燥屎。此时胃热弥漫，充斥内外，表里俱热，这就叫做阳明热证。其症状除上述心烦、口渴引饮之外，还见到汗出、身上热度很高、脉搏长洪、不怕风寒、反怕火热等一系列阳明热证的症状。这时可用白虎汤辛寒折热，清解阳明散漫的热邪。

如果上述阳明热证未愈，兼传到少阳经时，必然出现少阳经的脉弦、往来寒热、口苦、耳聋、喜呕、胸胁满闷等脉证。在治疗时，就应该用白虎汤合小柴胡汤，以清解阳明、少阳两经的邪热。

【按语】　阳明病胃热弥漫证是指邪热在里，但尚没有和阳明糟粕相结，而是弥漫周身、充斥内外的证候，其证应包括白虎汤证和白虎加人参汤证。

白虎汤证应是以邪热炽盛为主,而气阴两伤不明显,证见热结在里,外无表寒,高热,烦渴,多汗,不恶寒反恶热,脉滑;白虎加人参汤证是胃热弥漫,津气两伤的证候,证见身大热,汗大出,大烦渴不解,欲得饮水数升,脉洪大,并可能出现时时恶风或背微恶风寒等气虚不能固表的症状。

应当指出的是,后世医家将身大热、汗大出、口大渴、脉洪大等四大症状归属于白虎汤证,其实在《伤寒论》里,四大症状皆见的是白虎加人参汤证,而不是白虎汤证。两证胃热弥漫的病机是共同的,所以"热结在里,表里俱热"的大热之表现也是共见的。里热逼迫津液外越,则见汗出,但白虎加人参汤证由于热盛耗气,气不固表,汗出会更加严重,故可以用大汗出来描述,《伤寒论》第 26 条的白虎加人参汤证原文就有"大汗出后"的明言。而白虎汤证的原文只提到过"自汗出"。至于口大渴,既提示了热盛伤津,引水自救,也提示了热盛耗气,气不化津。《伤寒论》中白虎汤证的原文没有提到过口渴,而涉及白虎加人参汤证的 5 条原文,条条提到口渴,如"渴欲饮水,口干舌燥"、"口燥渴"、"大烦渴不解"、"大渴,舌上干燥而烦,欲饮水数升"等等。关于脉象,白虎汤证的脉象,在《伤寒论》中有两条,一是第 176 条的"脉浮滑",一是第 350 条的"脉滑",并没有提到过脉洪大,而第 26 条则明确说:"……大烦渴不解,脉洪大者,白虎加人参汤主之"。可见四大症状的出现,已经提示了阳明热盛并兼有气阴两伤的病机,应当用白虎加人参汤辛寒折热兼以益气生津,而不应当再用白虎汤单纯辛寒折热。虽然白虎汤中的知母清热兼有滋阴作用,但并无益气效果。

# 阳明腑病脉证

【原文】　胃实脉大腑阳明[1]　　大便难兮脾约[2]同

蒸蒸[3]潮热[4]漐漐汗[5]　满痛始可议三承[6]

**【提要】**　论阳明腑证的证治。

**【注释】**　[1]腑阳明:指阳明腑证,病邪传入阳明胃腑,化热伤津,津伤化燥,燥热与阳明糟粕相结,而成不大便、内实满痛或胃家实的阳明病。

[2]脾约:病证名。因胃阳亢而脾阴虚,脾为胃运行津液的功能受到制约,使津液不能还入胃肠,从而出现大便干燥、小便数多的症状,名脾约。

[3]蒸蒸:此指蒸蒸发热。蒸蒸是兴盛的意思。蒸蒸发热,形容里热炽盛的样子,见于阳明腑实证中的调胃承气汤证。

[4]潮热:发热而有定时,如潮汐有信,叫做潮热。阳明病的潮热发于午后的申时(下午3～5点)前后,多见于大承气汤证。

[5]漐漐汗:形容汗出连绵不断的样子。

[6]三承:指大承气汤、小承气汤、调胃承气汤而言。大承气汤见汇方第71,小承气汤见汇方第70,调胃承气汤见汇方第66。

**【白话解】**　胃实,指热邪已传入阳明之腑,胃肠已成燥实,所以脉象当见大而有力,这就是阳明腑病。但是由于燥结的程度不同,因而又有"胃家实"、"大便难"和"脾约"不同证候的区分。例如:太阳病因汗、下、利小便伤了津液,胃中干燥,太阳之邪乘胃燥而传入阳明胃腑,致使小便数多,大便成硬的,叫做脾约,也就是太阳阳明。也有的病人阳气素盛,或者内有宿食,阳明经表之邪,传入阳明胃腑后,与燥热或宿食相结,以致大便秘结,腹部胀满疼痛的,叫做胃家实,也就是正阳阳明。还有的病人,邪在少阳经,本应当和解,反而误用了发汗、利小便的治疗方法,以致伤了津液,胃中燥热,于是病邪传入阳明胃腑,致使大便困难的,叫做大便难,也就是少阳阳明。这三种阳明病,以太阳阳明最轻,少阳阳明较重,正阳阳明最重。

以上三种阳明的胃实证,尽管程度不同,原则上都是可以用下法的,但具体到治疗上,还有轻重的分别。如果见到蒸蒸发热,身体和手足濈濈然汗出,或者腹部持续胀满,而没有减轻的时候,或者腹部疼痛拒按,这样就确属阳明腑实证无疑,就可以根据它症状的轻重,分别选用三个承气汤或者麻子仁丸等治疗。

**【按语】** 阳明实证是邪热与阳明糟粕相结的证候。其成因如果是因为太阳病失治、误治而成的,称太阳阳明;如果是因为阳明本经受邪,邪气进而循经入里化热成燥成实的,称正阳阳明;如果是因为少阳病汗、吐、下后津液受伤,邪入阳明的,称少阳阳明。但是无论邪气是由何经而来,一旦形成阳明实证后,或为脾约证、或为胃家实证、或为大便难证,这都属于阳明病。

太阳阳明、正阳阳明和少阳阳明,是《伤寒论》对阳明实证成因的分类,实际上对临床辨证意义并不太大,因此这些名词在现代临床上基本不再使用。临床以辨证为准,有何脉证,就可以辨为何种证候。

三承气汤是治疗阳明腑实证的方剂。从病机而论,阳明腑实证应当包括燥热内盛的全身症状和腹部的实证体征。如果只有燥热内盛的表现,而没有腹部的实证体征,这只能辨为阳明热证,用白虎汤一类方剂治疗。如果只有腹部的实证体征,而没有燥热内盛的全身表现,这只能辨为腹满实证,属杂病,而不能称其为阳明病。

三承气汤中,调胃承气汤重在泄热,用于燥热盛而腑气不畅较轻者;小承气汤重在通便,用于燥热症状轻而腑气不畅为主者;大承气汤泄热与通便并重,用于燥热与腑气不畅俱重者。

## 阳明慎汗慎清慎下

**【原文】** 阳明表证反有汗　　桂枝加葛[1]中风传

　　　　　热证无汗亡津液　　燥渴仍从白虎[2]痊

胃实汗热原应下　　　恶寒浮缓表为先

欲知定硬[3]识失气[4]　　不转[5]微涩[6]下之冤

舌滑尿白小便数　　　便硬休攻导[7]自安

小便数多知便硬　　　无苦数少是津还

**【提要】** 论阳明病慎用汗法、清法和下法的证候。

**【注释】** [1] 桂枝加葛：指桂枝加葛根汤，见汇方第5。

[2] 白虎：指白虎汤，见汇方第83。

[3] 定硬：定，肯定。硬，大便燥结成硬。定硬，大便硬结是肯定无疑的。

[4] 失气：亦称"出虚恭"。

[5] 不转："不转失气"的省称。不转失气，是言服小承气汤后，肠中没有燥屎可以转动，因此就不见失气的现象。

[6] 微涩：微，脉似有似无，主阳气虚。涩，脉往来不利，主阴血虚。微涩同见，主气血双亏。

[7] 导：用外导的方法使大便排出。

**【白话解】** 阳明经表受寒邪的葛根汤证，应当是无汗的，现在反而有汗，这是风邪侵袭阳明经表，所以仍然应当从表解，用桂枝加葛根汤来治疗。

阳明热证的白虎汤证，应该见到汗出，现在反而无汗，这是由于在治疗的过程中，或者用过吐法，或者用过汗法，或者用过下法，伤了津液的缘故。这时候如果病人出现燥渴引饮的症状，即使不见汗出，但仍然属于邪热弥漫的阳明热证，所以仍然可以用白虎汤清热生津而治愈；如果病人不见燥热口渴引饮的热证，则这种无汗仍属于表证，那就应该按表证进行治疗，慎用清法，也就是说不能用白虎汤来清热了。另外对于邪入阳明胃腑已经成实，大便结硬，且有多汗、潮热等典型症状的，在原则上应该用下法治疗；但如果病人有恶寒、脉浮缓等表证时，就必须先解表邪，慎用下法，等待表邪完全解除之后，才能攻下。

19

在诊断上,想知道患阳明病的病人大便是不是已经成硬,其办法是,先给他一点小承气汤内服,如果病人服药后,出现转失气,说明肠中燥屎已经成硬,燥屎被药力所转动而见失气,这时才可以用大承气汤攻下;如果服药后,不出现转失气的症状,说明燥屎尚未成硬,就不可以用承气汤攻下了。另外,也有病人虽然有不大便的症状,好像属于可以泻下的证候,但其脉象微涩无力,这是气血虚衰,正气不足的现象,也不可以用承气汤攻下,如果轻易攻下,必将造成病情恶化。

阳明病如果是舌苔湿滑不燥,小便色白不赤,说明里热尚轻,即使有小便数多,大便成硬的症状,其热也只局限于直肠之间,所以也不能用攻下法。而只可以用蜜煎方及猪胆汁等润肠导便的方法,大便自可排出。

大凡阳明病出现小便次数与尿量俱多的,多半是胃肠燥热太盛,津液不能自还胃肠,而反偏渗于膀胱所造成的,因此其大便必定硬结。根据这个原理,如果是病人大便秘结不通,但不感到腹满疼痛的,就应该观察他的小便每天排泄的次数。如果是小便的次数逐渐减少的,说明津液仍能还入到肠胃中去,其大便不久自会排出,遇到这种情况,就不应当再攻下了。

【按语】 阳明病有经表证、热证和实证之分,在治疗上应当分别采用汗法、清法和下法,这是正治之法,但是在临床上,也要注意在一定情况下,还要慎汗、慎清、慎下。

对邪在阳明经表而有汗者,应当慎用纯辛温发汗的方法。阳明经表之证,多是寒邪侵袭阳明经表,本应见无汗,治疗当用葛根汤发汗散寒,疏通经脉。但是如果有汗,则是风邪侵袭阳明经表,在治疗上就应当改用桂枝加葛根汤解肌祛风,疏通经脉。

凡是发热而无汗的病人,应当慎用清法,《伤寒论》第170条所说的"伤寒脉浮,发热无汗,其表不解,不可与白虎汤",就是这个意思。但是如果属于胃热弥漫,热盛津伤,作汗无源而导致无汗、烦渴等证候,仍然可以用清法。

如果里实已成,但是阳明经表之邪或者太阳表邪未尽者,则应当慎用下法,因为在攻下的时候,使人体的正气趋向于体内,这就很容易使在表的邪气乘机内陷,从而导致病情的复杂化。《伤寒论》第206条"阳明病面合色赤,不可攻之",即是阳明经脉中有邪时禁用下法的例子。

纵使已经明确诊断为里实证,在下法的具体选择上,也还要慎之又慎。第209条说:"若不大便六七日,恐有燥屎,欲知之法,少与小承气汤,汤入腹中,转失气者,此有燥屎也,乃可攻之……不转失气者,慎不可攻。"第214条也说:"若不转气者,勿更与之。明日又不大便,脉反微涩者,里虚也,为难治,不可更与承气汤也。"可见使用小承气汤后,是否有转气,是辨可攻或慎攻的方法之一。这就是"欲知定硬识失气,不转微涩下之冤"所说的意思。大便与小便相关,阳明燥热逼迫津液偏渗,可见小便数多,所以说"小便数多知便硬",就可以攻下了。但是如果舌苔湿滑而不黄燥,小便色白不赤,则燥热未成,即使大便不通,也当慎用攻下,而应当应用导便的方法。在没有津液继续耗伤的前提下,小便逐日减少,是津液能够还入胃肠的表现,即使有不大便,也可以预测大便不久就会解出,这种情况下,也要慎用攻下。

二便相关的认识,在临床辨证上很有指导意义,"小便数多知便硬"是通过观测小便的情况来测知大便的硬结。"利小便实大便"的方法,则是通过利尿的手段,分清走泄以治疗腹泻。

# 少阳脉证

【原文】 往来寒热[1]胸胁满[2]　　脉弦目眩[3]而耳聋
　　　　 口苦默默[4]不欲食　　心烦喜呕[5]少阳经
　　　　 或渴或咳身微热　　　或胁硬痛腹中疼
　　　　 或悸不呕尿不利　　　舌苔滑白小柴[6]宗

【提要】 论少阳经腑受邪,枢机不利的证治。

【注释】 [1]往来寒热:寒时不热,热时不寒,寒热交替发作的症状。

[2]胸胁满:满 mèn,音闷,同闷。胸胁满,是"胸胁苦满"的省称,指胸胁因烦闷而感到痛苦。

[3]目眩:眼前发黑,头目眩晕。

[4]默默:《伤寒论》作"嘿嘿",形容心中抑郁不爽快的一种感觉。

[5]喜呕:多呕、善呕的意思。

[6]小柴:指小柴胡汤,见汇方第78。

【白话解】 少阳病的脉证是脉弦、往来寒热、胸胁烦闷、头目眩晕、两耳发聋、口中苦、不想吃东西、心中郁闷、频频呕吐等。此外,有的可以见口渴;有的见咳嗽;有的见轻微发热;有的见胸胁硬满而痛;有的见腹中疼;有的见心跳,有的不见呕吐;有的见小便不利,并且舌苔滑白的,这些症状都属于少阳病的或见之症。临床上只要具备了少阳病的主要脉证,其或见之症虽然并不全备,就可以用小柴胡汤和解少阳为主,并随证加减,而进行治疗了。

【按语】 少阳是指手足少阳经脉和三焦及胆腑而言。少阳之气,有协调表里,调畅情志,温煦长养,促进和调节五脏六腑新陈代谢的功能,外可调太阳之表,内可和阳明、太阴之里,因此有"少阳主枢"之说。少阳病是手足少阳经腑受邪,枢机不利的证候,常常以经腑同病为特点。其主要症状表现是口苦、咽干、目眩、目赤、耳聋、脉弦、往来寒热、胸胁苦满、嘿嘿不欲饮食、心烦喜呕,舌苔白滑。其中口苦、咽干、目眩、目赤、耳聋是少阳郁火循经上扰清窍所致;弦脉是少阳受邪,气机被郁时的主脉;往来寒热是邪入少阳,正邪交争,互有进退所致,正胜则热,邪胜则寒,因此出现了寒来热往,热来寒往的表现;胸胁苦满,为少阳经脉受邪,少阳经气不利所致,这是因为少阳经脉布胸胁的缘故;少阳气郁,疏泄失司,情志不畅,则见嘿嘿然心中不爽;少阳气郁,郁火犯胃,胃气不和,则不欲饮食,如胃气上逆,则见喜呕、多呕,《伤寒论》也常以呕吐的存在和不存在,提示少阳病的存在和不存在。足少阳经别过心脏,故少阳胆火循经上扰心神,可以见到心烦。

因少阳主枢,每多兼夹太阳、阳明、太阴不和之证,又因手少阳三焦为水火气机的通道,又是气化的场所,故少阳受邪,三焦失畅,又容易兼夹水饮内生的证候,因此少阳病每多或见证。郁火伤津或可见渴;三焦失畅,水饮内生,水邪犯肺,或可见咳;太阳表邪未解,或可见身微热;少阳气机结滞太重,或可见胁下硬痛;少阳气郁,横逆犯脾,脾络不和,或可见腹痛;水气凌心或可见心悸;小便不利正是三焦失畅的表现;因少阳气郁,枢机不利,水湿内留,而非燥热内结,因此少阳病应当见到白而滑的舌苔。

太阳主表,其气畏闭,故用发汗以启闭的方法治疗;阳明主里,其气畏亢,故用清、下以平亢的方法治疗;少阳主枢,其气畏郁,故用和枢机、解郁结的方法治疗,这就是和解法,方用小柴胡汤。

## 少阳病用柴胡汤加减法

【原文】　胸烦[1]不呕去参夏　　加蒌若渴半易根
　　　　　腹痛去芩加芍药　　心悸尿秘芩易苓
　　　　　胁下痞硬[2]枣易蛎　　不渴微热桂易参
　　　　　咳去参枣加干味　　小柴[3]临证要当斟[4]

【提要】　论小柴胡汤的加减应用。

【注释】　[1]胸烦:胸中有热邪而烦闷。

[2]痞硬:这里指胁下满闷而硬结不通。

[3]小柴:指小柴胡汤,见汇方第78。

[4]斟:斟酌、考虑的意思。

**【白话解】** 少阳病,应当用小柴胡汤进行治疗。至于兼见、或有的症状,可根据症状酌情加减。例如:火气逼胸而胸中烦闷不舒,并不呕吐的,就减去半夏、人参,加上栝楼实;如果是邪热耗伤了津液而出现口渴的,就去半夏加用栝楼根;如果少阳胆邪困郁于脾而出现腹痛的,就去黄芩之寒以保胃气,加入芍药平肝以治腹痛;如果是水饮内停,致使心下跳动不安而且小便不利的,就加入茯苓淡渗以利水邪,去掉黄芩的苦寒避免助增阴气;如果是少阳邪实而胁下痞满且硬的,就加入牡蛎咸以软坚,减去人参、大枣的甘缓壅滞;如果是口不渴而表有微热的,反映了半表的寒邪留连于肌腠不解,就去掉人参加入桂枝略微发汗;如果是半表的寒邪,侵袭于肺发生了咳嗽的,就去掉人参、大枣、把生姜改为干姜,再加入五味子,以温散肺家寒邪,不减去黄芩的苦寒,是防止干姜助其内热的意思。

**【按语】** 少阳主枢,外近太阳之表,内临阳明、太阴之里,加之病涉三焦,常有水火气机的失调,故少阳病每多或见症状。临证当观其脉证,随证加减,使法与证符,药与病合,这才能保证疗效。《要诀》列举《伤寒论》对小柴胡汤的加减应用,多可参考使用。

# 少阳禁汗禁吐禁下

**【原文】** 少阳三禁要详明　汗谵[1]吐下悸而惊[2]
　　　　　甚则吐下利不止　水浆不入[3]命难生

**【提要】** 论少阳病的治疗禁忌。

**【注释】** [1]谵:指谵语。谵语的表现为胡言乱语,声长气壮。

[2]悸而惊:心慌心跳而精神惊惕不安。

[3]水浆不入:形容饮食皆不能下咽的症状。

【白话解】　对于少阳病,值得注意的是有三种禁忌,这就是禁吐、禁汗、禁下。因少阳经的邪气不在于表,如果误发其汗,就会发生谵语;邪气亦不在于上,更不在于里,所以误吐、误下就会产生心悸而且惊惕不宁的症状。因此,少阳病即使有心下硬满的症状,这也只是少阳枢机不利的缘故,所以也不可以泻下,如攻下太甚,就会继发下利不止。即便有胸中满闷的症状也不可涌吐,如涌吐太甚,就会引起水浆不入的变证,甚至可以导致生命的危险。

【按语】　在《黄帝内经》里,将太阳称之为"三阳",是言其阳气强大,故也称"巨阳";将阳明称之为"二阳",是言其阳气旺盛,故后世也称之谓盛阳;将少阳称之为"一阳",是言其阳气弱小,故后世也称之谓小阳、幼阳、稚阳、嫩阳。其阳气和太阳、阳明相比较,要弱小的多,其抗邪的能力也远比太阳和阳明要弱,因此在治疗少阳病的过程中,注意保护少阳弱小的阳气是十分更重要的。对于少阳病来说,邪气不在表,故汗法不能祛其邪;非有形实邪结滞上焦,故吐法不能祛其邪;也非热结于里,故下法不能祛其邪。汗、吐、下法不能祛除少阳邪气,反而白白耗伤少阳正气,因此往往会导致变证丛生,病情恶化,所以临床要慎之又慎。凡是表里内外、寒热虚实各种疾患,只要其中有少阳病的症状,在治疗的过程中就要给少阳让路,也就是说,就要以和解的方法为主。

## 少阳可吐可汗可下

【原文】　胸满烦热栀子豉[1]　　痞硬冲喉瓜蒂[2]平
　　　　　发热恶寒肢烦痛[3]　　微呕支结[4]柴桂[5]宁
　　　　　郁郁微烦呕不止　　　心下痛硬大柴[6]攻
　　　　　误下柴胡证仍在　　　复与柴胡[7]振汗[8]生

【提要】　论少阳病在和解的基础上可以兼汗、兼吐、兼下的变法。

**【注释】** [1]栀子豉：指栀子豉汤，见汇方第49。

[2]瓜蒂：指瓜蒂散，见汇方第129。

[3]烦痛：烦，在此为剧烈、甚的意思。烦痛，即剧烈疼痛。

[4]支结：支撑胀满和结滞不通的感觉。

[5]柴桂：指柴胡桂枝汤，见汇方第81。

[6]大柴：指大柴胡汤，见汇方第79。

[7]柴胡：指小柴胡汤，见汇方第78。

[8]振汗：振是战、颤的意思。振汗，即战汗，是指病人先见寒战，后见发热，随发热之后，即见汗出热退而病愈的过程，也称战汗作解。

**【白话解】** 病人胸满而有烦热的，属于太阳、少阳二经的轻度热邪郁于胸膈之上不解，可以用栀子豉汤以宣越膈上的蕴热；倘若胸满痞硬，气上冲咽喉不得呼吸的，这是太阳、少阳二经蕴郁膈上的热邪较重，可以用瓜蒂散涌吐；如果既有发热恶寒，四肢剧烈疼痛的太阳证，又有微呕，心下支结的少阳证，这是属于太阳、少阳同病的表现，可以用柴胡桂枝汤，在和解的基础上，微汗以解两经的邪气；如果既有郁郁心中微烦和呕不止的少阳经症状，又有心下疼痛结硬的里实表现，就应该用大柴胡汤缓攻之法，两解阳明、少阳的邪气；如果是少阳病的小柴胡汤证，而误用了攻下的方法，但未造成心悸神惊等变证，并且柴胡证仍然存在的，这时还可用小柴胡汤进行和解。但是因为误下之后，正气受伤，服小柴胡汤后，往往出现邪正交争勉强作解的"战汗"现象。邪气与正气相争，则见剧烈寒战；正气与邪气相争，则见发热；正胜邪却，则汗出邪退，其病乃愈。这种"战汗"现象的产生，是由于误下正虚的缘故。

**【按语】** 上面所谈的少阳三禁，是言其常，恐怕误用汗、吐、下三法造成"坏病"。本条歌诀所说的可汗、可吐、可下，是言其变,示人根据临床需要而可变化应用。"发热恶寒肢烦痛,微呕支结柴桂宁",是指第146条"伤寒六七日,发热微恶寒,支节烦疼,微呕,心下支结,外证未去者,柴胡桂枝汤主之。"恶寒曰微,知发热亦微;仅见肢节烦疼而无头项强痛及周身疼痛,则太阳表证已轻。微呕较喜呕为微;心下支结,是为胸胁苦满之轻者,可见少阳之邪亦轻。由此可见,太、少之证俱轻。论其治法,单用汗法治太阳之表,则违反少阳禁汗之例;单用和法治少阳,又恐其太阳表邪不去,故取太少两解之法,以小柴胡汤、桂枝汤合方,减半而投,是为柴胡桂枝汤。此为在和解的基础上兼用汗法的例子。

"郁郁微烦呕不止,心下痛硬大柴攻",是指第103条"……呕不止,心下急,郁郁微烦者,为未解也,与大柴胡汤"。呕不止是喜呕的加重,心下拘急疼痛是实热结滞于里,气血壅遏所致,郁烦是火热之邪的进一步郁结所致。此证不仅少阳有热邪郁遏,而且已经发展到阳明有燥热内结。故用大柴胡汤在和解的前提下兼以通泻里实。此为在和解的基础上兼以用下法的例子。

至于"胸满烦热栀子豉",是言既有少阳不和的胸胁苦满,又有热郁胸膈的虚烦证,可以用栀子豉汤清宣郁热。但栀子豉汤属清热剂,而不是涌吐剂,只不过当郁热较重的时候,服用栀子豉汤后,正气祛邪外出,常有一吐为快的现象,从而不仅使郁热得以宣泄,也使少阳气机的郁结得以疏通。因此在《伤寒论》的栀子豉汤一类方剂之后,都有"得吐者,止后服"的说明。在这里把它列入少阳可吐的范畴,是牵强的。"痞硬冲喉瓜蒂平",本是言胸中膈上有痰饮宿食留积的证候,可以用瓜蒂散涌吐痰实,其胸中痞硬是因有形的痰食阻滞所造成,而不是少阳气机的郁结。所以将其列入少阳可吐证,也是勉强的。

在少阳不和又兼有正气受挫的情况下,服用小柴胡汤后,可能出现战汗作解的特殊情况。寒战—发热—汗出热退,是战汗作解的三个阶段。但是如果战而不热,是正虚邪盛,正气无力抗邪;如果热而不汗,是正气虽能抗邪,但不能祛邪。这两种情况,病证都不能自愈,都需要继续用药物治疗。只有寒战而后发热,发热而后出汗,才能够达到热退病愈的效果。小柴胡汤并不是发汗的方剂,之所以服用小柴胡汤后,出现战汗,这完全是正气在药力作用下的结果。因此也不能把这种情况看成是汗法。

# 三阳合病并病

【原文】　合病两三经同病　　　并病传归并一经
　　　　　二阳合病满喘发　　　自利葛根[1]呕半[2]同
　　　　　太少利芩[3]呕加半[4]　明少弦负顺长[5]生
　　　　　滑数宿食大承气[6]　三阳合病腹膨膨
　　　　　口燥身重而谵语　　　欲眠合目汗蒸蒸
　　　　　遗尿面垢参白虎[7]　浮大汗下禁当应
　　　　　二阳并病汗不彻　　　面赤怫郁[8]大青龙[9]
　　　　　表罢潮热手足汗　　　便难谵语大承[10]攻
　　　　　太少头项痛眩冒　　　心下痞硬[11]如结胸[12]
　　　　　禁汗吐下惟宜刺　　　谵惊不食利多凶

【按语】　论合病和并病的证治。

【注释】　[1]葛根:指葛根汤,见汇方第16。

[2]半:指葛根加半夏汤,见汇方第130。

[3]芩:指黄芩汤,见汇方第88。

[4]加半:指黄芩加半夏生姜汤,见汇方第131。

[5]弦负顺长:弦,指弦脉,为少阳病主脉。长,指长脉,为阳明病主脉。负,是失败的意思。阳明属土,少阳属木,阳明与少阳合病,出现了弦脉,主少阳木气胜,阳明土气负,这是逆象。阳明与少阳合病,出现了长脉,主阳明土气盛,就不会受少阳木气

的贼害,所以叫做顺象。

〔6〕大承气:指大承气汤,见汇方第71。

〔7〕参白虎:指白虎加人参汤,见汇方第132。

〔8〕面赤怫郁:面色赤红不散,主阳气被风寒邪气闭郁而不得宣泄。

〔9〕大青龙:指大青龙汤,见汇方第21。

〔10〕大承:指大承气汤,见汇方第71。

〔11〕心下痞硬:指上腹部堵塞胀满不通的自觉症状。

〔12〕结胸:病名,是实邪结于胸膈以至脘腹的一种病变。其中有大结胸、小结胸、热实结胸、寒实结胸、血结胸等区别。

**【白话解】** 两经或三经同病,而不归并到一经的,就叫"合病"。两经或三经受病后,最后归并到一经的,就叫"并病"。

"二阳合病",是指太阳和阳明的病证同见。既有太阳体表受邪的发热,恶寒,无汗等症状,又有阳明经表受邪的额头疼痛,满脸通红,目痛鼻干,夜卧不宁等症状。两经相合同病,如果兼见气喘胸满的,用麻黄汤(见汇方第20)发汗散寒,宣肺平喘。如果兼见下利的,用葛根汤,发表散寒,疏通经脉,升阳止泻。如果兼见呕吐而不见下利的,用葛根加半夏汤,发表散寒,疏通经脉,兼以和胃降逆止呕。

太少合病是指太阳与少阳合病,就是太阳经的发热、恶寒、无汗的症状和少阳经的寒热往来、口苦、耳聋、目眩、胸胁苦满的症状同时并见。太少合病的治疗,有三种情况。如果少阳胆热偏盛,胆热下迫肠道,而有自下利的,则用黄芩汤清其里热;如果胆热横逆犯胃,而兼有呕吐的,则用黄芩加半夏生姜汤清热兼以和胃降逆;如果不吐不利,可以用柴胡桂枝汤(见汇方第81)两解太少经表之邪。

阳明少阳合病,就是阳明经的目痛、鼻干、睡卧不安和少阳经的胸胁苦满、耳聋目赤等症同时并见。两经经表受邪,正气抗邪于表，不能固护于里，里气必然失和，于是出现了下利的症状。但是阳明属土，少阳属木，阳明病主脉为大，少阳病主脉为弦，如果脉见大而弦，这就属于明少合病的本脉，可以用黄芩汤清热，其下利自愈；如果脉单大而不弦，或者出现长大之象，这是阳明土气尚旺，不受少阳木气相乘，其病易愈，称为顺象；如果脉象单弦而不大，则为少阳木气太旺，易乘阳明土气，其病难治，名为负象，预后颇为不良。如果脉不弦而滑数的，这就不是少阳和阳明经表合病的病证了，假如症状又见到下利粘秽，这就是宿食为病的热利，用大承气汤攻下食滞，病证就可以痊愈。明少合病，呕吐酸苦的，反映了胆、胃腑热俱盛，可以用大柴胡汤（见汇方第79）以泻两经之热。

三阳合病，就是太阳、阳明、少阳三经合在一起发病。腹膨膨，是指腹部胀满；口燥，是指口中干燥；身重，是指身体沉重难以转侧；谵语，是指胡言妄语；欲眠，是指喜睡；合目汗蒸蒸，是指闭目入睡后就会出热汗；遗尿，是指小便失禁；面垢，是指面部如有油垢一样不洁净光泽。这都是三阳热盛，津液枯竭的表现。假如出现脉浮，应禁止使用汗法；假如出现脉大，也不可以使用下法，这都是因为热盛而津伤的缘故。只有使用白虎加人参汤，清热润燥，益气生津，才是最合宜的治疗方法。另外也有三阳合病的轻证，在治疗中也未曾误用汗、下等法，其人津液未伤，症状又偏重于三阳经表的，可以考虑用柴葛解肌汤（见汇方第101）轻清透解三阳经的邪热，效果很是理想。

二阳并病，就是太阳与阳明两经并病，这是由于邪在太阳之表的时候，虽然用过发汗的方法，但是汗出不彻底，表邪并没有得到解除，因而就传属于阳明经。面赤，即面色潮红，缘缘不退，提示邪气郁于太阳和阳明的经表不得解散，尚未并入阳明之腑，这时还可能见到烦躁、短气、脉涩等，或者还可以见到痛无定处，时在腹中，时在四肢，以手按之，又不能确切找出痛的部位，这是邪气壅滞,邪无出路的缘故。治疗当以大青龙汤清解太阳、阳明两经的邪气。如果是二阳并病,其中的太阳表证已经解除,而且又出现了潮热、手足汗出、大便困难、谵语等症状,反映了邪热由表已经并入阳明之腑,就应该用大承气汤攻下阳明的实热了。

太少并病,就是太阳与少阳两经并病。其证有头项强痛,或者出现头目眩冒及心下痞硬,好像似"结胸证"的样子。此时邪在太阳、少阳,归未未定,症状往往不够明确,在治疗的过程中,应当禁用汗、吐、下等攻邪的方法。可以使用针刺的方法,刺大椎、肝俞以泻太、少两经的邪热。如果误用了汗法,就会导致谵语,误用吐、下之法,就会导致心烦、惊恐、水浆不能入口,下利不止等等危险的证候。

【按语】 关于对"合病"和"并病"含义的解释,现在和《医宗金鉴》的理解微有不同。今天一般解释为:凡两经或三经同时发病的称为合病,一经病证未罢,而另一经病证又起,发病有先后次第之分的,称为并病。其实判断合病或者并病,主要是对病史的一个回顾,在临床辨证的时候,常常是重在当前的证候表现,有是证即用是方,并不一定要区别出合病还是并病。

合病和并病在《伤寒论》里只用于三阳经病,虽然三阴经病或者阴经与阳经也有两经以上同病者,但在这种情况下,张仲景从没有用过合病和并病这两个词。应当注意的是,后世有的医家把这两个词用泛了,以至把数阴经同病或阴经与阳经同病也用合病或并病来命名,这就不是张仲景的本意了。

关于合病与并病的治疗,《医宗金鉴》的歌诀和注解不仅总结了《伤寒论》全书的有关内容,而且还吸纳了后世的研究成果,补充了一些新的治疗方法,对临床很有指导意义。

# 三阴受病传经欲愈脉证

【原文】 伤寒三日三阳尽　　热微烦躁入阴传

## 其人能食而不呕　脉小尿清为不传

**【提要】**　辨病邪是否传三阴的方法。

**【白话解】**　伤寒病经过三天,从一般的传经规律来讲,三阳经的邪气已尽,应当传到三阴了,但是否传三阴,必须根据当时的脉证,才能进行判断,如果患者发热的症状虽然很轻微了,但又出现烦躁不安的里证,这就充分说明病邪离开阳经传入阴经,其病尚未得解。倘若经过三日以后,患者不见呕吐,反而能食,脉搏细小,并且不带数急,小便色清且长,大便自调的,说明病邪已解,未传三阴,这是正气恢复,病证向愈的好现象。

**【按语】**　由于《素问·热论》有伤寒一日,巨阳受之;二日阳明受之;三日少阳受之;四日太阴受之;五日少阴受之;六日厥阴受之等说法,后世便有了日传一经,六日传遍六经的说法,其实这是对《素问·热论》的一种误解。在这一问题上《伤寒例》明确地说:"太阳受病也,当一二日发","阳明受病也,当二三日发","少阳受病也,当三四日发","太阴受病也,当四五日发","少阴受病也,当五六日发","厥阴受病也,当六七日发"。指出这里所说的日数,是指各经从受邪开始到发为典型症状的日数。清代柯韵伯在《伤寒论注·伤寒总论》中说:"伤寒一日太阳、二日阳明、三日少阳者,是言见症之期,非传经之日也。"也就是说,这里的日数分别是六经各自受邪后,到表现为典型的该经症状所需要的时间,而不是邪气由此经传彼经所需要的时间。如果是太阳经受邪,第一天就可以表现为典型的太阳经症状;阳明经受邪,第二天才可以表现为典型的阳明病症状。依此类推,少阳为第三天,太阴为第四天,少阴为第五天,厥阴为第六天。于是当代便有学者将这一段时间称为六经病的潜伏期。

关于六经病的潜伏期日数各不相同的机理,柯韵伯解释为:"太阳经部位最高,故一日发;阳明经位次之,故二日发;少阳经位又次之,故三日发。是气有高下,病有远近,适其至所为故也。"又说:"谓太阴四日,少阴五日,厥阴六日者,亦以阴经之高下为见症之期,非六经部位以次相传之日也。"这一解释虽然不一定能够被诸多医家所接受,但是柯氏毕竟为解释这一问题作了探索。至于六经病的"潜伏期"是否符合临床实际,这和其机理一样,也仍然是需要深入研究和临床验证的问题。

本条歌诀包括了《伤寒论》第 270 条"伤寒三日,三阳为尽,三阴当受邪。其人反能食而不呕,此为三阴不受邪也"的内容。如果我们把日数看成是六经病的潜伏期,就可以这样解释这一条:人体感受外邪已经三天,三阳经发病的时间已经过去了,应当属于三阴经发病的时间。假如病人没有出现太阴病常见的呕吐,食不下等症状,那就提示三阴经不会受邪。可见人体受邪后,是否会发病,是哪一经发病,判断的依据,还是根据临床症状和表现。

## 太阴阴邪脉证

【原文】 太阴阴邪[1]沉迟脉　　吐食腹满有时疼
　　　　　手足自温利不渴　　理中汤[2]主悸加苓
　　　　　腹满去术加附子　　吐多去术加姜生
　　　　　虽吐下多还用术　　渴欲得水倍术宁
　　　　　欲作奔豚[3]术易桂　　干姜寒倍参腹疼

【提要】 论太阴脏虚寒证的证治。

【注释】 [1]太阴阴邪:《医宗金鉴》原意是指病人脾阳素虚,或寒湿内盛,外邪传入太阴,从阴化寒,从而出现太阴的阴寒证候。当代已经很少有人使用这一词汇,而代之以太阴脏虚寒证。

[2]理中汤:见汇方第 39。

[3]奔豚:豚 tún,音屯,指小猪。奔豚,病名,病人自觉有气从少腹上冲咽喉,发作时痛苦欲死,但不久可以自行缓解,缓解

后如常人,常常反复发作。

**【白话解】** 太阴阴邪,属于邪气从阴而化的寒证。脉现沉迟,是太阴里寒的脉象。呕吐、腹满,有时腹中隐隐作痛,是太阴里寒的症状。寒邪已经入里,所以身不发热而手足自温。太阴有寒无热,所以下利而口不渴。以上太阴的寒证,应当用理中汤治疗。但是上述症状兼有心下悸的,这是心下停有水饮,可加入茯苓以导水邪;如果出现腹满的,这是脾受寒邪而气凝,可去掉壅气助满的白术,加入附子以消阴翳;如果其人吐多的,这是胃气不和而上逆的现象,仍去掉白术,加入生姜和胃以止呕吐;如果既有呕吐又兼见腹泻甚重的,这是脾虚而湿盛,还应该留用白术,健脾以运湿;如果渴欲饮水的,这是脾虚津液不能四布,应该加倍使用白术,使饮化津生;倘若脐下悸动特甚,有发作奔豚的趋势时,这是下焦水气蠢蠢欲动,可减去白术,加入桂枝以降冲气;如果中寒太甚的,可以增加干姜的剂量,达到温中散寒目的;如果是因脾虚而腹痛的,人参的剂量可以增加一倍,使中州不虚,其痛自安。

**【按语】** "太阴阴邪",实际是指太阴脾虚寒证而言。本条歌诀内容包括了《伤寒论》第 273 条"太阴之为病,腹满而吐,食不下,自利益甚,时腹自痛"、第 277 条"自利不渴者,属太阴,以其脏有寒故也,当温之,宜服四逆辈",也包括了第 386 条理中丸方后面注文的内容。

太阴脾脏的虚寒证,是太阴病的主要证候,它是在素体太阴阳虚、寒湿内盛的基础上,外邪入里从阴化寒所致。因脾阳虚衰,运化失司,于是寒湿内盛,壅滞气机,就会出现腹满、腹痛,但是毕竟证属虚寒,其腹满、腹痛,常常喜温喜按,得温得按则减;脾阳虚衰,运化失司,于是导致中焦升降紊乱,就会出现呕吐和下利,而吐和利相比较,以下利为主,并且下利有越来越重的趋势,这就是所谓"自利益甚"的意思。证属虚寒,津液未伤,所以口不渴。治疗的大法是"当温之",方用四逆辈。"四逆辈",桂林古本《伤寒杂病论》作"理中、四逆辈",应当包括理中汤、理中汤加附子、四逆汤、附子汤、真武汤一类的方剂。对于这样的证候，《伤寒论》之所以不言某某汤主之，是因为太阴下利，自利益甚，随着下利时日的迁延，脾阳会越来越虚，并且会逐渐出现肾阳的虚损，于是病证就会由太阴下利而逐渐转为少阴下利，因此在治疗的时候，就应当根据具体情况，斟酌用方。

## 太阴阳邪脉证

【原文】　阳邪[1]嗌干腹满痛　　误下时痛大实疼
　　　　　大承[2]桂枝加芍大[3]　　脉弱芍大当审行

【提要】　论太阴经脉受邪的证治。

【注释】　[1]阳邪：指太阴阳邪，《医宗金鉴》原意是指太阴脾阳素盛，致使邪气从阳化热所出现的阳热证候。当代已经很少有人使用这一词汇。

　　[2]大承：指大承气汤，见汇方第71。

　　[3]桂枝加芍大：指桂枝加芍药汤和桂枝加大黄汤。桂枝加芍药汤见汇方第133；桂枝加大黄汤见汇方第134。

【白话解】　太阴阳邪，就是邪从太阴阳化的热证。太阴热盛于上，就会见咽干；热盛于中，就会见腹满疼痛，这是太阴有余的证候。

　　也有因为误下而导致邪气陷入太阴的，但在治疗时要注意辨别它的轻重。如果腹部有时痛有时不痛的，可用桂枝加芍药汤和之；如果大满大痛而无休止的，则用桂枝加大黄汤下之；如果兼见阳明胃实的，就用大承气汤攻下。

　　另外应该注意的是，如果患者的脉搏较弱，反映了病人胃气虚弱，在使用桂枝加芍药汤或桂枝加大黄汤的时候，就应斟酌减少芍药或大黄的剂量，这是因为病人的胃气弱，容易被损伤的缘故。

【按语】 "嗌干腹满痛",是指《伤寒例》中所说的"尺寸俱沉细者,太阴受病也,当四五日发,以其脉布胃中,络于嗌,故腹满而嗌干"。此语实际出于《素问·热论》"四日,太阴受之,太阴脉布胃中络于嗌,故腹满而嗌干"。由于太阴经脉循行于腹部,络于咽嗌,所以当太阴经脉受邪,经气不利的时候,就可以出现腹部胀满和咽喉干燥的症状。对于此证,《素问》、《伤寒论》和《医宗金鉴》皆未出治法,后世医家也很少有人提及。

"误下时痛大实疼,大承桂枝加芍大,脉弱芍大当审行"概括了《伤寒论》第279条"本太阳病,医反下之,因而腹满时痛者,属太阴也,桂枝加芍药汤主之;大实痛者,桂枝加大黄汤主之",第280条"太阴为病,脉弱,其人续自便利,设当行大黄芍药者,宜减之,以其人胃气弱,易动故也"的内容。但是对这两条的认识,却是见仁见智,争议不休。我们认为,理中汤证是邪在太阴之脏,而这两条所论的证候是邪在太阴之经。由于太阴经脉循行于腹部,所以当太阴经脉受邪,经脉气血失和的时候,气不利则满,血不和则痛,于是就会出现腹满、腹痛的症状。这是邪在经脉之中,和脾脏无关,因此虽有腹满、腹痛,但是没有下利、呕吐和食不下等升降紊乱的证候,所以不用理中汤、四逆汤一类的方剂治疗。对于太阴经脉受邪较轻的证候,出现腹满时痛,用桂枝加芍药汤,疏通经脉,和里缓急,祛除经脉中的邪气;对于太阴经脉受邪,经脉气滞血瘀,而出现大实痛以至疼痛拒按的证候,则用桂枝加大黄汤疏通经脉,和里缓急,兼以化瘀止痛。因此在桂枝加大黄汤中用大黄,并不在于泻阳明或太阴的实邪,而在于化太阴经脉中的瘀滞。

既然是邪在经而不在脏更不在腑,因此无论在经之瘀滞有多么严重,都不应当使用大承气汤,因为大承气汤所攻的邪气在腑而不在经。

邪在太阴经脉,经脉气血失和,假如又伴见脉弱等中气不足的征象,此时在使用桂枝加芍药汤或桂枝加大黄汤祛除经脉中邪气的时候,要适当减少芍药或大黄的用量。这是因为病人的胃气较弱,容易被损伤而出现下利的缘故。可见张仲景对太阴经脉受邪的证候与中气不足以及太阴脏虚寒证是严格区分的。

## 太阴阳明表里同病

**【原文】** 腹满时减复如故　　此是虚寒气上从
　　　　　腹满不减不大便　　转属阳明乃可攻

**【提要】** 论腹满虚证与实证的鉴别。

**【白话解】** 腹胀满有时减轻,但减轻后又胀满如旧,这是太阴虚寒之气上逆所造成的。如果腹胀满持续终日一直不减轻,并且兼见不大便的,这是邪气转属阳明,阳明实热内壅所造成的,这就是可以攻下的证候。

**【按语】** 本条歌诀以"太阴阳明表里同病"为题名,但内容只是辨腹满证的虚实特征,并不是讨论太阴阳明同病。太阴多虚寒,阳明多实热,于是后世就有了"实则阳明,虚则太阴"的说法。

由于脾主大腹,太阴经脉又循行于腹部,阳明胃肠之腑也位于腹部,因此无论是太阴还是阳明之气不利都可以导致腹满。就腹满来说,有虚证,有实证,又有虚中夹实证。虚证腹满的临床特点是,时满时减,喜温喜按,得温得按则减,这是由于脾阳脾气虚,运化失司,寒湿壅滞气机所致,治用理中汤类,温中散寒除满;实证腹满的临床特点是,腹满持续不减,而且按之疼痛,这是由于有形实邪壅滞肠道所致,治用承气汤一类,攻实导滞除满;虚中夹实的腹胀满,临床特点一般是上午轻下午重,当腹满较重的时候,并不喜温按,这是由于脾气虚,运化失司,水湿留滞,湿聚为痰,痰湿阻滞气机所致,治用厚朴生姜半夏甘草人参汤化痰燥湿利气除满兼以补益中气。

# 少阴阴邪脉证

**【原文】** 少阴阴邪[1]脉沉细　背寒欲寐[2]口中和[3]
　　　　　咽痛腹痛骨节痛　　厥利[4]清谷[5]四逆[6]瘥

**【提要】** 论少阴寒化证的证治。

**【注释】** [1]少阴阴邪：邪传少阴，从阴化寒的证候，也即少阴寒化证。

[2]欲寐："但欲寐"的省称，指精神萎靡不振，终日昏沉困顿的症状。

[3]口中和：口中不苦、不燥、不渴，提示里无阳热邪气。

[4]厥利：手足厥冷和下利。

[5]清谷：下利清谷的省称，指下利并泻下不消化的食物。

[6]四逆：指四逆汤，见汇方第36。

**【白话解】** 少阴病邪从阴化寒的寒证，可以见到脉沉细，后背畏恶风寒，精神昏沉困顿，萎靡不振，口中不苦、不燥、不渴，咽喉疼痛，腹痛，周身骨节疼痛，四肢厥冷不温，下利并泻下不消化的食物，治疗用四逆汤，温里散寒、扶阳抑阴。

**【按语】** 少阴阴邪，指少阴寒化证而言。少阴病涉及足少阴肾与手少阴心，肾为水脏，心为火脏，而且肾又内藏元阴元阳，所以当素体少阴阳虚而阴盛的时候，外邪侵入少阴，就容易从阴化寒，而出现少阴的寒化证。不过"少阴阴邪"一词，在当代已经被"少阴寒化证"所代替，一般很少再用。

在《伤寒论》中，少阴寒化证主要包括了四逆汤证、通脉四逆汤证、白通汤证、白通加猪胆汁汤证、真武汤证、附子汤证等等。

歌诀所述的手足厥冷，下利清谷，但欲寐，咽痛，腹痛等，见于四逆汤适应证的多条原文。肾阳虚衰，四末失温，则手足厥冷；肾阳虚衰，火不暖土，腐熟无权，则下利清谷；少阴阴精阳气虚衰,精神失养,则见但欲寐;少阴经脉过腹部,循喉咙,夹舌本,寒伤少阴之经,则见咽痛和腹痛。证属少阴阳虚,阴寒内盛。治用四逆汤一类方剂,回阳救逆。

歌诀所述的背恶寒、手足厥冷、口中和、骨节痛、脉沉,见于第 304 条"少阴病,得之一二日,口中和,其背恶寒者,当灸之,附子汤主之",第 305 条"少阴病,身体痛,手足寒,骨节痛,脉沉者,附子汤主之"。背恶寒和手足厥冷,为肾阳虚衰,背阳不充,四末失温所致;口中和,则提示证属虚寒而里无燥热邪气;身体痛、骨节痛,是阳虚失温,寒湿凝滞肌肤骨节的表现;脉沉则是阳虚鼓动无力的特征。一派少阴阳虚,寒湿凝滞的表现,治用附子汤,补肾阳,益元气,祛寒湿,治身痛,并且可以配合灸关元、气海、太溪等穴,助阳气,通经脉,散寒湿。

## 少阴阳邪脉证

【原文】 少阴阳邪[1]沉细数　口燥咽干大承汤[2]
少阴心烦不得卧　黄连阿胶[3]是主方

【提要】 论少阴热化证的证治。

【注释】 [1]少阴阳邪:邪传少阴,从阳化热的证候,也即少阴热化证。

[2]大承汤:指大承气汤,见汇方第 71。

[3]黄连阿胶:指黄连阿胶汤,见汇方第 98。

【白话解】 少阴病的热化证,如果脉见沉细数而有力,出现口燥、咽干的症状,应当急用大承气汤治疗。如果出现心中烦躁,辗转反侧,不得安卧的症状,应当用黄连阿胶汤来治疗。

【按语】 少阴阳邪,指少阴热化证而言。当素体少阴阴虚而阳盛的时候,外邪侵入少阴,就容易从阳化热,而出现少阴的热化证。不过"少阴阳邪"一词,在当代已经被"少阴热化证"所代替,一般很少再用。

在《伤寒论》中,少阴热化证包括了黄连阿胶汤证、猪苓汤证。本条歌诀把少阴急下证也划归入少阴热化证中,但没有把猪苓汤证概括在内。

关于黄连阿胶汤证,见第303条"少阴病,得之二三日以上,心中烦,不得卧,黄连阿胶汤主之"。少阴统括心肾,在生理情况下,心火下交于肾,助肾阳以温暖肾水,使肾水不寒;肾水上济于心,滋心阴以制约心火,使心火不亢。如此则使人觉醒与睡眠交替进行,觉醒时精神振作,睡眠时香甜安定。这就叫心肾相交,水火既济。如病人素体阴虚阳盛,邪入少阴,往往会从阳化热,形成少阴的热化证。本条少阴病呈现心中烦不得卧,说明肾水素亏,邪从热化。由于肾水不足,不能上济于心,以致心火亢旺,心肾不交,火水未济,故见"心中烦,不得卧"。因心烦而不得安卧,又因不得安卧而心中更烦,每当夜晚欲睡阳将入于阴之时最为明显。也常伴见口燥咽干、舌红绛、少苔、脉细数等阴虚阳亢的症状。治宜用黄连阿胶汤滋阴清热,交通心肾。

在少阴病篇,有三条用大承气汤急下的原文,第320条"少阴病,得之二三日,口燥咽干者,急下之,宜大承气汤",第321条"少阴病,自利清水,色纯青,心下必痛,口干燥者,急下之,宜大承气汤",第322条"少阴病,六七日,腹胀不大便者,急下之,宜大承气汤",后世称其为少阴急下三证。从总体的角度来看,少阴病是阴阳俱虚,而又以肾阳虚衰为主的具有全身性正气虚衰的病证。少阴寒化证自无可下的道理,即使是少阴热化证,也是阴虚而阳亢,还是没有可下的道理。因此后世医家对少阴急下三证的争议从来就没有休止过。我们认为,少阴急下三证和阳明急下三证,在疾病的本质上是一致的,都是阳明燥热下伤少阴的阴液。从阳明病的角度来说,阳明燥热内盛,大有伤阴竭液之势,不急下阳明就不能救少阴,所以要急下,这就叫釜底抽薪法。对于少阴病来说,当我们看到一个真阴将竭的病人的时候,完全可以将其辨为少阴病。但治疗这种少阴病,必须寻找其真阴被耗的原因,如果是因为阳明燥热内盛所造成的,那就必须泻下阳明以救少阴,而不是简单的补一点少阴的阴液。所以少阴急下三证和阳明急下三证,应当是同一个问题的两个侧面,少阴急下三证是从正气的角度来说的,阳明急下三证是从邪气的角度来说的。见到少阴真阴耗伤的少阴病,怎样才能够判断是否能用急下的方法,这既要从病史来判断,也要从现有的症状来判断。从病史来看,病人应当有阳明燥热内盛的病史,并且逐渐出现了少阴亡阴失水的表现。但《伤寒论》少阴急下三证的原文,阳明燥热内盛的症状并不明显,仅仅是口燥咽干,腹胀不大便,心下必痛等,《医宗金鉴》又补充了脉沉细数。这主要是因为少阴真阴耗伤后,人体正气大伤,抗邪能力低下,机体反应能力下降,所以那些潮热、谵语、绕脐痛、腹满痛、烦躁等正邪斗争激烈的临床表现都隐匿不见了。临床遇到这种情况,一定要结合病史,当机立断,不可因循观望,丧失治疗时机。这也就是张仲景强调急下的道理所在。

## 少阴太阳表里同病[1]

**【原文】** 少阴脉沉反发热 麻黄附子细辛汤[2]
若二三日无里证[3] 减辛加草[4]用之良

**【提要】** 论太阳少阴两感的证治。

**【注释】** [1]少阴太阳表里同病:足少阴肾,足太阳膀胱,一脏一腑,脏腑相连,经脉相互络属,相为表里,太阳为表,少阴为里。两经同病叫做表里同病,也叫太少两感。

[2]麻黄附子细辛汤:见汇方第28。

[3]无里证:指无下利清谷,四肢厥逆等少阴里虚寒的重证。

[4]减辛加草:指麻黄附子甘草汤,见汇方第29。

**【白话解】** 少阴病脉沉,为少阴里阳虚的脉象,按理不应当出现发热。现在反而出现发热,这是少阴里阳虚兼太阳表有邪的病变,应当用麻黄附子细辛汤温经发汗,表里两解;如果上述症状已经有两三天之久,表热仍然不退,并且还没有出现下利清谷、四肢厥逆等里阳虚的重证,就应当在麻黄附子甘草汤中减去细辛,加入甘草以微发其汗。

**【按语】** 太少两感证治在少阴病篇有两条,一是第301条"少阴病,始得之,反发热,脉沉者,麻黄细辛附子汤主之",二是第302条"少阴病,得之二三日,麻黄附子甘草汤微发汗,以二三日无里证,故微发汗也"。本证因太阳和少阴同时感受外邪而发病。发热为太阳表有邪,脉沉为少阴里阳虚。治当温阳解表,两解太少。若始得之,少阴阳气微虚,用麻黄细辛附子汤温经发汗,表里双解。若得之二三日,因恐少阴阳气更虚,不任发汗,则用麻黄附子甘草汤微发汗,细辛不可再用。如果太少两感,用过上述两个方剂之后,病证仍然没有解除,则应当直接用四逆汤温里,这就是第92条所说的"病发热,头痛,脉反沉,若不差,身体疼痛,当救其里,宜四逆汤"。如已见下利清谷,四肢厥逆等里证,即使有表证,则温经发汗之法也不可再考虑使用,根据"虚人伤寒建其中"的原则,当先用四逆汤救里,里阳恢复后,再行解表。

# 厥阴阴邪脉证

**【原文】** 厥阴阴邪[1]微细厥　肤冷脏厥[2]躁难安
　　　　　囊缩舌短苔滑黑　四逆[3]当归四逆[4]先
　　　　　少满痛厥姜萸[5]入　蛔厥[6]静而复时烦
　　　　　得食而呕蛔闻臭[7]　烦因蛔动乌梅丸[8]

**【提要】** 论厥阴寒证的证治及和蛔厥的鉴别。

**【注释】** [1]厥阴阴邪:指厥阴病的阴寒证。

[2]脏厥:病证名,属于脏气虚衰,阴寒极盛,正虚邪实的病

变,其证候表现有四肢逆冷,全身皮肤发凉和终日躁动不安等。

[3]四逆:指四逆汤,见汇方第36。

[4]当归四逆:指当归四逆汤,见汇方第7。

[5]姜萸:指当归四逆加吴茱萸生姜汤,见汇方第8。

[6]蚘厥:蚘,蛔古字。蚘厥,病证名,证见时烦时止,得食而烦,须臾复止,并有吐蛔史。因上热下寒,蛔虫中阻所致。

[7]臭:气味,此指饮食物的香气。

[8]乌梅丸:见汇方第96。

**【白话解】** 厥阴阴邪就是邪从厥阴寒化的阴寒证候。如果脉见微细,证见四肢厥冷,全身肌肤发凉,肢体躁动不宁,没有片刻的安静,这就叫"脏厥"。严重的还可以见到男子阴囊挛缩,妇女前阴或乳房发生收缩的现象,并且还有舌体挛缩,舌苔黑滑的特点。应酌情使用四逆汤、当归四逆汤一类的方剂积极治疗。尤其应当先服当归四逆汤,温散经中之寒。如果又兼见少腹胀满按之疼痛的,则在当归四逆汤中加入吴茱萸和生姜,这就是当归四逆加吴茱萸生姜汤。

"蛔厥"有手足厥冷和吐蛔的特点,其烦躁的特征是有时安静,有时烦躁,在得到饮食物的时候,就开始烦躁并且想呕吐,但稍顷就会安静下来。这是因为蛔虫闻到了饮食物的香气而扰动不安的缘故。蛔厥证应当用乌梅丸来治疗。

**【按语】** "厥阴阴邪"指厥阴寒证,此词当代已不常用。厥阴寒证包括了脏厥证、血虚寒厥证、肝寒犯胃证和经脏两寒证。

脏厥是厥阴寒证的代表性证候,是在少阴心肾真阳虚衰的基础上,又出现了厥阴相火的衰竭,邪气也从阴化寒,从而导致了五脏六腑的真阳衰竭,阴寒内盛,正不胜邪,表现如四肢厥逆,肌肤发凉,体温偏低,以及肢体躁动不宁而没有安定的时候。其证以内脏的真阳衰竭为主,故名"脏厥",预后显然不良,因此张仲景并没有提出治法。后世医家有主张用大剂量通脉四逆汤急救回阳的,或可一试。本条歌诀提出用当归四逆汤和四逆汤治疗,应当说,这恐怕是病重药轻而无济于事。

血虚寒厥证,见第351条"手足厥寒,脉细欲绝者,当归四逆汤主之",是肝血不足,经脉受寒的证候,用当归四逆汤旨在养血散寒通经。第352条"若其人内有久寒者,宜当归四逆加吴茱萸生姜汤",则指厥阴经寒又伴厥阴脏寒,也即经脏两寒证,其中的厥阴脏寒证,应当见有干呕、吐涎沫、巅顶疼痛等症状,故在当归四逆汤中加入吴茱萸和生姜,可以达到经脏两温的效果。本条歌诀没有单独提及厥阴脏寒证,原文第378条"干呕,吐涎沫,头痛者,吴茱萸汤主之",即是肝寒犯胃的厥阴脏寒证,治用吴茱萸汤,暖肝胃,降浊阴。上述三证,不是以正气虚为主,而是以寒邪盛为主,这显然和脏厥证的五脏六腑真阳衰竭不同,所以属于可以治疗的、预后较好的病证。

蛔厥证不属于厥阴寒证,而属于厥阴寒热错杂证,放在本条歌诀中,主要是为了和脏厥证相鉴别的。从它的命名中有"蛔"字和"厥"字来看,其表现应当有蛔虫病史和手足厥冷,第338条提示蛔厥病人当吐蛔,并有时烦时止,得食而呕又烦,须臾复止的特点。其病机应是上热下寒,蛔虫上扰,治用乌梅丸清上温下,伏蛔、祛蛔。

## 厥阴阳邪脉证

【原文】 阳邪[1]热厥厥而热　　消渴[2]热气撞心疼
　　　　 烦满囊缩舌焦卷[3]　　便硬尚任大承[4]攻
　　　　 四逆不分[5]四逆散[6]　　咳加姜味下利同
　　　　 悸加桂枝腹痛附　　　下重薤白秘尿苓

【提要】 论厥阴热证的证治。

【注释】 [1]阳邪:指厥阴阳邪,也即厥阴病的阳热证。

[2]消渴:此处指口渴,饮水极多,消耗了大量的水而仍不解

渴的症状。和后世所说的消渴病不是同一概念。

[3]舌焦卷:舌苔干涸焦黑,舌体蜷缩难伸。

[4]大承:指大承气汤,见汇方第71。

[5]四逆不分:对手足厥冷的症状不能分辨其寒热属性。

[6]四逆散:见汇方第94。

**【白话解】** 厥阴阳邪的证候,有热厥。热厥的特点是,既有手足厥冷,又有发热,另外还兼见消渴多饮,气上撞心,心里疼热的症状。还可以出现烦闷、阴囊挛缩、舌苔干焦、舌体蜷缩难伸。如果又见大便硬结的,可以经得起用大承气汤攻下,以泄热存阴,死中求活。

如果见到四肢逆冷一证,但是属于寒厥或是属于热厥,疑似难以区分的时候,可以先用四逆散,疏达厥阴气血,以理阴阳枢机,如果手足厥冷仍然不能改善,此时再辨其病性的寒热,就比较容易了。在用四逆散时,如果病证兼见咳逆的,加干姜、五味子;如果兼见下利的,加药同上,以温散或在上或在下的寒饮邪气;如果兼见心下悸动的,加桂枝温通心阳;如果兼见腹痛的,加附子温中以定痛;如果兼见泻利下重的,加薤白疏通寒热的郁结;如果兼见小便不利的,加茯苓利水导饮。

**【按语】** 热厥是厥阴病的热证之一。热厥的基本病机是,热邪内伏,使阳气内郁而不能外达,于是外见手足厥冷,里见邪热炽盛。其临床特点是,先见发热后见手足厥冷,但见厥而热不退,并有胸腹灼热,口渴心烦,便干尿赤,舌红苔焦黄等里热见证。厥冷严重的,热邪闭郁也严重,厥冷较轻的,热邪闭郁也较轻。这就是第335条所说的"厥者必发热,前热者,后必厥,厥深者,热亦深,厥微者,热亦微"。对于热厥的治疗,里热未成实的,可以用清法,如第350条所说的"伤寒脉滑而厥者,里有热,白虎汤主之"。里热已经成实的,可以用下法,如第335条所说的"厥应下之",可据情选用承气汤、大柴胡汤一类方剂。至于"消渴热气撞心疼"出自厥阴病提纲证"厥阴之为病,消渴,气上撞心,心中疼热……",是厥阴郁火上冲并消灼津液的见证,当然也可能在热厥证中出现。"烦满囊缩"出《素问·热论》和《伤寒例》,如《伤寒例》说:"尺寸俱微缓者,厥阴受病也,当六七日发。以其脉循阴器络于肝,故烦满而囊缩。"是厥阴经脉受邪的表现。"舌焦卷"则是在里的实热伤津竭液所致,是典型的热炽津伤的舌象。可见歌诀在这里是把从《黄帝内经》到《伤寒论》各篇中所涉及到厥阴经脏的热证综合在一起来论述的。对于厥阴里热内闭,伤阴竭液,大便燥结,又伴四肢厥冷的,只要胃气还没有衰败,就可以经得起用大承气汤泄热救阴。

本条歌诀还提出一个临床技巧,这就是当见到四肢厥冷的病证,而其证属寒属热难以辨别的时候,可以先用四逆散疏通气机,燮理阴阳,随后病证的寒热属性就可能分清楚了,于是就可以进一步采取辨证治疗的措施。四逆散原本适用于少阴阳郁作厥的证候,少阴阳气之所以可以内郁,还是由于肝气郁结的缘故,因此用四逆散疏条气机来解决少阴阳郁的问题。在这里将四逆散用于寒热难辨的厥证,应当说是对该方临床应用的一个发展。

## 少阴厥阴外热里寒脉证

【原文】 少阴里寒外热证　　面赤身反不恶寒
　　　　　厥利清谷脉微绝　　通脉四逆[1]主之先
　　　　　利止参加脉不出　　葱入面色赤炎炎
　　　　　腹痛加芍咽桔梗　　呕加圣药用姜鲜

【提要】 论少阴阴盛格阳里寒外热证的证治。

【注释】 [1]通脉四逆:指通脉四逆汤,见汇方第37。

【白话解】 少阴病的里寒外热症状,外热则见面色红赤,身不恶寒;里寒则见四肢厥冷,下利清谷,脉微欲绝。这种里寒外

46

热,属于少阴里寒太盛进而格阳于外的一种假热现象,因此也叫"真寒假热"。应当急用通脉四逆汤破阴回阳,交通内外,以预防亡阳的危险。如果服药后,下利虽止,脉仍不出的,为正气太虚,可重加人参以补正虚;如果面色赤红的,叫做"戴阳"证,可加葱白以招纳上浮之阳;如果因为脾络不和而腹痛的,则加芍药以和脾止痛;如果寒气闭塞少阴经脉而咽喉作痛的,则加桔梗以开豁咽喉之痹;如果因胃气不和,上逆而作呕的,则加生姜和胃以止呕。

【按语】 本条歌诀题名为"少阴厥阴外热里寒脉证",但是实际内容只是少阴里寒外热阴盛格阳的证治,见第 317 条"少阴病,下利清谷,里寒外热,手足厥逆,脉微欲绝,身反不恶寒,其人面色赤,或腹痛,或干呕,或咽痛,或利止脉不出者,通脉四逆汤主之"。其中下利清谷是肾阳虚衰,火不暖土,腐熟无权所致;手足厥逆是肾阳虚衰,四末失温所致;脉微欲绝是真阳虚衰鼓动无力的表现,以上都是里真寒的见证。身反不恶寒为阴盛于内,格阳于外的特征;其人面色赤是阴盛于内,戴阳于上的表现。故治用通脉四逆汤破阴回阳,交通内外,并注意随证加减,以使药与证符。

后世医家有人认为,厥者,尽也,极也。厥阴病的本质应当是外感疾病的终末期,其病机主要是阴寒极盛,真阳极衰,阴寒盛到了极点,阳气衰到了尽头。而这里所说的少阴阴盛格阳证,就属于阴寒极盛,真阳极衰的证候。因此歌诀将本证称作"少阴厥阴外热里寒脉证",还是事出有因的。但是无论称其为少阴病阴盛格阳证也罢,还是称其为少阴厥阴同病也罢,此证都是阳衰阴盛证的危重阶段,都应当用通脉四逆汤急救回阳,交通内外,否则阳气外亡的危笃结果,将难以避免。

# 两　　感[1]

【原文】　一日太阳少阴病　头痛口干渴而烦

二日阳明太阴病　满不欲食身热谵
三日少阳厥阴病　耳聋囊缩厥逆寒
水浆不入神昏冒　六日气尽命难全

【提要】　论两感证的临床表现。

【注释】　[1]两感:指表里两经同时感邪而发病。

【白话解】　两感,就是脏腑表里两经同时发病。感受寒邪的第一天,既见太阳经的头项强痛之症,又见少阴经的口干、烦渴之症,这是太少两感;感受寒邪的第二天,既见阳明经的身热、谵语之症,又见太阴经的腹满不欲食之症,这是阳明与太阴两感;感受寒邪的第三天,既见少阳经的耳聋等症,又见厥阴经的阴囊挛缩、手足厥冷等症,这是少阳与厥阴两感。如果又出现饮食不能下咽,水浆不能入口,神识昏迷的,再过六日正气消耗殆尽,性命将难以保全。

【按语】　本条歌诀所论的两感证,出《素问·热论》,"两感于寒者,病一日则巨阳与少阴俱病,则头痛口干而烦满;二日则阳明与太阴俱病,则腹满身热,不欲食,谵言;三日则少阳与厥阴俱病,则耳聋囊缩而厥,水浆不入,不知人,六日死矣"。在"伤寒例"中也有同类记述。但《素问》和"伤寒例"都缺少具体的治疗的方药。

《医宗金鉴》在本条歌诀下之注文,补充了对两感证的治法,其大义如下:张洁古创制的大羌活汤(见汇方第14),用羌活、独活、黄芩、黄连、知母、生地等药物,辛甘以散太阳表邪,苦寒以清少阴里热,用于治疗太少两感病势不急的很是得当。但是如果一日则头痛口干而烦渴,二日则身热谵语腹满不欲食,三日则耳聋囊缩而厥逆,水浆不入,昏不知人,传变如此迅速,恐怕用大羌活汤这样的平缓之剂,就可能无济于事。应当遵照张仲景治有先后的说法,审辨表里,何者为急,随证治之。如太少两感,太阳、少阴表里俱热的,可以考虑参照"少阴病,得之二三日,口燥、

48

咽干"的治疗方法,用大承气汤(见汇方第71)重剂,以泄阳热邪气的酷烈;如果太阳、少阴表里都寒的,可以考虑参照"少阴病,始得之,反发热,脉沉者"的治法,用麻黄细辛附子汤(见汇方第28),温经以散阴寒;如阳明太阴两感,阳明,太阴表里都实的,可考虑参照"阳明病,谵语,有潮热","腹满不减,减不足言"的治法,用大承气汤来攻下;如果表里俱热,而热邪没有和阳明糟粕相结的,可以考虑参照三阳合病,腹满身重、面垢、谵语的治法,用大剂白虎加人参汤(见汇方第132),清热生津益气。如果少阳厥阴两感,少阳、厥阴表里都热的,可以考虑参照"厥深者热亦深"的治法,用大承气汤攻下;如果表里都寒的,可以考虑参照"手足厥寒,脉细欲绝"的治法,用当归四逆加吴茱萸生姜汤(见汇方第8),温厥阴以散寒邪,和营卫以通阳气。以上诸法,用之及时,还可得到挽救机会,如果错过时机,正气消耗殆尽,那就无能为力了。

《医宗金鉴》的注文可以作为治疗两感证的参考。但在当代临床,除太少两感外,其他两感皆少见。而用麻黄细辛附子汤和麻黄附子甘草汤,则是治疗太少两感很有效的方剂。

## 汗下失宜致变坏证

**【原文】** 太阳三日已发汗　　若吐若下若温针
不解致逆成坏证[1]　　观其脉证犯何经
难辨阴阳六经证　　　重困垂危莫可凭
惟用独参[2]煎冷服　　鼻上津津有汗生

**【提要】** 论坏证的成因和治则。

**【注释】** [1]坏证:《伤寒论》称作"坏病",指六经病证,经过多次或多种错误的治疗后,使病情发生了变化,而新的病证又不能以六经正名来命名的证候。

[2]独参:指独参汤,见汇方第136。

【白话解】 太阳病三日,或者经发过汗,或者经过涌吐、泻下、温针等各种治法,但皆使用不得当,不但病邪没有解除,相反还损伤了正气,从而使病证发生了变化而成坏病。治疗坏病的原则是,应当详细地观察当前出现的脉证表现,了解曾经用过哪些错误的治疗方法,确认邪气侵犯到了哪个部位,然后根据病情的变化及证候的特点进行救治。

坏病如果到了垂危沉重的阶段,有时候阳证、阴证难以辨别,六经归属难以确定,这时应当急用一味人参煎汤,慢慢冷服,或者可以力挽狂澜。如果药后患者鼻上出现津津有汗的,反映了胃气未败,于是就可能有挽回生命的希望。

【按语】 本条歌诀所述内容,见《伤寒论》第16条"太阳病三日,已发汗,若吐,若下,若温针,仍不解者,此为坏病,桂枝不中与之也。观其脉证,知犯何逆,随证治之"。后世医家把"坏病"也叫做"坏证"或"变证"。坏病常常是由误治所造成,其证或寒或热,或虚或实,或在脏或在腑,变化多端,难以穷尽。如《伤寒论》中所举汗、吐、下后所造成的虚烦、气喘、协热下利、叉手冒心、烦躁、惊狂、奔豚、水气、腹满、心悸、谵语、结胸、痞硬、发黄、衄血、便血、寒中等证,都属于坏病范围。论其治法,则"观其脉证,知犯何逆,随证治之"是基本原则。观其脉证,是指观察病人现有的脉象和证候表现。知犯何逆,是指了解病人在过去经受过哪些错误的治疗方法,"逆"在这里是"错"和"误"的意思。随证治之,是指根据病人的脉证表现采取有针对性的治疗方法。中医的特色之一是辨证论治,《伤寒论》则是人们所公认的第一部辨证论治的专著,但是在《伤寒论》中,并没有直接出现过"辨证论治"这四个字,而在文字表述上最能体现出辨证论治精神的,就是"观其脉证,知犯何逆,随证治之"这十二个字。其实这不仅是治疗坏病、变证的原则,而且也是中医治疗一切疾病的原则。

# 表　证

**【原文】**　表证宜汗太阳经　　无汗发热恶寒风
　　　　　　头项强痛[1]身体痛　若出自汗表虚[2]明

**【提要】**　论表证的临床表现和分类。

**【注释】**　[1]头项强痛:即头痛项强,头痛又伴有后项部的拘紧不适。

[2]表虚:指太阳表证中,出现发热、汗出、恶风、脉浮缓的证候,是风邪袭表,卫强营弱,营卫失和所致。此所言表虚,并不是虚证,而是和无汗的太阳伤寒表实证相对而言的。

**【白话解】**　太阳主一身之表,如果风寒邪气伤了体表的阳气,这就是太阳经的表证,治疗适宜用汗法。太阳的表证,常见发热、怕风、恶寒、头项强痛,以及身体疼痛等症状。但表证还有表虚和表实的分别,有上述症状又伴见无汗的属表实,有上述症状而伴见自汗出的属表虚。

**【按语】**　凡是风寒邪气侵袭体表,体表阳气被伤,正邪相争于体表的病证,则叫太阳表证。太阳表证中,有汗出的叫太阳中风表虚证,无汗的叫太阳伤寒表实证。

在《医宗金鉴》本条歌诀的"注"中,对太阳表证的治疗作了如下的归纳:表证见自汗出者,皆是表虚,不可以轻易的用麻黄汤发汗,只适宜用桂枝汤(见汇方第1)解肌祛风,调和营卫。对表实无汗的证候,重的用麻黄汤(见汇方第20)发汗散寒,轻的用桂枝麻黄各半汤(见汇方第17)发小汗。对有时有汗有时无汗的证候,用桂枝二麻黄一汤(见汇方第18)微发其汗。对于表实又见阳郁化热,里热盛极而烦躁发热严重的,用三黄石膏汤(见汇方第104)清热除烦兼以解表。表实兼阳郁化热,里热尚轻而见烦躁的,用大青龙汤(见汇方第21)解表散寒,兼以清热除烦。如果是表实有热但不见烦躁的,则用桂枝二越婢一汤(见汇方第 19)只解其表就可以了。上述表证的症状，不必一一全见，亦不论时间有多久，但见到头身痛、恶寒发热等主要症状时，就可诊断为表证未解，此时虽兼见可下的里证，在治法上也应当先解其表，表解之后，才可攻里。临证之时，务必掌握这一原则，以免下之过早使表邪内传。《医宗金鉴》的归纳可谓要言不烦。

# 里　证

【原文】　里证宜下不大便　　恶热潮热汗蒸蒸[1]
　　　　　　燥干谵语满硬痛　　便溏为虚不可攻

【提要】　论里证的临床表现和分类。

【注释】　[1]蒸蒸：形容兴盛的样子。在《伤寒论》里，"蒸蒸发热"是形容里热炽盛的样子；"蒸蒸而振"是形容寒战严重的样子；这里的"汗蒸蒸"，应当是形容汗出太多，连绵不断的样子。

【白话解】　里证属于热邪内结在阳明之里的，适宜用泻下法治疗。它的主要临床表现是不大便、怕热喜凉、日晡潮热、周身汗出、口燥、舌干、谵语、腹满硬痛等。里证凡见大便溏泄的，往往属于里虚证，即便兼有一些里热的症状，亦不可轻易攻下。

【按语】　《医宗金鉴》在本条歌诀下的注文中，对里证的分类和治疗作了大体的说明，这里以《医宗金鉴》的内容为基础，再作一归纳。阳明主里，里实证有脾约，有胃实，有大便难的不同，三者均为可下之证，但是有轻重的区别。属于胃热盛脾津不运，大便干燥，小便数多的"脾约"证，可以选用麻子仁丸（见汇方72)治疗；属于腹满痛、潮热、谵语的"胃实"证，可选用大承气汤（见汇方71)治疗；属于在治疗的过程中伤损津液，大便艰涩而难出的"大便难"证，可选用小承气汤（见汇方70)治疗；还有胃燥不和，发生腹胀满、心烦、谵语的里实热证，可以用调胃承气汤（见汇方66)治疗。总之应根据不同症状，量其轻重程度，选择泻下诸方，切忌病轻药重，损伤正气。

另外,必须注意的是:《伤寒论》虽有急下存阴的证例,不待大便硬实便可以应用下法,甚至是急下。这是针对热盛劫阴的证候,为泄热存阴而立法的,这和里虚便溏的病情有本质的不同。

# 阳　证

【原文】　阳证身轻气高热[1]　　目睛了了[2]面唇红
　　　　　　热烦口燥舌干渴　　指甲红兮小便同[3]

【提要】　论阳证的临床特征。

【注释】　[1]气高热:指呼吸气粗声高,口鼻出气有热感。

[2]目睛了了:了了,清楚的意思。目睛了了,形容目光有神,视物分明。

[3]小便同:指小便同指甲一样红赤。

【白话解】　阳证,也称为阳热证。不论是三阳经,或者是三阴经,凡是见到阳热证的,都属于热邪有余的表现。

阳热证的特点是,患者的身体动转轻便并不感觉沉重,这是因为阳气主动的缘故;呼吸气粗声高而作喘,口鼻出气发热,这是由于阳热上逆,邪热上炎的所致;目光了了,视物分明,是阳气有余,动而不藏,精神亢奋的一种表现;但是也有因为阳热盛极,出现视物模糊,目睛朦胧不了了的样子,但必伴有两目红赤、眼眵稠粘的热象,这和阴证的神短无光目中不了了的,自然有所区别。另外,阳证还有周身发热、颜面及口唇、手足指甲呈现红色等表现,这都是阳热充盈于外的反映。心烦、口渴思饮、小便短赤、大便不畅,则是阳热盛于里的现象。

【按语】　本条歌诀统论阳热证的一般临床表现。关于阳热证的治疗,《医宗金鉴》在本条歌诀的自注中补充了三点:凡表实无汗的,可用三黄石膏汤(见汇方第104)两解热邪;里实不大便的,可酌用三承气汤泄其热结;如果表里不实而又热盛不退的,可用白虎汤(见汇方第 83)或黄连解毒汤(见汇方第 102)清解热邪。

# 阴　　证

【原文】　阴证身重息短冷　目不了了色不红
　　　　　无热欲卧厥吐利　小便白兮爪甲青

【提要】　论阴证的临床特征。

【白话解】　阴证,也称为阴寒证,是对阳虚寒盛证候的概括。阴证的特点是,身体沉重、懒于活动,这是因为阴气太盛而阴主静的缘故;呼吸气短、出气发凉,这是由于阳虚气寒的缘故;目不了了视物不清、神气短少、欲睡嗜卧,则是阴寒太盛,阳气消极不振的现象;面色不红、四肢厥冷、手足爪甲发青,这是阴寒的外证;呕吐、下利清谷、小便清白而长,则是阴寒的内证。

【按语】　本条歌诀统论阴寒证的一般临床表现,关于阴寒证的治疗,《医宗金鉴》在本条歌诀的自注中补充了三点:凡是手足自温、腹满而吐、下利较重,属于太阴病范围的,可用理中汤(见汇方第 39)温中补虚;凡是脉微细、但欲寐、下利清谷、手足厥冷,属于少阴病范围的,可用四逆汤(见汇方第 36)回阳救逆;凡是呕吐涎沫、头痛巅疼,或下利腹痛,属于厥阴病范围的,可用吴茱萸汤(见汇方第 95)暖肝胃,降浊阴。总之,应当分经辨证,选用各种温法进行治疗。

# 阳 盛 格 阴

【原文】　阳盛格阴身肢厥　恶热烦渴大便难
　　　　　沉滑爪赤小便赤　汗下清宜阴自完

【提要】　论阳盛格阴证的临床特征和治疗原则。

【白话解】　阳盛格阴证的症状表现,在外可以出现身体四肢厥冷,很像寒证,但是在里却有怕热、喜凉、心烦、口渴、大便困难、脉搏沉滑有力、手足指甲色红、小便短赤等一派阳热实证。

治疗阳盛格阴证,宜选用汗法、下法、清法,三法用之得当,则阳热消减,阴液才会得以保全。

**【按语】** 阳盛格阴证是由于阳热邪气内伏,使阳气内郁而不能外达,从而出现了手足厥冷等阴寒外盛的表现,但必须有舌红苔黄、脉滑数、口渴饮冷、便结尿赤、胸腹灼热等里热的表现。本证实际也就是《伤寒论》厥阴病篇所说的热厥证,还可以称之为真热假寒证或里热外寒证。

刘完素曾说,大凡邪热蓄积于里太甚的,脉搏应该疾数;也有因为热邪极盛壅塞了脉道使之不得通利,以致脉搏出现沉细欲绝的。如果不明白这个道理,往往会将这种情况误认为是病证已经变成为寒极的"阴毒"证了。实际上出现这样的脉证,是由于阳热过甚,或是"两感"热甚的缘故。应该使用黄连解毒汤(见汇方第102)加大承气汤(见汇方第71)清里攻下。如果下后热势稍退而病未痊愈的,可单用黄连解毒汤进行调治;如果下后尚有微热没有除去的,可以用凉膈散(见汇方第100)以清余热。如果失于攻下而阳热过极,在外却出现了身冷、脉微、昏迷、眩冒等危险的证候,此时再用急下的方法,恐怕残余之阴亦会突然绝灭,多使人立即死亡。这是因为阴气已经先绝,致使阳气无所依附,必然会同归于尽的缘故。如果不用攻下的方法,也大有死亡的危险,那么怎么处理为好呢?应当用凉膈散,或黄连解毒汤,养阴气退阳邪,以使积久之热渐渐消散,这样就有可能使心胸温暖,脉搏渐渐恢复正常,阴阳得以协调了。

《医宗金鉴》在本条歌诀之注中,还提出表实无汗的,用三黄石膏汤(见汇方第104)解表清里;里实不大便的,酌用三承气汤,清热泻实;如果热虽盛但不见以上表里证的,可用解毒白虎汤(见汇方第137)清热以和其阴。

至于"阴自完"句,《医宗金鉴》自注为"阴得以完全也",其所言阴,当是指阴液。邪热内伏,必然伤阴竭液,而运用清热泄热的治疗方法后,邪热得以祛除,阴液自可保全。但应当注意的是,"阳盛格阴"中的"阳",是指阳热邪气,"阴"是指阴寒邪气,由于阳气被阳热邪气所闭郁而不能外达,于是导致了阴寒盛于外,而不是人体的真阴、津液盛于外。

# 阴 盛 格 阳

**【原文】** 阴盛格阳色浅赤　发热不渴厥而烦
　　　　　下利尿清爪青白　浮微通脉复阳还

**【提要】** 论阴盛格阳证的临床特征和治疗原则。

**【白话解】** 阴盛格阳的症状表现是,面色呈现浮浅淡红的颜色,身上虽有发热,但是在里却见口中不渴,四肢厥冷,烦躁不安,下利清谷,完谷不化,小便清长,及爪甲青白、脉微欲绝等一派阳衰阴盛的见证。治疗阴盛格阳证,应当急用温经回阳的措施,以防止出现亡阳的危险。可用通脉四逆汤(见汇方第37)破阴回阳,交通内外,其阳气或者可以恢复。

**【按语】** 阴盛格阳证是指阴寒盛于内,虚阳被格于外的证候。这种病证是由于真阳衰微,阴寒邪气内盛,迫使虚弱的阳气不能营藏于体内而被格于体表,于是就形成了阴阳不能相互维系的局面,也称真寒假热证或里寒外热证,是少阴寒化证的重证。本证既有下利清谷、完谷不化、四肢厥逆、畏寒蜷卧、脉微细、但欲寐等阴寒盛于里的证候,又有身热反不恶寒、其人面色赤等虚阳被格于体表的证候。

对阴盛格阳证的治疗,《医宗金鉴》在本条歌诀下作了如下的归纳:一般可用通脉四逆汤(见汇方第37)破阴回阳,交通内外,但煮后取药液放凉服之。热药凉服的用意,是顺从病邪的阴寒之性,以预防阴寒重证服用阳热药物后发生拒药不纳的反应,从而达到复阳退阴的目的。服药后,如果下利虽止而脉仍不出的,这是正气太虚,可倍用人参以复其脉;如果是下利更甚,又有心烦、干呕、脉反沉伏不出的,这是阴寒之邪格拒,药力不能下入的现象,可改用白通加猪胆汁人尿汤(见汇方第35),用咸寒之品引导干姜、附子药性下行,以防止阴寒格拒;如果是手足厥逆、烦躁欲死的,属于少阴、厥阴两经的寒盛而内逼其阳,可用吴茱萸汤(见汇方第95)温降阴寒。

# 阳　　毒

【原文】　阳毒热极失汗下　　舌卷焦黑鼻煤烟
　　　　　昏瞶发狂如见鬼　　咽疼唾血赤云斑
　　　　　六七日前尚可治　　表里俱实黑奴丸[1]
　　　　　热盛解毒[2]里实下[3]　表实三黄石膏[4]煎

【提要】　论阳毒证治。

【注释】　[1]黑奴丸:见汇方第117。

[2]解毒:指黄连解毒汤,见汇方第102。

[3]里实下:《医宗金鉴》自注:里实不便者,宜解毒承气汤下之。解毒承气汤,见汇方第138。

[4]三黄石膏:指三黄石膏汤,见汇方第104。

【白话解】　阳毒,是一种阳热极盛的病证。多是因为表证失于发汗,里热失于攻下,致使邪热不解,郁结成毒,而成此病。毒热上炎,则口中干涸、舌体蜷缩、舌苔焦黑、鼻腔黑燥如同煤烟所熏;毒热内攻,则神识昏迷、牙关拘紧、口噤寒栗、发狂如见鬼状、咽痛、唾血;毒热外泛,则皮肤出现像红云一样的散发性红斑。此病极重,往往致人死亡,倘若日期不超过六七天的,为时尚浅,毒未深入,还可进行治疗。如日期太长,毒势深结,正气不支,则难以救治。上述阳毒病,如果是无汗又见大便秘结的,是表里俱实之证,可用黑奴丸两解表里;如果既无表实又无里实,只是热盛者,宜用黄连解毒汤清热解毒;如热盛兼燥渴者,宜合白虎汤清之;如兼表实无汗的,可用三黄石膏汤清热发表。

【按语】 "阳毒"一词,出《金匮要略·百合狐惑阴阳毒病证治》:"阳毒之为病,面赤斑斑如锦文,咽喉痛,唾脓血。五日可治,七日不可治。升麻鳖甲汤主之。"舌体蜷缩,舌苔焦黑,鼻腔黑燥犹如煤烟所熏,以至昏迷、口噤、发狂如见鬼状等症状,皆是后世医家根据本病的临床表现所补充。其病机属阳热极盛,但阳热伤阴劫液,扰神动血诸证俱见。仲景用升麻鳖甲汤,后世医家恐力有不及,故《医宗金鉴》补充了多方施治,临床皆可参考。

# 阴　　毒

【原文】 阴毒寒极色青黑　　咽痛通身厥冷寒
　　　　　重强[1]身疼如被杖　　腹中绞痛若石坚
　　　　　或呕或利或烦躁　　或出冷汗温补先[2]
　　　　　无汗还阳[3]退阴[4]汗　　急灸气海[5]及关元[6]

【提要】 论阴毒证治。

【注释】 [1]重强:周身沉重强硬,卧起极度钝滞。

[2]温补先:《医宗金鉴》自注:"以温补为先,用四逆汤倍加人参",四逆汤,见汇方第36。

[3]还阳:还阳散,见汇方第115。

[4]退阴:退阴散,见汇方第116。

[5]气海:属任脉穴,在脐下1.5寸。

[6]关元:属任脉穴,在脐下3寸。

【白话解】 阴毒,是一种阴寒已极的病证。因为血脉受了阴寒毒邪,所以面色青黑;阴毒上攻,所以咽痛;阴毒外攻体表,所以全身厥冷,并且沉重强硬疼痛,像是被杖棒打过一样;阴毒内攻,则腹中绞痛难忍;阴极而阳气不能蒸化,以致寒凝不开,所以腹内坚硬如石。此病由于阳虚寒盛,往往或见呕吐,或见泄泻,或见烦躁,或出冷汗,皆属阳虚不足而出现的一些证候。

治疗此证以温补阳气为急务。例如:阴毒有汗的应当用四逆汤重加人参扶阳补虚;如果其人无汗的可用还阳散,或者退阴散,温阳散寒发汗,使寒毒解散,阳气得回。另外凡遇到这种阴毒重证时,可先用艾炷急灸"气海"、"关元"两穴二三百壮,然后再给以温补之药。如此积极治疗,争取时间,还是可以得救的。

**【按语】** "阴毒"一词,出《金匮要略·百合狐惑阴阳毒病证治》:"阴毒之为病,面目青,身痛如被杖,咽喉痛。五日可治,七日不可治。升麻鳖甲汤去雄黄蜀椒主之。"厥冷、腹痛、吐利、烦躁、冷汗等证,皆为后世医家所补充。《医宗金鉴》所补充的治疗方法,有实用价值,可供临床参考。

(郝万山)

# 伤寒门中篇 （医宗金鉴卷三十七）

## 表热里热阴热阳热

【原文】 发热无时热翕翕[1]　炊笼[2]腾越热蒸蒸[3]

表热尿白里热赤　外需麻[4]桂[5]内凉[6]承[7]

燥干烦渴为阳热　厥[8]利外热属阴经

阳热宜清白虎[9]辈　阴热四逆[10]与白通[11]

【提要】 论三阳三阴病发热的特点及治疗。

【注释】 [1]热翕翕：又称"翕翕发热"。形容身热如覆羽绒状，热势表浅，多为表证之发热。

[2]炊笼：炊蒸食物用的器具，俗称笼屉。

[3]热蒸蒸：又称"蒸蒸发热"。形容热势强盛，犹同炊笼的热气由里向外蒸腾，多为阳明里热所致的发热。

[4]麻：指麻黄汤，见汇方第20。

[5]桂：指桂枝汤，见汇方第1。

[6]凉：指凉膈散，见汇方第100。

[7]承：指大、小、调胃承气汤，分别见汇方第71、70、66。

[8]厥：指手足厥冷，或手足逆冷。

[9]白虎：指白虎汤，见汇方第83。

[10]四逆：指四逆汤，见汇方第36。

[11]白通：指白通汤，见汇方第34。

【白话解】 "发热无时热翕翕"，是指发热持续不断而身热如覆羽绒状,这是表热的特点。"炊笼腾越热蒸蒸",是指发热犹同笼屉的热气由里而向外蒸发,这是里热的特点。表热,由于热不在里,所以小便色白;里热,由于其热在里,所以小便色赤。治疗表热,无汗的可用麻黄汤;有汗的可用桂枝汤。而治疗里热,轻者用凉膈散;重者选用三承气汤。要是在发热同时,兼见口燥舌干、大渴饮冷,是热在阳经,属于阳热而宜用清解之法,可以选用白虎汤或黄连解毒汤;要是发热同时兼见手足厥冷,下利清谷等,这是热在阴经,属于阴热而宜用温补或是温阳破阴之法,可以选用四逆汤或白通汤。

又,翕翕发热和蒸蒸发热,二者皆可见汗出而相类似。如果把翕翕发热之表热误认为蒸蒸发热之里热,而错用下法治疗;或者把蒸蒸发热之里热误认为翕翕发热之表热,而错用汗法治疗,都是治疗上的失误而必然损伤正气,促使病情恶化。临床上区分二者的方法是:如果用手扪按在病人皮肤表面,虽热而没有蒸腾之感者,为翕翕发热;反之,如果以手扪肤而有热气蒸腾之感,并伴随较多的汗出,则为蒸蒸发热之里热。如果用这种触诊方法,还觉得疑似而不能确诊的时候,则应根据小便的颜色或白或赤,以及舌苔的滑润或干燥来加以断定。总之诊查要详细,分析要全面,方可确诊无疑。

【按语】 发热一证,可见于三阳三阴病中。一般来说,三阳之发热主要是由于正邪交争所致的阳证,而三阴之发热多属阴证。这里虽然谈到了翕翕发热与蒸蒸发热在触诊时的区别,并且可以借助小便之色及舌苔的润泽加以判断。但是,临床上诊断三阳之发热,应主要依据其发热之热型。

太阳病的发热是发热与恶寒或恶风同时存在,一般来说是呈持续发热状态。即使不是呈持续状态,如一日发作二、三次而如疟状,但只要是发热与恶寒或恶风同时存在,即可确认其为表证之发热。此即通常所谓的"有一分恶寒,即有一分表证"之意。

阳明病的发热是但热不寒,也就是说,只有发热而没有恶寒或恶风,甚至反而恶热,而且往往伴随着汗出。里热之蒸蒸发热是指医生在触摸病人皮肤时的感觉,而典型的阳明之里热应该是午后潮热。当然,无论是蒸蒸发热或是午后潮热,必定是但热不寒。值得注意的是,阳明经表证初起时,有时也可见有恶寒或恶风,但由于阳明阳气旺盛的缘故,所以这种恶寒或恶风会在很短时间内即自行消失,这是需要与邪在太阳之表相鉴别之处。少阳病之发热的特点是往来寒热,休作有时。即恶寒与发热一来一去,恶寒时不发热,而发热时不恶寒。一般来说,往来寒热是先恶寒而后发热,但临床上也可见到先发热而后恶寒的情况。只有抓住三阳病发热的基本特点,临床上就不难做出正确的判断。

至于三阴病之发热,一般来说多属阴证,即阴寒内盛而格阳于外,阳气外浮而有亡绝之虞,如少阴病阴盛格阳证及厥阴病之阴盛格阳证,其临床特点是虽有发热,但病人却四肢逆冷,下利清谷,甚至恶寒蜷卧,所以在治疗上应以四逆汤或白通汤等温阳散寒,回阳救逆为主。但在三阴病中,也有不属于阴盛阳亡之阴证者。如太阴里虚而兼表热者,临床见下利腹痛,或心下痞硬,但又有发热恶寒之表证,此时可以表里兼顾而用桂枝人参汤(桂枝、人参、干姜、白术、炙甘草)。如少阴虚寒而兼表热者,在下利清谷的同时而见有发热,或身体疼痛之表证,治疗时则应该先治其里,用四逆汤;后治其表,用桂枝汤。又如少阴病初起而邪连太阳之表之两感证,发热初起即见脉沉,但又无其他少阴阳虚寒证,则可用麻黄细辛附子汤(麻黄、细辛、附子)或麻黄附子甘草汤(麻黄、附子、炙甘草)。在厥阴病中,除了格阳之发热外,还有厥阴热邪所致的热厥,其特点是先发热而后四肢逆冷,热甚则厥甚,热微则厥亦微,治疗宜白虎汤或承气汤。

因此,发热一证,不能只辨其表热、里热,或阳热、阴热,更应该从三阳三阴的不同疾病中来认识其不同的发热特点。

## 恶寒背恶寒辨

【原文】　恶寒表里阴阳辨　　发热有汗表为虚
　　　　　发热无汗表实证　　实以麻黄[1]虚桂枝[2]
　　　　　无热恶寒发阴里　　桂枝加附[3]颇相宜
　　　　　背寒口和[4]阴附子[5]　口燥渴阳白虎[6]需

【提要】　论恶寒的不同特点及治疗。

【注释】　[1]麻黄:指麻黄汤,见汇方第20。

[2]桂枝:指桂枝汤,见汇方第1。

[3]桂枝加附:指桂枝加附子汤,见汇方第9。

[4]口和:指口中和,即口中不苦、不渴、不干、不燥。

[5]附子:指附子汤,见汇方第31。

[6]白虎:指白虎加人参汤,见汇方第132。

【白话解】　恶寒一证,也有表、里、阴、阳的区别。如果发热和恶寒同时出现,是病发于太阳经,属于表证。发热恶寒而汗出者为表虚,应该用桂枝汤治疗;发热恶寒而无汗者为表实,应该用麻黄汤治疗。如果只见恶寒而不见发热,是病发于少阴经,属于里虚证。在治疗上,有汗者可以用桂枝加附子汤;无汗者宜用麻黄附子细辛汤(见汇方第28)。要是恶寒主要出现在背部,而口中不渴、不干、不燥者,属于少阴阳虚证,应该用附子汤治疗;如果背恶寒而兼见口舌干燥、渴欲饮水者,则属于阳明热证,应该用白虎加人参汤治疗。

又,病变在于阴经和阳经,虽然都有恶寒,但是,恶寒是否伴随着发热是不同的。阳经恶寒必然伴随着发热,而阴经恶寒不会伴随发热。阳经之恶寒发热,宜用汗法,而阴经之恶寒不发热则宜用温法。少阴病和阳明病,虽然都有背恶寒的表现,但是少阴病之背恶寒而口中和,阳明病之背恶寒则口中干燥。在治疗上,属于少阴阳虚背部恶寒的,当用温法;而属于阳明热盛所致的背恶寒则当用清法。虽然说恶寒本身只是临床上的一种较轻微的表现,但从张仲景的立法上看,也是非常严格的。

【按语】 恶寒和发热,是伤寒病的两种最常见的临床表现。一般来说,恶寒多出现在外感初起,属太阳病者居多,但必须是恶寒与发热同时存在。在伤寒病太阳表证中,以有汗或无汗来区别表实和表虚。麻黄汤和桂枝汤分别是治疗表实和表虚的两个不同的代表方剂。但是,在表实证中,还有大、小青龙汤证;在表虚证中,还有桂枝加葛根汤证、桂枝加厚朴杏子汤证,不可一概以麻黄汤和桂枝汤来分治表实与表虚。

如果恶寒的出现不伴随着发热,多半属于三阴病变,且以少阴病为多。其总的治疗原则是温阳或回阳散寒,以四逆汤为代表方。但还有一种特殊的恶寒,其特殊之处在于恶寒主要出现在背部,《伤寒论》中称之为“背恶寒”。如果出现这样特殊的恶寒,一定要知道其阴阳之不同属性。在阳明热证中,由于热盛汗出而使得体内之津气俱伤,即汗出伤津而气随津伤,可以在阳明热甚,发热、汗出的同时,由于气伤而不能固护于背(背为阳,属督脉和足太阳膀胱经所过之处)而发生背恶寒的情况,此属于阳证之背恶寒。陈修园之《长沙方歌括》中有二句话:“阳明白虎辨非难,难在阳邪背恶寒”,其意在于引起人们的注意。在少阴病中,一般以全身畏寒而手足逆冷为主,但也可以表现为以背恶寒而手足寒冷的情况,这是少阴阳虚所致。临床上对于阴阳属性不同的两种背恶寒的辨别,除了一般意义上的热证和寒证外,主要是根据其口中的不同感觉。热邪伤津,所以会有口渴口燥;而寒邪不伤津,所以口中和。

## 恶　风

【原文】　风寒相因[1]相离少　三阳俱有恶寒风

## 恶风属阳法从表　　三阴恶寒无恶风

**【提要】**　论恶风与恶寒的临床特点。

**【注释】**　[1]相因：此指相互依附而言。

**【白话解】**　风邪与寒邪侵犯人体，多半是互相依附而很少单独致病，即有寒邪时不能没有风邪，有风邪时也不能没有寒邪。既然是风寒相因为病，因而在三阳病中恶风恶寒一般都同时出现。无论恶风还是恶寒，一般属于表证的范围，其治疗也要采用发汗解表的方法。但因为风属阳邪，寒属阴邪，所以在三阴病寒证中，一般多见恶寒，而绝少出现恶风。

**【按语】**　从邪气的性质而论，风性动而属阳，寒性凝而属阴，所以若以六淫邪气单独而言，风属阳邪而寒属阴邪。但是，伤寒病主要是由外感寒邪所致，即《伤寒例》中所说的"冬时严寒，万类深藏。君子固密，则不伤于寒。触冒之者，乃名伤寒。"（其意为冬季气候寒冷，善于养生者应该注意不要受寒。如果不小心感受寒邪，就会得伤寒病。）虽然外感寒邪是伤寒病的主要原因，但"风为百病之长"，四时之中，风气无时不在，所以寒邪常夹风邪而为害，即通常所谓的外感风寒邪气。从这一角度而言，风邪与寒邪侵犯人体确实是相互依附而很少单独致病。当风寒邪气相因为病时，就不能简单地认为风为阳邪而寒为阴邪。因为风夹寒邪，即为寒风，俱能伤人卫气。

恶风与恶寒的出现，并不是分别由风邪和寒邪所致。这里首先需要明确的一点是恶风和恶寒的临床特点。恶风，《伤寒论》中称之为"淅淅恶风"。淅淅，指如水淋身上而使人毫毛耸立的感觉。淅淅恶风，意即遇风则恶风，不遇风则不恶风。而恶寒，《伤寒论》中称之为"啬啬恶寒"。啬啬，指身体畏缩恐惧的状态。啬啬恶寒，意即由于怕冷而身体畏缩颤抖，不管是否遇寒，病人都会有这种感觉。恶风与恶寒，在表证中都是由于外感风寒邪气，卫气受伤而不能温煦固护肌表所致。其内在病机是一致的,但其外在的表现是不同的。因此,不能因为有恶风即认为是中风,有恶寒即认为是伤寒。否则的话,桂枝汤证中"太阳中风"就不应该出现"啬啬恶寒";而麻黄汤证中就不应该出现"恶风"。

恶风和恶寒,在伤寒病中一般以表证居多,但其前提条件一定是与发热同时存在。虽然《伤寒论》第1条"太阳之为病,脉浮,头项强痛而恶寒"中并没有提及发热,但这并不意味着表证可以出现不与发热同时存在的恶风或恶寒。第1条中之所以没有提及发热,主要是为了强调伤寒病是以风寒邪气伤人阳气为主这一特点,所以突出了"恶寒"而忽略了"发热"。由于外感病中发热主要是正气与邪气抗争所致,而在三阴病中,由于病变以正气虚弱为主,不能与邪气抗争,所以在三阴病寒证中,恶寒一般不与发热同时存在。(有关三阳三阴病中发热、恶寒的情况,请参见"发热"和"恶寒"二节。)虽然在《伤寒论》三阴病原文中没有提及"恶风",但这并不是因为风属阳邪,寒属阴邪,因而风邪不伤于三阴。如果确实如此,那就无法理解三阴病中"太阴中风"(第274条)、"少阴中风"(第290条)及"厥阴中风"(第327条)的意义。

总之,对于《医宗金鉴》中所说的"风为阳邪、寒为阴邪"以及恶风由风邪所致,恶寒由寒邪所致,应结合《伤寒论》三阳三阴病变的具体内容而加以正确理解。

# 头　痛

**【原文】** 三阳头痛身皆热　　无热吐沫厥阴经
不便[1]尿红当议下　　尿白犹属表未清

**【提要】** 论头痛的临床特点及治法。

**【注释】** [1]不便:此指不大便。

**【白话解】** 三阳头痛,指的是太阳、阳明、少阳的头痛而言。

凡是头痛属于三阳病范围的，一定会伴有发热，可根据三阳病变的不同特点而进行治疗。如头痛而不见发热，反见呕吐涎沫、手足厥冷，则是属于厥阴寒邪上逆所致，应当用吴茱萸汤温阳散寒以降逆。三阳病头痛，如果见到大便不通、小便红赤，则为里热实证，应当考虑用攻下里热的治法，可以选用三承气汤。如果头痛而小便色白，即使有大便不通的情况，只是说明里热尚未成实，而表邪尚未得解，此时则应当先解其在表之邪。

三阴病变中，一般没有头痛，只有在厥阴病变中可以见到，这是由于厥阴经脉与督脉上会于巅顶的缘故。在三阴病变中，一般也不会有发热，但是厥阴、少阴的病变中却会出现发热，这种情况被称之为"反发热"，是由于厥阴与少阴之脏内有"相火"，而被阴寒之邪格拒于外所致。

**【按语】** 头痛是外感病的常见症状之一，尤其是太阳病初起，邪气在表之时，头痛更为常见。在《伤寒论》中，论及头痛（不包括头项强痛）的条文共有13条，其中就有8条涉及太阳病。

当然，由于三阳经脉皆上行于头，所以，头痛主要以三阳病变为主。而三阳病是以正气与邪气相争为特点，正邪相争则发热，所以说"三阳头痛皆身热"。太阳病的头痛，除了与表证同时出现外，临床上更以小便之色清白作为邪气尚在表的主要依据。即使是邪气已经入里化热，出现了不大便等阳明里热证，如果小便色清，则说明表邪仍在，仍然要遵循先表后里的治疗原则。只有当不大便而头痛，小便色黄或赤时，才可以用攻下阳明里实之法。一般来说，太阳病之头痛多与项强同时出现，《伤寒论》中称之为"头项强痛"。在伤寒病中出现头项强痛，则可辨为太阳病而无疑，这是因为项部是太阳经脉循行之专位。而阳明病的头痛多见于前额部位，少阳病则多见于头之两侧，这都与其经脉循行的部位有关。当然，判断头痛到底属于何经之病变，更主要的依据三阳病变的其他特点来定。

在三阴经脉中,惟有厥阴经脉上入于巅顶,所以,三阴病中只有厥阴病可以出现巅顶头痛的情况。临床上用吴茱萸汤治疗厥阴寒证之巅顶头痛,疗效是非常好的。但三阴病中有一种情况需要注意,即少阴病初起时,有时也可以出现头痛,但这其实不是少阴病之头痛,而是太阳与少阴两感所致,其头痛仍属于太阳病。如原文第92条所说:"病发热,头痛,脉反沉,若不差,身体疼痛,当救其里,宜四逆汤。"

# 项　　强

**【原文】**　项背几几强[1]太阳　　脉浮无汗葛根汤[2]
　　　　　　有汗桂枝添葛[3]入　　脉沉栝蒌桂枝[4]方
　　　　　　结胸项强如柔痉[5]　　大陷胸丸[6]下必康
　　　　　　但见少阳休汗下　　柴胡[7]去半入蒌良

**【提要】**　论项强的辨证和治疗。

**【注释】**　[1]项背几几强:几几,jin jin 音紧紧。项背几几强,即《伤寒论》原文中的"项背强几几",形容项背拘紧疼痛而俯仰转侧不能自如的样子。

[2]葛根汤:见汇方第16。

[3]桂枝添葛:指桂枝加葛根汤,见汇方第5。

[4]栝蒌桂枝:指栝蒌桂枝汤,见汇方第139。

[5]柔痉:证候名。痉病而见汗出者,称为"柔痉",与痉病而无汗之"刚痉"相对应。

[6]大陷胸丸:见汇方第68。

[7]柴胡:指小柴胡汤,见汇方第78。

**【白话解】**　单独的项强,应该是太阳病的临床表现之一。如果项强连及后背,便属于太阳与阳明两经之病变。几几,是指项背拘急疼痛而俯仰顾盼不能自如。如果脉浮,项背强几几而无汗者,这是伤寒表实之证,可以用葛根汤治疗;如果脉浮,项背强几几而汗出者,这是中风表虚之证,可以用桂枝加葛根汤治疗。如果项背强几几而脉沉,则说明邪气已经入里,而可以用栝蒌桂枝汤治疗。结胸病也可以出现项强,原文形容其"如柔痉状"。所谓"如柔痉状",是指项强而背弓反张,又有汗出的情况。治疗结胸所致的"如柔痉状",应该用大陷胸丸。所谓"但见少阳",是指太阳与少阳并病而言。太阳与少阳并病,也会有项强,但却不能用发汗或攻下的方法治疗。这是因为邪入少阳而禁汗、下之法,可以用小柴胡汤去半夏而加栝蒌根来治疗。

【按语】 项强一症,伤寒病中一般不会单独出现。它可以与头痛一起出现,《伤寒论》中称之为"头项强痛"或"颈项强";也可以与背强一起出现,《伤寒论》中称之为"项背强几几",主要是属于太阳之病变。其治疗也分表虚与表实。与汗出并见为表虚,用桂枝加葛根汤治疗;不见汗出者为表实,用葛根汤治疗。《伤寒论》中还用葛根汤治疗太阳与阳明合病而见下利者,可见葛根汤是发汗散邪以治太阳阳明经表证的主要方剂。《医宗金鉴》的作者提出葛根汤是治疗阳明经表证的主方(见前"阳明表病脉证"),这是对葛根汤应用范围的补充。

痉病是以颈项强直,角弓反张为主要临床特点的病变,可以由外感或内伤所致,津液匮乏而不能滋养经脉是痉病的基本病机,所以痉病中出现项强与伤寒病中之项强是不同的。痉病由外感所致者,以有汗及无汗而分柔痉与刚痉。在《金匮要略》中,张仲景用桂枝加栝蒌汤来治疗柔痉,而用葛根汤来治疗刚痉。柔痉中出现脉沉,并不是由于邪气已经入里,而是素体津液匮乏所致。所以用桂枝汤滋营和卫并外散邪气,而加栝蒌根生津养阴。

但是,即使是在伤寒病中出现项强,也不能一概以太阳表证论治。比如,水热邪气互结所致的热实结胸病,如果邪气所结之部位偏上,也可以导致"如柔痉状"的项强,其治疗则应该放在结胸病上,宜大陷胸丸。又比如,如果太阳与少阳并病而出现头项强痛,虽然有太阳病的存在,也不能贸然用发汗的方法治疗。这不是说治疗太阳病不应该用汗法,而是因为同时又有少阳病的存在。由于少阳病的发病基础是"血弱气尽",所以《伤寒论》中告诫治疗少阳病禁汗、吐、下之法。当病变涉及少阳时,就要注意不能再用汗、下之法,以防进一步伤人之正气。对于太阳与少阳并病而出现的头项强痛,《伤寒论》中有针刺大椎第一间、肺俞、肝俞的方法。《医宗金鉴》根据小柴胡汤的加减法而提出了用小柴胡汤去半夏加栝蒌根的治疗方法,非常值得借鉴。

# 身　痛

【原文】　身痛未汗表实证　　汗后身疼属表虚
　　　　　桂加生姜参芍药[1]　尺迟血少建中芪[2]
　　　　　少阴沉厥附子[3]治　厥阴汗利四逆[4]医
　　　　　风湿尽痛难转侧　掣引烦疼桂附[5]宜

【提要】　论身疼痛的辨证及治疗。

【注释】　[1]桂加生姜参芍药:指桂枝加芍药生姜各一两人参三两新加汤,简称"桂枝新加汤",见汇方第6。

[2]建中芪:指黄芪建中汤,见汇方第4。

[3]附子:指附子汤,见汇方第31。

[4]四逆:指四逆汤,见汇方第36。

[5]桂附:指桂枝附子汤,见汇方第140。

【白话解】　表证的身痛而见发热、恶寒、无汗,同时也没有经过发汗治疗的,属于太阳表实证,当用麻黄汤发汗。如果在发汗之后出现身痛而脉沉迟者,则属于太阳表虚之证,当用桂枝汤加芍药生姜各一两人参三两新加汤治疗。太阳病表证而身疼痛,如果尺脉反迟涩者,属于营血不足,里气已虚。虽然尚未用过发汗之法,也不能按表证常规的发汗方法来治疗,而应该用黄芪建中汤以补营血之虚。

至于少阴病之身疼痛,必见脉沉、四肢厥冷,应该用附子汤治疗;如果是厥阴病之身疼痛,除四肢厥冷以外,还可见汗出不止,下利清谷等,应该用四逆汤治疗。如果身疼痛是由于风湿所致,则表现为一身尽疼而难以转侧,甚至肢节筋骨牵引掣痛,可用桂枝附子汤治疗。

**【按语】**《伤寒论》中论身疼痛,有表里虚实之分。身疼痛属于表证者,按表虚或表实而分别用桂枝汤和麻黄汤治疗。但无论是表虚还是表实证,如果已经用发汗的方法治疗,身疼痛仍在而脉象却变为沉迟者,这是由于发汗而伤及营血所致,此时就不能再按表虚证或表实证来治疗,而应该用桂枝加芍药生姜各一两人参三两新加汤治疗,重点在于滋养营血。表证中还有一种身疼痛需要引起注意,即虚人外感。虚人外感是指素体气血阴阳虚弱之人而又外感风寒邪气,初起时虽然表证非常明显,但由于气血阴阳虚弱在先,所以其脉象往往不是浮脉,而是虚弱无力之脉,尤其在尺部更为明显。《伤寒论》中以"尺中脉微,此里虚"(原文第 49 条)和"尺中迟者⋯⋯以营气不足,血少故也"(原文第 50 条)来描述。在这样情况下,虽然有表证,但应以补益气血阴阳为先。待正气得充,若表证仍在者,方可再施发汗之法。对于气血阴阳虚弱之人,可以先用小建中汤或黄芪建中汤来治疗,通过补益中焦而使气血阴阳生化有源,这就是通常所谓的"虚人伤寒建其中"。

身疼痛属于里证者,多与少阴阳虚而寒湿邪气阻遏经脉有关。如何判断这种身疼痛? 首先,身疼痛而无发热。身疼痛而见发热者,属于表证。少阴病阳气虚弱,无力与邪气抗争,所以不出现发热。其次,病人手足寒而背恶寒,这是少阴阳虚的典型表现。最后,由于是少阴阳虚,不存在热邪伤津的情况,所以病人口不渴,《伤寒论》中称之为"口中和"。用附子汤温补少阴阳气而散寒除湿,是少阴阳虚而寒湿阻脉所致身疼痛的正治之法。当然,阳气本身也具有温养筋脉而保证筋骨健壮的作用,所以《内经》中有"阳气者,精则养神,柔则养筋"之说。如果少阴阳虚而失去对筋脉的温养作用,也会出现身疼痛的症状,治疗则应该用四逆汤温补少阴阳气。即使是在厥阴病中出现身疼痛而汗出不止,下利清谷的证候,也是由于厥阴寒盛而伤及少阴阳气所致,所以也用四逆汤治疗。

此外,与伤寒病身疼痛有所不同的是风湿邪气外感所致的身疼痛。风湿邪气所致的身疼痛,实际上就是《内经》中所说的"风寒湿三气杂至,合而为痹"的痹病。其与伤寒病表证的身疼痛的主要区别在于:首先,痹病一般没有发热恶寒等表证的表现;其次,痹病所致的疼痛多以关节为主,而且比较严重,所以,《伤寒论》用"身体疼烦,不能自转侧"或"骨节疼烦,掣痛不得屈伸"来描述。桂枝附子汤是治疗风湿所致身疼痛的一个主要方剂,但如果病人小便自利,则该用桂枝附子去桂加白术汤(附子、白术、生姜、大枣、炙甘草)治疗;或如果阳虚比较明显而见有汗出短气,恶风不欲去衣,小便不利而身微肿者,则用甘草附子汤(附子、白术、桂枝、炙甘草)治疗。

## 烦躁不眠懊憹

【原文】　躁身不静烦心扰　　不躁难眠作热观

　　　　　懊憹烦甚无冷病　　惟躁阴阳表里看

　　　　　诸烦无论三法[1]后　便软栀[2]竹[3]等汤煎

　　　　　便硬白虎[4]三承气[5]　躁同阴见便属寒

【提要】　论烦躁的临床特点及治疗。

【注释】　[1]三法:指汗、吐、下三法。

[2]栀:指栀子豉汤,见汇方第49。

[3]竹:指竹叶石膏汤,见汇方第84。

[4]白虎：指白虎汤，见汇方第 83。

[5]三承气：指大、小、调胃承气汤，分别见汇方第 71、70、66。

**【白话解】** 热邪引起手足身体扰动不安，称为"躁"；热邪扰动心神而致心神不宁，称为"烦"。烦是内在的不安，而躁则是外现的不安。所以在医学术语中只有心烦而没有身烦，只有身躁而没有心躁。一般来讲，烦多属阳证，躁多属阴证。为此，凡是心中烦懊，反复颠倒，心烦不得眠者，由于不与躁同时出现，而没有阴寒之证，则都属于阳热之病变。但"躁"就不同了，它有表里阴阳之不同。例如：太阳病中有不汗出而烦躁，属于表证，治以大青龙汤；阳明病中则有不大便而烦躁，属于阳明实证，治以大承气汤；三阴病中则有呕吐、下利、手足厥冷而烦躁，则属于阴证，治以四逆汤等方。凡是属于阳热之心烦，懊侬不眠等证，不论是否用过汗、吐、下等治法，只要病人大便不硬，便可选用栀子豉汤、竹叶石膏汤、温胆汤等治疗；如果病人大便硬，则要根据热邪之深浅，而分别选用白虎汤或三承气汤治疗。一旦出现单纯的躁，就属于三阴寒证，即可选用理中汤、四逆汤、或吴茱萸汤等来治疗。

**【按语】** 分而言之，"烦"是精神不安的内心感受，"躁"是精神不安的外在表现。由于内烦和外躁往往同时存在，所以，《伤寒论》中一般称之为"烦躁"。但如果躁动的表现更为明显，则称之为"躁烦"。虽然从一般意义上讲，烦属阳证而躁属阴证，但临床上不可以此而作截然分别。比如太阴病"至七八日，虽暴烦下利……以脾家实"（原文第 278 条），少阴病"虽烦，下利，必自止"（原文第 287 条），厥阴病蛔厥之"复时烦……得食而呕，又烦"（原文第 338 条）等所言之"烦"就属于阴证而非阳证；又比如，"太阳病中风，以火劫发汗……久则谵语，甚者至哕，手足躁扰，捻衣摸床"（原文第 111 条），"太阳病，以火熏之，不得汗，其人必躁……名为火邪"(原文第114条),"阳明病……若发汗则躁,心愦愦,反谵语"(原文第221条)及阳明病腑实证中"独语如见鬼状,若剧者,发则不识人,循衣摸床,惕而不安"(原文第212条)等所言之"躁",就属于阳证而非阴证。临床上不应但从"烦"或"躁"上分阴阳之属性,而应该根据三阳三阴病的具体情况加以分析。

至于"心中懊侬",习惯上都认为这是心烦的严重表现形式,指心中烦闷而有无可奈何之状。这种认识长期以来困惑了人们对于栀子豉汤的临床运用。从《伤寒论》原文中,其实不难发现"心中懊侬"是指胃脘中懊侬而言,这是身体的一种病态现象而不是精神不安的表现方式之一。胃脘中的懊侬是一种似饥非饥,似痛非痛的感觉,类似于后世所谓的"嘈杂"。其病变部位在于阳明。栀子豉汤所治之"虚烦",其临床特点是心烦不得卧,严重者可以出现反复颠倒而躁动不安,并且胃脘之中有懊侬之感。这是由于太阳病或阳明病误治后,邪热郁于胃中,但尚未形成燥结之势所致,所以用栀子豉汤清解阳明无形之郁热。当然,热在阳明而内扰于胃中所导致的"心中懊侬",并不局限于用栀子豉汤治疗,这主要取决于阳明热邪的状态。比如,阳明燥结已成的腑实证中出现心中懊侬,则用大承气汤治疗(见原文第238条);阳明湿热发黄中出现心中懊侬(见原文第199条),则宜用茵陈蒿汤等方治疗;热实结胸中的大结胸证中出现心中懊侬(见原文第134条),则用大陷胸汤治疗。所以,切不可将"心中懊侬"与心烦混为一谈。

## 自 汗 头 汗

【原文】 自汗热越[1]多急下　更兼热利不休凶
　　　　头汗[2]热蒸不得越　黄[3]湿[4]水[5]火[6]血[7]皆成

【提要】 论自汗与头汗的病机特点。

**【注释】** [1]热越:在里之热能随汗出而越出体外,故称"热越"。若里热不能随汗出而越出体外,则称为"热不得越"。

[2]头汗:又称"但头汗出",指汗出仅出现在头部,从颈部以下的身体其他部位均无汗。

[3]黄:指发黄病。

[4]湿:指湿病。

[5]水:指水热结胸病。

[6]火:指火疗的方法,诸如火针、火灸、火熏、火熨等。

[7]血:指血分病变,如热入血室。

**【白话解】** 在太阳病中,自汗是中风所致的表虚证,用桂枝汤治疗。自汗如果出现在阳明病,多属于热邪逼迫津液外出所致,可以用白虎汤治疗。但如果蒸蒸发热而汗出甚多,则可以用调胃承气汤治疗,急下里热以救其津液。自汗不止而更见发热、下利不止,则属于气脱于内外,所以预后不良。

而头汗出的特点是汗出仅在头部,颈以下无汗。这种情况多因热郁于里,不得向外发越而上蒸于头所致。导致热郁不越的原因是很多的:或是因于湿热在里蕴蒸,将发黄疸;或是因于湿病而误下;或是因于水热结胸;或是因于误用火法逼汗,或是因于阳明病热入血室,都可以形成热郁不越。由于成因不同,所以治疗时也应分别对待,不能强求一致。

**【按语】** 自汗指不经任何药物作用而汗出不止。太阳病中风表虚证,由于卫气虚弱而不能固护肌表所致的自汗,往往伴随发热、恶风,应该用桂枝汤主治。即使不是太阳中风表虚证,而病人常自汗出,或时发热而自汗出者,也是由于卫气不能固护肌表所致,也可以用桂枝汤治疗。但如果卫气虚弱较为严重,自汗出而无休止之时,这种情况在《伤寒论》中称为"漏汗",多伴随恶风而小便不利,甚至肢体拘急而屈伸不利,则应该用桂枝加附子汤(见汇方第9)治疗,通过附子温补肾阳的作用而加强桂枝汤补益卫阳的效果。上述各种自汗皆属于阳虚不固所致。但自汗也有由于里热太盛,逼迫津液外出所致。由于汗出之时,里热也随之而外出,所以称之为"热越"。热越只是意味着热邪有外出之路,并不是说热邪就能随汗出而解。里热所致之自汗,多属阳明热证。若无燥结之腑实证,则用白虎汤清阳明无形之里热,清热即所以生津;若内有燥结不大便之腑实证,则应选用承气汤,攻下燥热以存阴。伤寒三阴病中,阳虚寒盛,一般不出现自汗。但如果到了阳亡而脱的程度,则也可以出现由于阳气亡绝,肌表失固的自汗。这种情况往往是少阴阳虚的进一步恶化,除了原有的四肢厥冷,下利清谷之外,在阳亡汗出的同时,还可以见到虚阳被阴寒格拒于外的发热。所以,其预后多为凶险。

头汗出是一种特殊的汗出形式,《伤寒论》中描述为"但头汗出,余处无汗,剂颈而还"。虽然头汗出的内在机理基本上是由于热郁于里而不能外越,但是导致热郁于里的原因是多种多样的,所以其治疗也各不相同。因于湿热蕴蒸在里而将至发黄者,多伴发热而小便不利,可以用茵陈蒿汤治疗;因于水热结胸,热被水遏而不能外越,则以结胸证之疼痛拒按而发热为主,可以用大陷胸汤治疗;因于误用火法来发汗,火热内陷而不能外越者,往往以热盛阴伤为特点,如腹满、微喘、口干咽烂、或不大便,久则谵语,其治疗应以清热养阴为主;因于阳明病热入血室者,是阳明热病过程中值月经来临,热邪深入血室之中而不能外越所致,可以用针刺期门以泻热的方法治疗。此外,邪气半在表,半在里之"阳微结"证,也可以出现热郁在里之头汗出,其治疗则宜小柴胡汤。因热郁在里所致的头汗出,无论出现在什么病证中,基本上都有相应的方药用来治疗。但是,还有一种头汗出,不是由于热郁在里所致,而是由于阳气虚脱所致,其预后多半不良,如《金匮要略·痉湿暍病》中所言:"湿家,下之,额上汗出,微喘,小便利者,死。"

# 手 足 汗

**【原文】** 手足濈濈然汗出[1]　便硬尿利本当攻
　　　　寒中汗冷尿不利　　攻之固瘕[2]泻澄清

**【提要】** 论手足汗出的病机及治法。

**【注释】** [1]濈濈然汗出:濈濈然,形容连绵不断的样子。濈濈然汗出,指汗出多而连绵不绝。

[2]固瘕:证候名,指长期而顽固的大便稀溏。多因中焦虚寒,不能运化水谷,以致清浊不别所致。

**【白话解】** 脾胃主四肢而又为津液之本,热邪聚于胃中则逼迫其津液外出于四肢,所以会导致手足汗出多而连绵不绝。再加上胃中有热,使得津液从膀胱偏渗而小便自利,必定会导致胃中津液干枯而成燥结之大便硬,所以应该用攻下之法治疗。但如果中焦有寒,胃阳虚弱,脾气不能约束津液而使津液流溢于四肢,也可以导致手足汗出而冷。由于胃阳虚弱而失其运化之能,中焦寒邪不化,所以会有小便不利。即使出现大便硬而手足汗出,也不能将其误认为是热邪所致而妄用攻下之法治疗。若误用苦寒药物攻下,则会进一步变生其他变证,比如会出现大便泄泻之固瘕证。

**【按语】** 脾胃主四肢,是指四肢皆禀气于胃;胃主津液,是指饮水入胃后,首先要经过胃的正常作用,然后才能借助脾气而上输于肺,进而化生为津液。手足汗出是局部汗出的一种特殊形式,既可以出现在阳明热证之中,也可以出现在阳明寒证之中。之所以如此,主要是与阳明主四肢有关。胃中有热,则津液被逼而出于手足;胃中有寒,阳气不能固摄津液,也会使津液外出于手足。在一般情况下,胃中有热,则手足热而汗出;胃中有寒,则手足寒而汗出,临床上可以据此而作出判断。但如果不能从手足之寒热来判断胃中之寒热,则可借助大、小便的状况来作进一步的判断。胃中有热,津液不能由脾气上输于肺而直接下达于膀胱,所以小便自利,这种情况一般称之为燥热逼迫津液从膀胱偏渗;由于小便自利则致使体内津液不足而成燥结之阳明腑实证,所以应该用攻下之法以泻阳明之热。而胃中有寒,则脾气因此亦失去运化之功,而使津液聚而为湿,寒湿内阻则小便不利而大便初硬后溏,此时应该用温阳散寒除湿的方法治疗。在伤寒病过程中,虽然手足汗出以阳明热证居多,但也不能忽略阳明寒证中之手足汗出。如果不能辨出手足汗出之寒热属性,而误将寒证作热证治疗,势必会因苦寒攻下之药物而进一步损伤脾气阳气,最终导致大便久泄不止的固瘕证。

# 潮 热 时 热

【原文】 午后一发为潮热[1]　　无休发热汗蒸蒸

　　　　时热[2]自汗无里证　　先时与药桂枝[3]称

【提要】 论与时间相关的发热之病机与治疗。

【注释】 [1]潮热:发热在特定时间内发生,即每天午后出现发热,如潮水之涨落而有时。

[2]时热:此指发热没有固定的时间,不同于潮热之发生在特定的时间内。

[3]桂枝:指桂枝汤,见汇方第1。

【白话解】 潮热是阳明腑实证的热型。因为阳明之气旺于申、酉之时(相当午后三点钟至七点钟),所以潮热发生在午后,犹如潮水涨落之有信,属于可下之证。如果发热持续不止,势如炊笼之热蒸腾于外,并见汗出连绵不断,这种发热称为"蒸蒸发热",也属于阳明可下之腑实证。

而所谓"时热自汗",是指发热时轻时重,并伴有自汗出。有点像"潮热",但其发作次数较多;有点像"蒸蒸发热",但又时发时止。潮热或者蒸蒸发热,都会出现阳明腑实证的临床特点,而

"时热"之时发时止,一定不会出现任何腑实证,所以说它是"无里证"。正因为没有阳明腑实之里证,而又有发热汗出,所以知道这是风邪在表不解的缘故,应该用桂枝汤治疗。但是,必须在发热汗出之前服用桂枝汤。因为桂枝汤不是专门为治疗时发热自汗出而设立的方剂,而是为治疗有表证而无里证的时发热自汗出时所设立的方剂。在这里强调的是"无里证",而不是说所有的时发热自汗出都可以用桂枝汤治疗。

**【按语】** 潮热和蒸蒸发热是阳明病发热的二种主要热型。前者与阳明经气旺于申、酉之时有关,后者与阳明热盛,里热炽盛有关。当然,临床上见到潮热或蒸蒸发热时应首先考虑是否属于阳明腑实证,但不能一定将其归属于阳明腑实证。如《伤寒论》原文第 201 条所言:"阳明病,脉浮而紧者,必潮热发作有时。"及第 231 条所言:"阳明中风,脉弦浮大而短气,……一身及目悉黄,小便难,有潮热……",就不一定属于阳明腑实证。此外,原文第 229 条所论阳明病"潮热"而出现"胸胁满不去"之少阳证时,由于"大便溏,小便自可",所以不能用承气汤之攻下而应用小柴胡汤治疗。

至于这里所说的"时热",源于《伤寒论》原文第 54 条:"病人脏无他病,时发热自汗出而不愈者,此卫气不和也。先其时发汗则愈,宜桂枝汤。"原文中有"脏无他病"四字,是指无明显的脏腑病变而言。《医宗金鉴》作者将这四个字转义为"无里证"而将其作为无阳明腑实之里证的代名词,这与原文之意有些出入。桂枝汤具有补益脾胃的作用,通过调理脾胃功能进而起到启化源,滋营卫,和阴阳的目的。由于在桂枝汤证相关的条文中,多次出现如"营弱卫强"、"卫气不和"、"卫气不共营气谐和"等描述其所治病证的内在机理,又有"复发其汗,营卫和则愈"之有关治疗方法,所以后人就将桂枝汤的作用机理归纳为"调和营卫"。桂枝汤调和营卫的作用,主要是针对卫气不足,不能固护肌表而使营阴外泄所致的营卫不和。营卫源于脾胃,通过桂枝汤补益脾胃,可以达到滋营养卫的目的,从而使得虚弱之营卫重新恢复其谐和的状态。因此,桂枝汤既可用于太阳病中风表虚证之发热、汗出、恶风(通过特定的服药方法,如服药后啜热稀粥、温覆、每二小时左右服药一次,直到遍身微汗出等),也可以用于其他情况下营卫虚弱而不和的时发热自汗出,或不发热而自汗出。清代医家柯韵伯将桂枝汤的这种作用总结为"滋阴和阳,调和营卫,解肌发汗"。

# 谵 语 郑 声

【原文】 谵语[1]为实声长壮　乱言无次数更端
　　　　 郑声[2]为虚音短细　频言重复更呢喃
　　　　 同阳经见均属热　同阴经见总为寒
　　　　 阳无可攻当清解　阴不能温清补痊

【提要】 论谵语与郑声的不同临床特点及治法。

【注释】 [1]谵语:患者在神志不清的状况下胡言乱语,答非所问,而语音高亢。

[2]郑声:患者在神志不清的状况下自言自语,言语重复,但语音低微。

【白话解】 心主神而为语言之主,心气实而有热则神有余而谵语。谵语属于实证,所以声音高亢而有力,且语无伦次。心气虚而有热则神不足而郑声。郑声属于虚证,所以声音低而短促,且语言重复呢喃。

神有余则善应变,所以语无伦次;神不足则不能应变,所以语言重复。凡是谵语或郑声出现在三阳病变之中,均属热证而可以用攻法;而出现在三阴病变之中,均属寒证而可以用温法。如果出现在三阳病变之中而又非攻法之所宜,则应当用清法;如果出现在三阴病变之中而又非温法之所宜,则应该用清补的治法。

【按语】 本节论谵语和郑声的不同临床特点及治法,虽然前二句提出了"谵语为实"、"郑声为虚",但随后却又说"凡是谵语或郑声出现在三阳病变之中,均属热证而可以用攻法;而出现在三阴病变之中,均属寒证而可以用温法"。前后不相一致,难免使人茫然。

谵语和郑声,均属神志不清状况下的语言失常。《伤寒论》原文第 210 条说:"夫实则谵语,虚则郑声。"已经非常清楚地指出了谵语与郑声有虚实之分。从《伤寒论》中看,谵语多出现三阳热证之中,而在少阴病中(原文第 284 条),则是由于误用火劫少阴之汗之后所发生的谵语。所以谵语属实。虽然在《伤寒论》中没有更多的条文论及郑声,但"虚则郑声"四个字,已经概括了郑声属虚这一特点。所以,谵语或郑声,不应根据其出现在三阳或三阴病中来定其寒热,而应该根据其本身的特点来区分其虚实。也就是说,无论在三阳病或三阴病中,只要出现谵语,就是实证;只要出现郑声,就是虚证。实证当泻,虚证当补,这是治疗疾病过程中出现谵语或郑声的不变之法。

# 渴　　证

【原文】 三法伤津胃燥干　　阳往乘阴[1]渴亦然
　　　　　渴欲饮水少少与　　莫使停留饮病干
　　　　　太阳五苓[2]尿不利　　阳明白虎[3]饮连连
　　　　　少阳证具心烦渴　　小柴[4]去半粉加添

【提要】 论三阳病口渴的辨证与治疗。

【注释】 [1]阳往乘阴:指邪气由三阳而内入三阴。

[2]五苓:指五苓散,见汇方第 43。

[3]白虎:指白虎汤,见汇方第 83。

[4]小柴:指小柴胡汤,见汇方第 78。

**【白话解】** 伤寒病中出现口渴,多因在治疗过程中使用了汗、吐、下三法,损伤津液而使胃中干燥所致,因而渴欲饮水。当邪气由三阳转入三阴后,在太阴则见嗌干;在少阴则见口燥;在厥阴则见消渴。三阴病中出现口渴,也多与热邪伤津有关,其治疗请参详三阴病的论述。

凡出现口渴,应该让病人少少饮水以滋润胃中之燥,使胃气和则愈,但不能恣意多饮。否则,不但不能达到止渴的目的,反而会导致水邪内停而为病。口渴属于太阳病者,是由于水停下焦所致,因此必见小便不利,当用五苓散治疗;口渴属于阳明病者,是由于胃中燥热伤津所致,因此必渴而饮水不止,当用白虎汤治疗;如果在少阳病往来寒热等证的基础上见到心烦而口渴,则应当用小柴胡汤和解的方法治疗,但要减去半夏之燥烈,而加上天花粉以生津止渴。

**【按语】** 伤寒病中出现口渴,多是邪气入里化热而伤津所致,尤其是在三阳病之中。但是,对此又不可一概而论。比如,太阳病,邪气内入膀胱而致水蓄下焦之口渴,即不是热邪所致,而是膀胱气化不利,津液不能上承所致,所以才用五苓散通阳(而不是清热)化气以行水。又比如,在少阴病中,虚寒下利的特点是"下利而渴"(见原文第282条),这也是下焦肾阳虚弱不能化气生津所致,所以原文称之为"虚故引水自救"。

当然,在《伤寒论》中讨论口渴时,经常与口不渴相对而论,以揭示在伤寒病过程中的辨证特点。比如,水蓄下焦之五苓散证,以口渴而小便不利为主要特点;而水蓄中焦之茯苓甘草汤证,则以口不渴而小便自利为特点。同样,少阴病之下焦虚寒下利的特点是"下利而渴";而太阴病之中焦虚寒下利的特点是"下利不渴"。

当谈及热伤津液而至口渴时,尤其应该注意的是在伤寒病初起时的口不渴。因为寒邪以伤阳为主,在其初起时,尚未入里

化热而伤津,所以口不渴。与此相反的是,温热邪气以伤津耗液
为主,即使是在初起阶段,也会出现因为热伤津液而口渴的情
况。所以,在外感热病中,初起之时,口渴与否则成了临床判断
其病属于伤寒还是温病的主要依据。《伤寒论》原文第 6 条说:
"太阳病,发热而渴,不恶寒者,为温病。"即是此意。在临床上,
如果不明伤寒与温病之异,往往动手便错。因此,对此应予以高
度的重视。

# 舌　苔

**【原文】**　舌心外候[1]本泽红　　红深赤色热为轻

　　　　　外红内紫为热重　　滑白寒表少阳经

　　　　　沉迟细紧脏寒结[2]　干薄气液两虚空

　　　　　黄黑苔润里热浅　　焦干刺裂热深明

　　　　　黑滑若与三阴见　水来克火百无生

**【提要】**　论伤寒病舌象变化之特点。

**【注释】**　[1]舌心外候:指心开窍于舌,故舌为心之外候。
又"心为君主之官",为五脏六腑之主,脏腑的内在变化也都可以
反映在舌象上。

　　[2]脏寒结:即脏结病。脏结病是由于脏阳虚衰,阴寒内盛
所致,所以在此称为"脏寒结"。

**【白话解】**　舌是心的生理功能状态在外的反映。健康人的
舌质,其色泽应当红润鲜泽。在外感病初起时,舌体内外之颜色
皆为深红,表明有热邪;若舌体外红而内紫,为热甚的表现。舌
苔润滑而白,为表寒未解;而白苔逐渐增厚,为表邪传入少阳之
象。根据上述舌苔,属于热邪在表者,可以用辛凉之法发汗;属
于寒邪在表者,可以用辛温之法发汗。这里所讲的邪传少阳,是
指"胸中有寒,丹田有热"而言,可用小柴胡汤(见汇方第78)两
解寒热邪气。"胸中"是指"表"而言,病位较浅;"丹田"是指

"里"而言,病位较深。"胸中丹田"不是指胸中的"丹田"部位而言,是指半里之热尚未形成,而半表之寒尚在的意思。所以舌苔白是既有寒又有热的反映。如果苔白滑厚见于阴证阴脉之中,则是脏阳不足,阴寒凝结所致,可用理中汤(见汇方第 39)加枳实以温中阳而散寒结;如果舌苔白干而薄见于阳证阳脉之中,则是气虚津少所致,可用白虎加人参汤(见汇方第 132)清热而生津液。如果舌苔由白逐渐变黄,这是邪气去表入里,而里热尚浅,表证犹未解的表现,可以用三黄石膏汤(见汇方第 104)治疗;如果邪气完全入里,表证完全消除者,可以用凉膈散(见汇方第 100)治疗;如果舌苔色黑,焦枯干燥,甚则舌生芒刺而有裂纹者,说明里热深重,可以用栀子金花汤(见汇方第 103)治疗;兼腹满痛者,则可以用大承气汤(见汇方第 71)。需要注意的是,"红"是火之本色,而"黑"是水之本色。如果黑苔见于三阳病证之中,是热邪盛极,"火极似水"的现象,当速用清法、下法救治;如果苔黑而滑见于三阴病证中,则是阴寒盛极,水来克火而阳气将绝之凶象,主预后不良。但可以先用生姜擦拭舌苔,如果黑苔稍退,便急用附子汤(见汇方第 31)、附子理中汤(见汇方第 41),或四逆汤(见汇方第 36)温补阳气以祛阴寒,往往可以救治。

【按语】 望诊是中医望、闻、问、切四诊中重要内容之一。在张仲景以及张仲景之前的医学著作中,望诊的重点放在气色上,强调的是色脉合一。当然,张仲景并没有忽略舌诊的重要性,如原文第 137 条之"舌上燥";第 168 条之"舌上干燥";第 221 条之"舌上苔";第 230 条之"舌上白苔";第 130 条之"舌上苔滑";第 129 条之"舌上白苔滑"等,均结合脉证,从辨证的角度强调了舌诊的重要性。但是,总的来说,《伤寒论》中对伤寒病过程中舌象变化的描述是相当少的。可幸的是,后世一些医家从《伤寒论》有限的舌象描述中体会出了舌诊的重要意义,通过长期的临床观察而补充、完善了对伤寒病的舌象认识,比如《伤寒金镜录》等。《医宗金鉴》在此对舌诊作了概括性的总结,就伤寒病过程中的一些主要舌象变化进行分析,极有参考价值。

# 胸 胁 满 痛

**【原文】** 邪气传里必先胸　由胸及胁少阳经
　　　　　太阳脉浮惟胸满　过经不解[1]有阳明
　　　　　干呕潮热胸胁满　大柴[2]加硝[3]两解行
　　　　　心腹引胁硬满痛　干呕尿秘十枣[4]攻

**【提要】** 论胸胁满痛的辨证与治疗。

**【注释】** [1]过经不解:指邪气已经离开太阳之表而传入于里,在里之邪不解。

[2]大柴:指大柴胡汤,见汇方第 79。

[3]加硝:指柴胡加芒硝汤,见汇方第 80。

[4]十枣:指十枣汤,见汇方第 64。

**【白话解】** 凡邪气由表入里之时,必定先自胸中始,比如说脉浮而只见胸满,未及胁满者,仍然属于太阳表证,可以用麻黄汤治疗。如果出现胸胁俱满者,则属于少阳之病变,宜用小柴胡汤治疗。若邪气传入于里,十余日不解,而出现胸胁俱满,更兼干呕潮热者,是少阳而兼阳明之病变,应该用大柴胡汤或柴胡加芒硝汤治疗,两解少阳与阳明之邪。如果太阳表证已除,而见心下及腹部引两胁硬满疼痛,干呕而小便不利者,这是水饮内停之实证,应该用十枣汤攻逐水饮邪气。

**【按语】** "邪气入里必先胸"一句,应理解为邪气入里之时,往往先入于胸中。胸中为心肺所居之部。肺主皮毛,合于人身之外,而伤寒邪气始于膀胱足太阳经,也起自皮毛。所以,皮毛之邪容易内入而舍于肺中,肺气不利则胸满而喘,可以治之以麻黄汤;或汗出、恶风而喘者,可以治以桂枝加厚朴杏子汤(见汇方第 148)。表寒入里化热而壅于肺中,也可以出现发热、汗出而喘,治以麻黄杏仁甘草石膏汤(见汇方第27)。心为阳中之阳,为神明之主,血脉之始。风寒邪气伤人阳气也能致使心阳受损,而为胸满,脉促等变化,可以治之以桂枝去芍药汤(见汇方第39)(桂枝、生姜、大枣、炙甘草)或桂枝去芍药加附子汤(桂枝、附子、生姜、大枣、炙甘草)。但是,伤寒之病,邪气由表入里,并不拘泥于先始于胸中。邪气入里,或始于胸中、或始于心下、或始于腹中;或入阳明、或入少阳、或入三阴;或成虚证、或成实证、或成热证、或成寒证等等,皆与感受邪气之轻重,病人素体禀赋之强弱,以及治疗得当或及时与否等因素有密切的关系。所以,《伤寒论》中以"观其脉证,知犯何逆,随证治之"作为对疾病发展、变化过程中进行辨证论治的准则。

至于胸满与胸胁满痛,确实是二种不同的临床表现。胸满可以单独出现,胁满(或胁下满)也可以单独出现。而胸满与胁满同时出现时,则称为胸胁满(或苦满,或满痛)。一般来说,当胁满单独出现或胸胁满时,即可以辨为少阳病变。所以,当阳明腑实证之潮热或不大便与胁下满或胸胁满同时出现时,就应该考虑到少阳病禁汗、吐、下之治疗禁忌,而用大柴胡汤或柴胡加芒硝汤两解少阳与阳明。但是,当胸满单独出现时,它所能够反映的病变则更为复杂。比如,麻黄汤治疗之喘而胸满;桂枝去芍药汤治疗之脉促、胸满;栀子豉汤治疗之胸中室;猪肤汤治疗之咽痛、胸满、心烦,等等。需要指出来的是,虽然说见到胁下满或胸胁满即可辨为少阳病,但是,少阳病变也可以表现为单独的胸满而不一定是胁下满或胸胁满(见原文第264条和第107条)。这一点一定要在临床上引起注意。

## 呕　　证

【原文】　呕病因何属少阳　　表入里拒故为殃
太阳之呕表不解　　食谷欲呕在胃阳

太阴有吐而无呕　　厥阴涎沫吐蚘[1]长
少阴呕利有水气　　饮呕相因是水乡

**【提要】** 论呕的辨证及治疗。

**【注释】** [1]蚘：即蛔虫。"蚘"是"蛔"的异体字。

**【白话解】** 呕逆一证，六经病中都可出现，为什么却常将呕逆归属于少阳病呢？这是因为表邪入里之时，受到里气抵抗，正邪互相拒格，因此发生了呕逆，所以其病变应归属于少阳，当用小柴胡汤（见汇方第78）治疗。如果呕逆而心下痞硬，郁郁心烦，或大便不通，则宜用大柴胡汤（见汇方第79）治疗。表证未解，而见呕逆，这是属于太阳少阳并病，应当用柴胡桂枝汤（见汇方第81）治疗。如果进食后即有欲呕之象，这是阳明胃的病变，多为胃阳不足之虚寒证，当用吴茱萸汤（见汇方第95）治疗；但是服药后，如果呕逆反而更甚，则属表热，当用葛根加半夏汤（见汇方第130）治疗。

三阴病变中，太阴病有吐而无呕。厥阴病呕吐涎沫，或呕吐蛔虫。厥阴虚寒之呕吐涎沫，应当用吴茱萸汤治疗；如果呕吐蛔虫，则用乌梅丸（见汇方第96）治疗。少阴病中，呕吐与下利并见，这是少阴阳虚而有水气的病变，可以用真武汤（见汇方第32）治疗。此外，还有一种病变是渴欲饮水，饮后则呕，呕后又渴而饮水，如此循环不已，则是下焦停水的病变，可用五苓散（见汇方第43）治疗。

**【按语】** 《伤寒论》中，除了第165、173、382条将"呕吐"并称之外，一般而言，"呕"与"吐"都是分别而论的。古人谓有物有声是"呕"；有物无声是"吐"。但从发生机理而论，或呕或吐，都是胃气上逆所致，所以呕吐也可以并称。

虽然呕逆都是胃气上逆的直接结果，但发生在三阳三阴病中之呕逆，在具体病变过程中的特定病机是不同的。

太阳病初起，或中风表虚证，或伤寒表实证，都可以出现呕逆,这是由于胃气外出抗邪而上逆所致,所以在治疗上并不需要专门去和胃降逆,分别治以桂枝汤或麻黄汤即可。如果太阳与阳明合病而见呕逆,则需要用葛根加半夏汤外解太阳之表,内和阳明之里。如果太阳与少阳合病而见呕逆,由于少阳病禁用发汗之法,所以取黄芩加半夏生姜汤清少阳之热并和中降逆。少阳病中多呕逆,不单单是因为表邪入里之时,受到里气抵抗,正邪互相拒格的缘故。主要是由于少阳枢机不利而影响了脾胃的正常升降功能所致,所以小柴胡汤、柴胡桂枝汤、大柴胡汤皆可因其疏利少阳枢机之能而治疗少阳病中所见之呕逆。而阳明病中出现呕逆,则以胃家虚寒为多,治之以吴茱萸汤。由此可见,三阳病中出现呕逆,应根据其不同之病变而分别论治,切不可因为呕逆属胃气上逆而将其限定在阳明病中。所以《伤寒论》又有"伤寒呕多,虽有阳明证,不可攻之"(第204条)之戒。

　　三阴寒证中,虽然太阴病是有吐而无呕,但理中汤温阳散寒,可以恢复脾胃升降之机,自然也可以用来治疗太阴病之腹痛下利,或呕或吐。少阴病中,除了用真武汤来治疗因水气所致的呕逆外,四逆汤诸方也可以治疗少阴阳虚诸证中由于阴寒上犯而致胃气上逆的呕逆。厥阴病中之呕逆,仍须本着厥阴病之特点而论治。厥阴病以寒热错杂为本,所以乌梅丸可以治疗寒热错杂之呕逆或甚至吐蛔;若厥阴病中,阳退阴进而病变以阴寒为主,则其呕逆仍主以吴茱萸汤;若厥阴病中,阴退阳进而阳复,邪气由厥阴外出少阳,见"发热呕而",则以小柴胡汤而从少阳之治。

## 往来寒热如疟寒热

【原文】　往来寒热[1]少阳证　寒热相因小柴胡[2]
　　　　　如疟[3]寒热三五发　太阳麻桂[4]等汤除
【提要】　论往来寒热与寒热如疟的不同特点及治疗。

89

**【注释】** [1]往来寒热:指恶寒与发热交替发作,一来一往而休作有时。

[2]小柴胡:指小柴胡汤,见汇方第78。

[3]如疟:指发热恶寒同时并见,但时作时止而如疟病。

[4]麻桂:指桂枝麻黄各半汤、桂枝二麻黄一汤及桂枝二越婢一汤,分别见汇方第17,18,19。

**【白话解】** 先恶寒后发热,发热后而又恶寒,寒热交替发作而不休,称为"往来寒热",是少阳病的主证之一,当用小柴胡汤治疗。恶寒与发热在一定的时间内发作,或是每日发一次,或是隔日发一次,这是疟病的特点,属于杂病的范畴。如果恶寒发热之发作没有一定的时间,每日可能发作三次至五次,则称为"如疟",是由于太阳表邪未尽所致,可用麻桂各半汤治疗;如果发热之时多于恶寒之时,宜用桂枝二越婢一汤治疗;如果再见有汗出,则宜桂枝二麻黄一汤治疗;如果无汗,则宜麻桂各半汤治疗。以上各方,都是为治疗太阳在表未尽之余邪而设立的。

**【按语】** 往来寒热是少阳病的典型热型,其特点是恶寒与发热交替发作,一来一往而休作有时,所以用小柴胡汤治疗。疟病的特点也是恶寒与发热交替发作,或一日一发,或一日数发,或二日一发,或一月一发,但都有固定的时间。这是少阳病之往来寒热与疟病之区别。所谓"如疟",是指其发作有些类似于疟病之阵发发作。但"如疟"与疟病发作的最大区别在于发热和恶寒同时出现而非交替发作。发热和恶寒同时出现则反映了病变仍在于太阳之表。在太阳表证中,由于正虚而邪微,正邪之间没有处在持续的斗争之中,所以才会发生"如疟"的情况。其治疗都应该以扶正祛邪为主。根据其寒热发作的不同情况,可以判断出正邪双方的力量对比而予以不同的治法及方药。比如,"发热恶寒,热多寒少,一日二三度发",说明正气抗邪较为有力,所以用桂枝麻黄各半汤治疗,扶正与祛邪之力相同;若"一日再发者",说明正气抗邪之力稍差,则宜桂枝二麻黄一汤治疗,扶正之力大于祛邪之力。若"发热恶寒,热多寒少"而兼烦燥者",则知邪气有入里化热之趋势而尚未形成"不汗出而烦躁"之大青龙汤证,所以用桂枝二越婢一汤治疗,扶正祛邪之中又有透热外出之功。

# 目 眩 耳 聋

【原文】 少阳目眩[1]神自正　　诸逆昏乱不能生
重暍[2]耳聋湿温[3]汗　　不语面色变身青

【提要】 论目眩与耳聋的辨证特点及预后。

【注释】 [1]目眩:眼前发黑或视物旋转不定。

[2]重暍:暍,yè 音页。重暍是湿温病误汗而造成的一种坏证。

[3]湿温:病名。指温病过程中又感受湿邪。

【白话解】 目眩,是指眼前发黑而视物不清。耳聋,即两耳不能闻到声音。二者皆是少阳病之主证,但却不是死证。但如果因为汗、吐、下等法失宜而致使各种严重的变证,出现目眩、神昏、语言错乱等,则属于正气外脱而神明涣散之象,预后不良。如果误发"湿温"之汗,则可以导致称作"重暍"的变证,其临床特点是耳聋、神昏不语、面色及周身发青等,预后也不良。

【按语】 "湿温"为湿热病变之一。《温病条辨》说:"头痛恶寒,身重疼痛,舌白不渴,脉弦细而濡,面色淡黄,胸闷不饥,午后身热,状若阴虚,病难速已,名曰湿温。汗之则神昏耳聋,甚则目瞑不欲言;下之则洞泄;润之则病深不解。长夏深秋冬日同法,三仁汤主之。"这是对湿温病最精辟的论述。湿温病是湿邪与温邪相合为病,初起时有"头痛恶寒",类似表证;"脉弦细⋯⋯午后身热",类似阴虚;"胸闷不饥",类似里实。所以有可能发生发汗、攻下或滋阴等误治。吴鞠通创立了三仁汤以治疗湿温初起,通过宣畅三焦,清化湿热而使湿温邪气分消。若湿温邪气入里而成气分热甚,见午后发热,身热不扬,汗出而渴,头身沉重,舌苔黄腻等,则宜用白虎加苍术汤(生石膏、知母、苍术、粳米、炙甘草)治疗。

# 腹 满 痛

【原文】 腹满时痛不足证[1] 腹满大痛有余名[2]
　　　　误下邪陷太阴里 汗热便硬转阳明

【提要】 论腹满痛的虚实辨证及治疗。

【注释】 [1]不足证:即虚证。正气不足为虚,故称之为"不足证"。

[2]有余名:即实证。邪气有余为实,故称之为"有余名"。

【白话解】 腹满疼痛,时作时休者,属于里虚不足,可以用桂枝加芍药汤治疗;如果用桂枝加芍药汤后,病仍不愈者,可改用理中汤治疗。腹满疼痛而没有休止之时者,属于里实有余,可以用桂枝加大黄汤治疗。以上诸证都是太阳病误下后,邪气内陷太阴之里所致。如果腹满实痛而又兼见潮热、自汗、大便燥结不通等,则是太阴之邪转属阳明所致,可以用大承气汤攻下。

【按语】 临床见到腹满疼痛,首先应辨其寒、热、虚、实。《金匮要略·腹满寒疝宿食病脉证治》中说:"病者腹满,按之不痛为虚,痛者为实。"指出了临床上辨其虚实的基本方法。在伤寒病中,腹满而疼痛可以见于阳明病与太阴病之中。一般而言,太阴病以脾阳虚为主,所以多见虚寒之腹满疼痛,其特点是"腹满而吐,食不下,自利益甚,时腹自痛",当以理中汤温中散寒为主;阳明病以胃家实为主,在腑实证中出现腹满疼痛,其特点是腹大满疼痛而拒按,并见潮热,汗出,大便燥结等,当以承气汤攻下燥热为主。然而,太阴与阳明相表里,实则阳明,虚则太阴,二者之间的病变可以发生相互转变。如阳明腑实证攻下太过,可以形成太阴之虚寒证;而太阴腐浊不化,由于脾阳恢复,邪从燥化,也可以形成阳明之腑实证。虽然太阳病误下可以形成太阴之虚寒证,太阴阳气恢复太过也可以形成阳明腑实证,但不可以一概而论,将太阴之虚寒证归属于太阳病误下,或将阳明之腑实证归属于太阴之邪转属阳明。这一点应该明确。

此外,尚有一种腹满疼痛,也有虚实之分,但却与太阴之虚寒及阳明之实热不同。太阳病误下而致太阴脾家气血不和,也可以导致腹满疼痛。其轻者属虚,表现为"腹满时痛",是脾家气血不足,经脉失养所致,宜桂枝加芍药汤(见汇方第133)治疗;其重者属实,表现为"大实痛",是脾家经脉瘀滞所致,宜桂枝加大黄汤(见汇方第134)治疗。桂枝加芍药汤所治之"腹满时痛"虽然属虚,但没有"自利益甚"之虚寒特点;桂枝加大黄汤所治虽然属实,但没有"潮热、汗出、大便燥结"等腑实特点。临床上亦须仔细辨认。

# 吐　证

**【原文】**　中寒[1]吐食不能食　　不渴而厥吐寒虚
　　　　　　得食吐渴火为逆　　饮吐相因水病居

**【提要】**　论吐的辨证特点。

**【注释】**　[1]中寒:中,zhòng 音重。中寒,指寒邪直中而内伤中焦阳气。

**【白话解】**　寒邪直中而内伤中焦阳气所致的吐逆,必然兼见不欲饮食。大凡呕吐而手足厥冷、口不渴者,多属虚寒,应该用理中汤(见汇方第39)或吴茱萸汤(见汇方第95)治疗。若口渴而食后即吐者,多是火热。如果属于实热的,可以用黄连解毒汤(见汇方第102)治疗;如果是属于虚热的,可以用干姜黄连黄芩汤(见汇方第91)或竹叶石膏汤(见汇方第84)治疗。如果口渴能饮,饮后即吐,吐后又渴者,则属于"水逆"证,可以用五苓散

（见汇方第 43）治疗。

【按语】　呕吐多见于脾胃虚寒而胃气上逆之中，所以太阴病提纲证中首先指出"太阴之为病，腹满而吐"。由于中阳不足，运化功能低下，所以在虚寒性呕吐时多伴见不欲饮食。理中汤和吴茱萸汤皆可用于中阳不足所致之呕吐，所以二方皆以生姜或干姜配人参以温补中阳。但理中汤中用白术配干姜，更适宜于中阳不足而寒湿内盛所致之呕吐，其特点是除了腹满而吐之外，还应见自利益甚，时腹自痛而口不渴。而吴茱萸汤中以生姜配吴茱萸，更适宜于中阳不足而阴寒上逆所致之呕吐，其特点是除了虚寒呕吐而不欲饮食外，还多见吐涎沫而头痛，甚至手足厥冷。虚寒呕吐日久不愈，可以最终导致"朝食暮吐，暮食朝吐"之变，这在临床上称为"胃反"，是一种比较难治的病证。

与虚寒呕吐相反的是火热所致的呕吐，又称"火吐"。其典型的特点是"食入口即吐"，也就是说食后即吐。但属于火逆呕吐者，不一定都具有这一特点，临床上可以根据口渴、舌红等来作出判断。"火吐"又分实热与虚热。实热火吐是指单纯的胃中实火而致胃气上逆，可以用黄连解毒汤治疗，也可以用《金匮要略》中的大黄甘草汤（大黄、甘草）治疗。虚热火吐又有二种情况。一是脾胃气虚，升降失常，寒热邪气相拒于中焦，既可见食后即吐，又能见下利不止，应该用干姜黄芩黄连人参治疗，在补益脾胃的基础上，清上温下而达到治疗目的；二是胃气胃阴两伤而内有虚热，一般出现在伤寒热病后期，可以见到低热、少气、呕吐、舌红少苔等，其治宜竹叶石膏汤。

## 热 利 寒 利

【原文】　热利尿红渴粘秽[1]　寒利澄清[2]小便白
　　　　　理中[3]不应宜固涩　仍然不应利之[4]瘥

【提要】　论寒热下利的辨证及治疗。

**【注释】** [1]粘秽:指下利之粪便粘腻臭秽。

[2]澄清:指下利之粪便清稀、甚至如水样。

[3]理中:指理中汤,见汇方第39。

[4]利之:此指利小便而言。

**【白话解】** 下利有寒热之分,临床上当首先以口渴与否来分寒热。下利不渴为寒,下利而渴为热。此外,热利多见小便红赤,粪便稠粘而气味臭恶;寒利则多见小便清白,粪便清稀或下利清谷。

下利的治法:热利兼有表证的,轻者可用升麻葛根汤(见汇方第124),重者可用葛根汤(见汇方第16),发汗表解则里自和。热利有里证的,可酌情而用三承气汤(见汇方第71、70、66)攻下。如果是热利而无表里证,轻者可用黄芩汤(见汇方第88),重者可用葛根黄连黄芩汤(见汇方第90),清热以止利。至于寒利的治疗,通常用理中汤温中补虚。如果服理中汤无效者,多为下焦滑脱不固,可用赤石脂禹余粮汤(见汇方第87)涩肠止利。仍然无效者,则为清浊不分,水走大肠所致,宜用五苓散(见汇方第43)或猪苓汤(见汇方第82),利其小便以实大便。

**【按语】** 下利是《伤寒论》中论述最多的临床表现之一,共有60余条原文论及。除了如《医宗金鉴》中所说,将下利按寒热之不同属性进行论治外,还可以从以下几个方面来认识下利的治疗:

1. 协热下利。协热下利是指邪气由表入里后,表证仍在而见下利。"协热"指协同表证之发热而言。协热下利的治疗主要是根据其里证之寒热而定。里热者,兼见汗出而喘,脉促,用葛根黄芩黄连汤治疗;里寒者,兼见心下痞硬,用桂枝人参汤(即理中汤加桂枝)治疗。

2. 合病下利。合病下利是指三阳病的合病之中所出现的下利。太阳与阳明合病而下利者,用葛根汤治疗;太阳与少阳合病而下利者,用黄芩汤治疗;阳明与少阳合病而下利者,宜大承气汤治疗。

3. 虚寒下利。虚寒下利是指三阴病中,阳气虚弱而寒邪内盛所致的下利,其特点一般是下利清稀或下利清谷。太阴病之虚寒下利,特点是"自利益甚,时腹自痛"而口不渴,用理中汤治疗;少阴病之虚寒下利,特点是"下利而渴,……小便色白"而四肢逆冷,用四逆汤、白通汤或通脉四逆汤治疗;厥阴病之虚寒下利,特点是厥热胜复,厥多则利,热多则止,下利随四肢逆冷之程度而变,治疗亦宜四逆汤或通脉四逆汤。

4. 热利。热利是指下利由热邪下迫所致,其特点一般是下利粘稠而臭秽。阳明燥热邪气可以逼迫津液下注而成"热结旁流",其特点是大便下利,纯清水而不杂粪便,伴随潮热、汗出、甚至谵语等阳明腑实证,用小承气汤或大承气汤治疗,得燥屎而利止;厥阴热邪下迫于肠所致的热利,其特点是里急后重,便脓血,用白头翁汤治疗。

5. 寒热错杂下利。寒热错杂下利是指下利见于寒热错杂证中。由于寒热错杂证多和脾胃虚弱而气机升降失常有关,所以往往多见有寒气在下所致的下利,如生姜泻心汤证、甘草泻心汤证、乌梅丸证、麻黄升麻汤证、干姜黄芩黄连人参汤证等。

6. 水气下利。水气下利是指下利是由水邪下注所致,如五苓散水邪内浸肠道之不利;猪苓汤治疗阴虚水泄之下利;真武汤治疗阳虚水注之下利;四逆散加薤白治疗少阴气郁之泄利下重;小青龙汤去麻黄加荛花治疗心下之水气下注之下利;十枣汤治疗水饮内攻之下利,等等。

7. 滑脱下利。滑脱下利是指由于下焦不能固涩而致下利滑脱不禁,如赤石脂禹余粮汤治疗下焦滑脱不禁之下利;桃花汤治疗下焦阳虚失禁之下利便脓血等。

# 但　欲　寐[1]

**【原文】**　行阴[2]嗜卧无表里　呼醒复睡不须惊
　　　　风温[3]脉浮热汗出　多眠身重息鼾鸣

**【提要】**　论神困欲寐的辨证。

**【注释】**　[1]但欲寐:是神气不振,似睡非睡,欲睡又不能熟睡的一种状态。

[2]行阴:卫气昼行于阳,夜行于阴。卫气行于阳则主寤,卫气行于阴则主寐。若阴寒之气太盛,则卫气不能行于阳而但行于阴,便会出现但欲寐而嗜卧的症状。

[3]风温:病名。冬伤于寒,不即发病,至来春又感风寒邪气而发病的,叫"风温"。

**【白话解】**　卫气不能行于阳而但行于阴,则但欲寐而嗜卧,属于少阴阳虚寒证。也有欲寐而嗜卧但无表里诸证者,并且其人体温正常,脉象虽小但很调匀,则属于邪去病愈。邪去病愈嗜睡的特点是呼之便醒,醒后又睡,是阴气恢复的反映,而不是阴盛阳衰,所以不必惊怕。至于"风温病"中出现多眠睡,则必然伴有脉浮、发热、汗出、身重、鼻息鼾鸣等症状。

**【按语】**　人之寤寐,取决于卫气的循行状态。卫气之行,白昼行于三阳经脉之中,夜晚行于三阴经中。当卫气行于阳分时,则寤;当卫气行于阴分时,则寐。"但欲寐"是一种特殊的临床表现,即似睡非睡,欲睡又不能熟睡的一种状态,与嗜卧、嗜睡是不同的。"但欲寐"只见于少阴病阳虚之中。由于少阴之肾阳不足而致使卫气不能行于阳分而主寤,所以才会出现似睡非睡,欲睡又不能熟睡的"但欲寐"。如果少阴阳虚进一步发展至阳虚寒盛,则少阴微弱之阳只能借天阳之助才能与阴寒抗争,所以才会有干姜附子汤(干姜、附子)证中的"昼日烦躁不得眠,夜而安静"。

"嗜卧"或"嗜睡",是指处于沉睡中的状态。在外感热病过程中,"嗜卧"有二种不同的临床意义。其一,在外感热病病愈后,由于阴气恢复而暂时使得卫气不能行于阳分,所以病人嗜卧以待机体阴阳气恢复平衡,其特点是热退、神清、脉和。如《伤寒论》原文第 37 条所说:"太阳病,十日以去,脉浮细而嗜卧者,外已解也。"其二,伤寒病中,在发热(往往是高热)的同时而出现神昏嗜睡,甚至谵语,这是热盛而内扰神明所致,多见于阳明腑实证中,可以用大承气汤攻下;如果在温病中出现高热神昏而嗜睡,则是"温邪上受,逆传心包"所致,临床上应引起高度的重视。

# 阴 阳 咽 痛[1]

**【原文】** 咽痛干肿为阳热　　不干不肿属阴寒
　　　　　　阳用甘[2]桔[3]等汤治　　阴用甘桔附姜[4]攒

**【提要】** 论咽痛的辨证与治疗。

**【注释】** [1]阴阳咽痛:咽痛有寒热之分,阴阳咽痛分别代表寒热邪气引起的咽痛。

[2]甘:指甘草汤,见汇方第 141。

[3]桔:指桔梗汤,见汇方第 142。

[4]附姜:指四逆汤类方剂。

**【白话解】** 咽痛有寒证、热证之不同。咽喉干燥而红肿疼痛,属于三阳热证,可用甘草汤、桔梗汤、半夏散及汤、苦酒汤、猪肤汤等调治。咽喉疼痛而不干燥或无红肿,属于三阴寒证,宜四逆汤加桔梗治疗。

**【按语】** 咽喉为三阴经脉循行所过之部位,所以咽喉之病变多与三阴有关。在《伤寒论》中,有关咽喉疼痛的治疗仅出现在少阴病篇中。在《素问·热论》中,谈到了太阴病而"嗌干"(即咽喉干燥);而在《伤寒论》厥阴病篇中,又有"喉痹"唾脓血之论述。可见,咽喉病变和三阴病皆有关系。

本节将咽喉疼痛分属于三阳热证及三阴寒证。将咽喉疼痛归属于三阳热证之中,恐怕是《医宗金鉴》作者受到温病学派影响的结果。因为在温热病中,咽喉疼痛多出现在温热病初起,如桑菊饮证和银翘散证。但是,《医宗金鉴》将伤寒病过程中出现咽喉疼痛也归属于三阳热证,显然是认识上的失误。

原文第382条说:"病人脉阴阳俱紧,反汗出者,亡阳也,此属少阴,法当咽痛而复吐利。"指出了咽喉疼痛是少阴病变的主要特点之一。在少阴病咽喉疼痛的治疗中,甘草汤、桔梗汤是治疗热结少阴经脉所致的咽痛;苦酒汤(见汇方第144)是治疗咽喉生疮所致的咽痛;猪肤汤(见汇方第145)是治疗少阴阴虚,虚热上浮所致的咽痛;半夏散及汤(见汇方第143)是治疗寒客少阴经脉所致的咽痛。此外,属于少阴阳虚寒盛之咽痛,可以用四逆汤(见汇方第36)或通脉四逆汤(见汇方第37)加桔梗治疗。临床所见,黄连阿胶汤(见汇方第93)或猪苓汤(见汇方第82)还可以用来治疗少阴阴虚热化所致的咽痛。因此,临床治疗咽痛,要注意其出现在伤寒病与温热病中之不同。

# 气 上 冲

**【原文】** 气撞吐蛔厥阴本　　无蛔阳表桂枝汤[1]

少腹急引烧裈散[2]　冲喉难息瓜蒂[3]良

**【提要】** 论气上冲的辨证与治疗。

**【注释】** [1]桂枝汤:见汇方第1。

[2]烧裈散:烧裈散今已不用,故未列于汇方之中。

[3]瓜蒂:指瓜蒂散,见汇方第129。

**【白话解】** 气上撞心又吐蛔者,是厥阴病之本证。如果气上冲而不吐蛔虫者,是邪气仍在太阳之表,可以用桂枝汤治疗。如果气上冲胸,更见少腹牵引阴部拘急疼痛者,乃是"阴阳易"病,可以用烧裈散治疗。如果是气上冲咽喉,胸中满闷而致呼吸困难者,则属于痰实邪气阻于胸中,可以用瓜蒂散治疗。

【按语】 "气上冲"是病人的自觉症状,即病人能清楚地感觉到有气由下往上冲逆。纵观《伤寒论》中,有关"气上冲"的证治可以归纳为以下几种:

1. 水气上冲。水气上冲是由于心脾阳虚而不能制水而使水气由阴位上凌阳位。其具体表现又分为水气由心下上冲和水气由脐下上冲之不同。水气由心下上冲,在其欲作而未冲之时,表现为"心下悸",可以用茯苓甘草汤(见汇方第 14)治疗;当其冲逆之时,"心下逆满,气上冲胸,起则头眩",应该用苓桂术甘汤(见汇方第 13)治疗。水气由脐下上冲者,表现为"脐下悸",可以用苓桂枣甘汤(见汇方第 15)治疗。

2. 肾气上冲。肾气上冲,又称为"奔豚",其特点是气从少腹上冲心,发作时使人有濒临死亡之恐惧感,待上冲之气平复后,则恢复如常。这主要是由于心阳不足,不能镇摄下焦阴寒所致,用桂枝加桂汤(桂枝汤重用桂枝)治疗。

3. 热气上冲。热气上冲是指厥阴热邪借风木上旋之性而上冲,表现为"气上撞心,心中疼热"。由于厥阴病之性质为阴极而阳生,所以其热气上冲多出现在寒热错杂证之中,可以用乌梅丸(见汇方第 96)治疗。此外,"阴阳易"病中也可以由于男女移易之热乘阴亏之时而上冲,出现"热上冲胸,头重不欲举",也属于热气上冲。

4. 痰气上冲。痰气上冲出现在寒痰实邪阻结胸中之时,往往是"气上冲咽喉不得息",同时伴随胸中痞闷等,宜用瓜蒂散涌吐胸中痰实邪气。

5. 正气上冲。这是体内正气抵抗邪气入里的一种表现方式。太阳病表证被误下后,表邪可以因此而入里。如果人体正气抗邪有力而能拒邪于表,也会出现"气上冲"的现象,因此仍可以用桂枝汤(见汇方第 1)以治其表证(见原文第 15 条)。

# 饥 不 欲 食

**【原文】** 饥不欲食吐蚘厥[1]　下后不食属阳明

懊□头汗栀子豉[2]　厥紧心烦邪在胸

**【提要】** 论饥不欲食的辨证与治疗。

**【注释】** [1]蚘厥:由于体内蛔虫扰动,气血逆乱所致的手足厥冷。

[2]栀子豉:指栀子豉汤,见汇方第49。

**【白话解】** 病人自觉腹中饥饿,但又不欲食,如果勉强进食,则吐出蛔虫者,这是厥阴病的本证。伤寒病误下后所致的饥不欲食,则属于阳明病变。阳明病热在胃中,除饥不欲食外,还会出现心中懊恼而心烦、头上汗出,可以用栀子豉汤清宣热邪。厥阴病之饥不欲食,还可见吐蛔、手足厥冷而脉微。如果脉不微而紧,兼见心烦,就不属于厥阴病之虚寒证,而是寒痰实邪结在胸中的痰实证,可以用瓜蒂散涌吐。

**【按语】** 阳明热证而饥不欲食,是由于热邪郁闭胃气所致。热能消谷,但胃气被热邪所郁闭则不能腐熟谷物,所以会饥不欲食。厥阴病中饥不欲食,是由于厥阴病寒热错杂所致。热能消谷,但内有寒邪则胃气不能腐熟谷物,所以也会饥不欲食。此外,胃阳虚弱而内生浮热时,也可以出现饥不欲食的情况。如原文第120条论述太阳病被用吐法治疗后,由于胃阳受损而致使"腹中饥,口不能食",甚至"不喜糜粥,欲食冷食,朝食暮吐"。

# 手 足 厥 逆

**【原文】** 太阴手足温无厥　少阴厥冷不能温

厥阴寒厥[1]分微甚　热厥[2]相因辨浅深

**【提要】** 论三阴病手足厥冷的辨证。

**【注释】** [1]寒厥:由于阳虚寒盛所致的手足厥冷。

[2]热厥：由于热邪所致的手足厥冷。

**【白话解】** 太阴病有手足自温而无手足厥逆。少阴病有寒厥而无热厥。厥阴病则既有寒厥，也有热厥。所谓寒厥，指只有寒证而无热象之厥逆。所谓热厥，是指由于热邪所致的厥逆，热邪与厥逆相互为因而无休止。所以，对于厥逆，应该辨其阴阳浅深，而后有针对性地进行治疗。

**【按语】** 厥逆，指手足厥冷而言。在《伤寒论》中，或言四肢厥逆，或言四肢逆冷，或言手足厥逆，或言手足厥冷，或言手足逆冷，或言四逆，或言手足寒，或言手足厥寒，或但言厥，其意皆同，即原文第 337 条所说的"厥者，手足逆冷者是也"。如果厥冷较轻，则言之以"厥微"、"厥少"或"指头寒"。

厥逆一证，应首先分其寒热属性。寒厥为阳气虚衰而不能温煦四末所致，在伤寒病中最为多见，尤其是在少阴病及厥阴病之中，以脉微，下利清谷为特点，其治疗原则与方法是一致的，即回阳救逆，以四逆汤（见汇方第 36）为基本方，甚者可以用通脉四逆汤（见汇方第 37）。三阴病中，惟独太阴病没有手足厥逆，这是因为太阴病变尚未至阳衰而不能温煦四末的程度。如果少阴阳虚而寒湿侵于经脉筋骨之中，除了手足寒之外，还有身体疼痛、骨节皆痛者，可用附子汤（见汇方第 31）治疗。如果是厥阴血虚，复受外寒所致手足厥冷，则以脉细欲绝为特点，宜当归四逆汤养血温经散寒（见汇方第 7）；甚者，内有久寒，则用当归四逆加吴茱萸生姜汤（见汇方第 8）治疗。而热厥则只见于厥阴病中。因为厥阴病有阴阳进退之机，所以厥阴病虽然以寒热错杂为基本病变特点，但也有厥阴寒证及厥阴热证。在厥阴热证中，由于热邪深伏反而致使阳气闭郁，以致手足厥逆。热厥的最大临床特点是，手足厥逆的程度随热邪之深浅而异，即"热深者，厥亦深；热微者，厥亦微"。治疗热厥，当以热邪为本，或以白虎汤（见汇方第 83）清之，或以承气汤（见汇方第 71、70、60）下之。

　　除了寒厥与热厥之外,还有其他一些情况也可以导致手足厥逆。如胃中有水饮时,水饮可以阻遏胃阳而至手足厥逆。但是,治疗重点在于治水而不是治厥,用茯苓甘草汤(见汇方第14),水饮去则厥自愈。再如,邪气闭郁少阳枢机,由于枢机不利而阳气不能布达于四肢,也可以出现厥逆(见"阳微结证"),用小柴胡汤(见汇方第78)治疗;如果邪气闭郁少阴枢机而使阳气不能布达四肢,以致四肢厥逆,则用四逆散(见汇方第94)治疗。又如,乌梅丸(见汇方第94)所治之蛔厥证,瓜蒂散(见汇方第129)所治之痰厥证等,都与寒厥或热厥有很大的差异。所以,对于手足厥逆的出现,应该从不同的角度对其进行辨证论治,而不应仅仅局限在寒厥和热厥之上。

## 少 腹 满 痛

【原文】　少腹满而按之痛　　厥逆尿白冷膀胱[1]
　　　　　不厥血蓄[2]小便利　小便不利水[3]为殃

【提要】　论少腹满痛的辨证。

【注释】　[1]冷膀胱:指寒邪在下焦而言。

[2]血蓄:即蓄血证。

[3]水:指蓄水证。

【白话解】　少腹胀满,按之疼痛,而又四肢厥冷,小便清白者,是寒邪结在下焦膀胱,可以用当归四逆加吴茱萸生姜汤(见汇方第8)治疗;如果不见四肢厥冷,而且小便自利者,是下焦蓄血之证,可以用桃仁承气汤(见汇方第37)治疗;如果小便不利者,则为膀胱蓄水证,可以用五苓散治疗(见汇方第43);如果大、小便皆不利者,为水热蓄结于下焦所致,可以用八正散(见汇方第147)治疗。

【按语】　少腹胀满疼痛而拒按,病变多与膀胱有关。本条歌诀论述了四种不同病变的辨证,而《要诀》原注又补充了治疗方药。寒邪结在下焦膀胱指原文第 340 条"冷结在膀胱关元"而言,《伤寒论》中没有提出治法,后世医家多认为可以用当归四逆加吴茱萸生姜汤治疗。而与膀胱相关的最为常见的病证是膀胱蓄血证及膀胱蓄水证。二者也皆可出现少腹胀满疼痛而拒按,其临床的鉴别要点在于:蓄血证有神志方面的异常表现,或如狂,或发狂,但小便自利;蓄水证则无神志方面的异常表现,但却小便不利。治疗蓄水证用五苓散通阳化气以利水,而治疗蓄血证则以泄热行瘀为基本治则,然后根据其轻重缓急而治以桃核承气汤、抵当汤(见汇方第 74)或抵当丸(见汇方第 75)。八正散所治为湿热下注膀胱,其临床特点以小便淋沥涩痛为主,故以八正散清利湿热为主。

(姜元安)

## 神昏狂乱　蓄血发狂

**【原文】**　神昏胃热重阳狂　　三黄[1]三承[2]白解汤[3]
　　　　　　蓄血发狂小便利　　少腹硬痛属太阳
　　　　　　阳明蓄血大便黑　　其人如狂而喜忘
　　　　　　桃仁承气[4]抵当[5]治　　须识作汗奄然狂[6]

**【提要】**　论神昏狂乱的辨证与治法。

**【注释】**　[1]三黄:指三黄石膏汤,见汇方第 104。

[2]三承:指三承气汤,即大、小、调胃承气汤,分别见汇方第71、70、66。

[3]白解汤:指白虎解毒汤,见汇方第 137。

[4]桃仁承气:指桃仁承气汤,见汇方第 73。

[5]抵当:指抵当汤,见汇方第 74。

[6]奄然狂:突然出现发狂。

**【白话解】**　神昏狂乱不识人,是一个严重的证候,往往是由于胃腑热甚,上乘于心,心为火脏,今被热邪扰动,阳邪并入阳脏,所以叫做"重阳",使心主神志的功能失常,于是神志昏愦,狂乱不止。论其治法,如果兼有表实无汗的,可选用三黄石膏汤;如果兼有里实不大便的,可选用三承气汤;如果只是热盛而不兼表里证的,可用白虎解毒汤。另外蓄血证也会见到精神发狂的症状,但又有属于太阳或阳明两经的区别。太阳蓄血证见发狂或如狂,必同时见少腹硬满和小便自利,这是因为热与血结在下焦的缘故;如果小便不利的,便不属于蓄血了,而是太阳气化不利的蓄水证。阳明蓄血,其证也见如狂的症状,但又见喜忘,大便发黑等症。蓄血证的治法,一般病情较轻的,用桃仁承气汤;病情较重的,多用抵当汤。然而发狂证也可以见于阳盛阴虚的病人,在正气拒邪出表作汗将解的时候,突然出现"发狂",这时身体和精神明显不安,然后汗出连绵不断,于是汗出病退,疾病就好了。这种发狂,属于正气抗邪外出的反应,和上述诸证的发狂、如狂应当加以区别。

**【按语】** 神昏、发狂、如狂、喜忘都是精神神志症状,也都是心主神志功能失常的表现。阳明病出现神昏谵语,是因阳明经别上通于心,当阳明燥热内盛的时候,浊热循经上扰心神,使心主神志和心主言的功能失常所致。就阳明病而言,胃热弥漫证和阳明腑实证皆可以出现神昏谵语,而神昏谵语的发作时间,多在日晡前后,也就是下午 3～5 时前后。此时阳明经气旺盛,邪热扰动最严重,正邪斗争最激烈,故神昏谵语也加重。

太阳病出现如狂或发狂,主要见于太阳蓄血证。太阳蓄血证,是邪热和血结于下焦膀胱的证候,因足太阳经别散布于心,而心主神志,又主血脉,故下焦血分瘀热循经上扰心神的时候,可以出现心主神志功能失常的发狂或如狂。对太阳蓄血证来说,如果热重而势急,瘀血初成,则用桃核承气汤泄热为主,兼以化瘀;如果热敛而势缓,瘀成形而势重,则用抵挡汤破血逐瘀;如果热微而瘀缓,则用抵挡丸化瘀缓消。太阳蓄血和太阳蓄水,皆属太阳腑证,但是蓄血证病在血分,属瘀热互结,无关膀胱气化,故小便利,也即小便正常;蓄水证病在气分,属膀胱气化不利,故见小便不利、小便少。但临床也有蓄水和蓄血并发的病证,此时又当气血同治。

阳明蓄血证,是阳明之热和阳明久有的瘀血相结的病证,由于瘀血久留,新血不生,心神失养,故见喜忘,也就是健忘。就喜忘一症而言,其为心神失养的虚象,和郁热上扰心神的如狂、发狂之实象是不同的。至于阳明蓄血证见如狂的说法,不见于《伤寒论》原文,而是《要诀》的补充,提示阳明蓄血证,当瘀热上扰心神的时候,也可以见到狂躁。但阳明蓄血的如狂,当伴见屎虽硬,其色必黑,反易解,而且平素也应当有喜忘的表现。这和太阳蓄血证如狂、发狂并伴见少腹急结、少腹硬满是完全不同的。

上述神昏、发狂、如狂、喜忘诸证见于外感病,可据辨证分别选用三黄石膏汤、三承气汤、白虎解毒汤、桃仁承汤、抵当汤等治疗,临床在杂病中遇到神昏、发狂、如狂、喜忘诸症,同样可以使用上述方剂辨证治疗。后世用上述方剂治疗精神分裂症、精神躁狂症等的报道屡见不鲜。

至于阳盛阴虚的病人,在正气拒邪出表作汗将解的时候,出现"奄然狂",是正邪斗争激烈的时候,病人烦躁不宁的一种表现,病人是自知的。和上述神识昏糊的如狂、发狂不同。不过这种情况临床并不多见,一但遇到这种情况,注意不要滥用攻邪药物去干扰人体正气,待其汗出病证即可自愈。

# 循 衣 摸 床

【原文】　循衣摸床[1]有二因　　太阳火劫[2]热伤阴
　　　　　　小便利生不利死　　阳明热极热弥深
　　　　　　皆缘三法失成坏[3]　脉实堪下弱难禁
　　　　　　虚实阴阳难辨处　　独参[4]六味[5]可回春

**【提要】** 论循衣摸床证的成因和判断预后的方法。

**【注释】** [1]循衣摸床:病人在神识不清的情况下,无意识地用手在衣襟或床上来回循摸,实际上就是肢体躁动不宁的样子,《伤寒论》也称捻衣摸床。

[2]火劫:运用火疗的方法,强发病人之汗。火疗的方法包括火针、艾灸、火熨、火熏等。

[3]坏:指坏病。坏病是指六经病误用汗、吐、下等治疗方法以后,导致病情复杂化,而新的病证又不能用六经正名来命名者。

[4]独参:指独参汤,见汇方第136。

[5]六味:指六味地黄汤,见汇方第147。

**【白话解】** 循衣摸床一症形成原因有二。一为太阳表证,用火疗强迫发汗,导致热盛伤阴,火热入里,灼伤津液而成。如果病人小便尚利,说明津液还没有完全枯竭,预后尚好;如果小便量少,甚至点滴皆无,说明阴液已经枯竭,预后不良。二为阳明热邪极盛,又误用了汗、吐、下三法,津液大伤,使胃中更燥,热势更加严重,致成"坏病",如果脉搏尚充实有力,反映了邪气虽盛,但正气未衰,可急用下法,泄热存阴,或可救治;如果脉搏软弱无力,说明正气虚衰,邪气盛实,不能胜任攻下,则难于治疗,预后不良。

另外,循衣摸床的出现,往往有阴、阳、虚、实难以辨别,治疗无从下手的情况。这时可给以大剂独参汤和六味地黄汤,经常能使人得救。

**【按语】** 循衣摸床在《伤寒论》中也称捻衣摸床,是病人在神志昏糊的状态下肢体躁动不宁的一种表现。它和烦躁不同的是,烦躁是因心烦而躁,病人有意识。循衣摸床则是肢体躁动不宁而不自知,病人无意识。此证多为正衰邪实,正不胜邪之危候。就《伤寒论》所言,它的成因有二,一为太阳表证,误用了火疗的方法强发其汗,导致火热入里,心神被扰;同时热灼伤津液,心神失养,于是导致神识昏糊,心神失守而见循衣摸床。如《伤寒论》第111条"太阳病中风,以火劫发汗,邪风被火热,血气流溢,失其常度……阴阳俱虚竭,身体则枯燥,但头汗出,剂颈而还,腹满微喘,口干咽烂,或不大便。久则谵语,甚者至哕,手足躁扰,捻衣摸床,小便利者,其人可治。"对于此证预后的判断,仲景以审查小便的方法,如果小便尚利,说明津液尚存,化源还没有完全枯竭,所以预后尚可,主生而不主死;如果小便短少,甚至点滴皆无,说明阴液已经枯竭,预后不良。二为阳明热邪极盛,耗伤津液,心神被扰,又误用了汗、吐、下三法,致使津液大伤,心神失养,于是便出现了神识昏糊,心神失守而见循衣摸床。如第212条:"伤寒,若吐若下后,不解,不大便五六日,上至十余日,日晡所发潮热,不恶寒,独语如见鬼状。若剧者,发则不识人,循衣摸床,惕而不安,微喘直视。脉弦者生,涩者死。"对于此证预后的判断,仲景以审查脉象的方法,如果脉弦,即脉搏充实有力,反映邪气虽盛,但正气未至衰败,急用下法,泄热存阴,或可救治;如果脉涩,即脉搏涩滞无力,说明正气虚衰,邪气盛实,不能胜任攻下,则难于治疗,证属危殆。这里《伤寒论》虽有急下存阴之法,临床也当综合全局考虑,而不可用下法孤注一掷。至于《要诀》所说的"虚实阴阳难辨处,独参六味可回春",是从扶助正气的角度入手,为治疗此证提供了另一种思路,可供临床参考。在当代对于此证,常常是中西医结合综合进行救治。

# 太阳阳邪停饮

【原文】　太阳阳邪[1]有水逆[2]　　消渴[3]发热汗出烦
　　　　　　小便不利水入吐　　　　脉浮而数五苓[4]攒

【提要】　论太阳蓄水证的证治。

【注释】　[1]太阳阳邪:指太阳中风证,因风为阳邪故名。

[2]水逆:《伤寒论》说:"渴欲饮水,水入即吐,名曰水逆",见于太阳蓄水证。

[3]消渴:指渴欲饮水,虽大量饮水,但不能解渴的症状。和后世所说的消渴病不是同一个概念。

[4]五苓:指五苓散,见汇方第43。

**【白话解】** 由太阳中风继发的停水证,其中有"水逆"和"消渴"两种表现。如果是患者渴欲饮水,饮后马上就吐水的,就叫做"水逆";如果是患者渴欲饮水,并且大量饮水,而饮不解渴的,就叫做"消渴"。以上说的"水逆"和"消渴",还必然出现发热、汗出、心烦、小便不利、脉搏浮数等表现。像这种太阳阳邪停水,表里皆病的证候,可以用五苓散进行治疗。

**【按语】** "太阳阳邪停饮"实际就是指太阳蓄水证,此语今已不常用。太阳蓄水证的成因有二,一是太阳中风,表邪不解,邪气循经入腑,使膀胱气化不利。二是在患太阳表证期间,膀胱气化功能低下的情况下,饮水过多,不及气化,水液内留,进而抑制了膀胱的气化功能。最终皆可导致膀胱气化不利,从而形成太阳蓄水证。膀胱气化不利,津液不能输布上承则见口渴、消渴、烦渴、渴欲饮水,这就是《要诀》所说的消渴证。膀胱气化不利,排除废水的功能发生障碍,则见小便不利、小便少。膀胱气化不利,水蓄下焦,下焦气机壅遏,必见少腹苦里急。下窍不利,水邪上逆,阻遏中焦气机,可见心下痞。水邪上逆,使胃气上逆,则见渴欲饮水,水入则吐,仲景称此证为"水逆"。至于脉浮或浮数,身微热,是太阳表邪未解的表现。证属外有表邪,里有蓄水,治用五苓散外疏内利,表里两解。但是服药后,必须多饮热水,以行药力,微发其汗,达到外解太阳表邪,内利膀胱水饮的目的。《要诀》原注补充说,如果病人,口渴而喜冷饮的,是由于水停而热势较盛的缘故,可在五苓散内加入寒水石、石膏、滑石,名五苓甘露饮(见汇方第45)清热以利水邪。验于临床,颇有效验。

# 太阳阴邪停饮

**【原文】** 太阳阴邪[1]有水气　伤寒无汗热烘烘
　　　　　主证干呕咳微喘　外发内散小青龙[2]
　　　　　小便不利少腹满　下利除麻共入苓
　　　　　噎[3]麻易附喘加杏　渴加花粉减半平

**【提要】** 论外寒内饮证的证治。

**【注释】** [1]太阳阴邪:指太阳伤寒,因寒为阴邪故名。

　　　　[2]小青龙:指小青龙汤,见汇方第30。

　　　　[3]噎:胸咽窒塞不利的自觉症状。

**【白话解】** 太阳阴邪的停饮,指的是外有太阳伤寒表证,内有心下停留水气的病变。其证候既有发热、皮肤干燥无汗的表实证;也有干呕、咳逆、微喘的停饮里证。治疗可用外散表寒、内化寒饮的小青龙汤。如果在上述证候的基础上,兼见下焦停水的小便不利,小腹胀满,或者是水走大肠发生下利,可在小青龙汤方内减去麻黄,避免药力走表,而加入茯苓,以渗利下焦的水邪;如果兼见寒邪凝滞,胸中气机不畅,而胸咽噎塞不利的,亦须减去麻黄,以免过于发散,并加入附子以散寒邪;如果出现肺气上逆,其人气喘的,可在方内加入杏仁,利肺降逆以止喘;如果其人口渴属于津液不足的,可用本方减去辛燥的半夏,加入天花粉,以生津止渴。

**【按语】** 太阳阴邪停饮证,实际是指小青龙汤证,不过"阴邪停饮"一词今已不常用。小青龙汤证见《伤寒论》第40条和第41条,其基本病机是外有寒邪闭表,里有水饮内停。外寒引动内饮,内外合邪,水寒射肺,肺失宣降,故见咳或喘。咳喘也是本证最重要的主症,并应伴有咳吐大量的清稀白色泡沫样痰或冷痰,面色黧黑或轻度浮肿等水饮之象。外有表寒可见发热,里水犯胃可见干呕。治用小青龙汤外散表寒,内化水饮,颇合病机。

由于水饮邪气变动不居,常随三焦气机的升降出入而随处为患,故可见诸多的或见症状。仲景每随或见症状的出现,在小青龙汤的基础上灵活加减药物,示人以观其脉证,随证治之的原则,颇值得学习效法。

## 少阴阳邪停饮

【原文】　少阴阳邪[1]有停饮　　六七日反不得眠
下利而渴咳而呕　　小便不利猪苓[2]煎

【提要】　论少阴阴虚水热互结的证治。

【注释】　[1]少阴阳邪:指少阴阴虚有热。

[2]猪苓:指猪苓汤,见汇方第82。

【白话解】　少阴阳邪有停饮,指的是少阴阴虚有热,兼有停饮的病变。少阴病本应见但欲寐,今少阴病六七日,反而出现心烦不得眠、下利、口渴、咳嗽、呕逆、小便不利等症状。这就是少阴阳邪停饮证,治用猪苓汤利水、育阴、清热,则诸证可愈。

【按语】　少阴阳邪停饮证实际就是少阴热化证中的阴虚水热互结证,此语今已不多用。其证见于《伤寒论》第223条和第319条,其成因有二,一是阳明经热误用下法以后,少阴阴液被伤,而热邪与水饮结于下焦,从而形成了少阴阴虚水热互结证;二是素体少阴阴虚阳盛,外邪从阳化热,热与水结,从而也形成了少阴阴虚水热互结证。少阴阴虚有热,热邪上扰于心,心肾不交,则心烦不宁,不能睡眠;热耗津液,而且水热互结,津液不化,故见口渴;饮热相搏,气化不利,是以小便不利。水饮邪气变动不居,饮热上攻于肺则咳,中攻于胃则呕,下攻于肠则下利,种种见证皆因水热邪气所致。治用猪苓汤育阴清热利水,颇合病机。

## 少阴阴邪停饮

【原文】　少阴阴邪[1]有水气　　腹痛四肢重沉疼

小便不利自下利　　　或咳或呕真武[2]平
咳加干姜辛味共　　　小便若利去茯苓
呕去附子生姜倍　　　利去芍药入干宁

**【提要】** 论少阴阳虚水泛证的证治

**【注释】** [1]少阴阴邪：指少阴阳虚有寒。

[2]真武：指真武汤，见汇方第32。

**【白话解】** 少阴阴邪有水气，指的是少阴阳虚寒盛，夹有水气的病变。此病由于寒盛于里，多见腹痛、下利；水寒之气外攻，则四肢沉重疼痛；水寒停于上焦胸肺，则咳嗽、气喘不得卧；停于中焦胃腑，则呕吐或下利；停于下焦膀胱，则小便不利、少腹满。种种症状，不外寒水泛滥所致。治疗可用真武汤温阳利水。真武汤的加减法是，如果水寒犯肺而见咳喘的，则加细辛、干姜以散水寒，加五味子以收敛肺气；如果小便尚通利的，则减去茯苓；如果水寒犯胃，而见呕逆的，则减去温肾的附子，而重用温胃散水的生姜；如果是脾虚而见下利的，则减去芍药，加入干姜以温中散寒。

**【按语】** 少阴阴邪停饮证，实际是指少阴阳虚水泛证，此语今已不常用。

少阴阳虚水泛证在《伤寒论》中有两处，一是第82条"太阳病发汗，汗出不解，其人仍发热，心下悸，头眩，身𥆧动，振振欲擗地者，真武汤主之。"二是第316条"少阴病二三日不已，至四五日，腹痛，小便不利，四肢沉重疼痛，自下利者，此为有水气，其人或咳，或小便利，或下利，或呕者，真武汤主之。"从中可见，其成因有二，一是太阳病汗不得法，伤损少阴阳气，导致少阴阳虚不能制水，水邪上泛；二是素体少阴阳虚阴盛，外邪从阴化寒，使肾阳更加虚衰，不能制水，水邪上泛。二者殊途同归，最终皆形成了少阴阳虚水泛的证候。水寒邪气是变动不居的，水邪逆流横溢，随处为患，故症状表现虽多，病机本质实际是一致的。因此用真武汤扶阳镇水皆可取得佳效。

少阴阳邪停饮和少阴阴邪停饮,皆属水饮为患,某些症状也有相类似的地方,但一为阴虚有热,一为阳虚有寒,二者寒热迥异,临床当注意鉴别。

# 喘 急 短 气

【原文】 喘急喝喝[1]数张口　　短气似喘不抬肩[2]
　　　　促难布息为实证　　短不续息[3]作虚观
　　　　内因饮病或痰热　　外因阴阳表里看
　　　　直视[4]神昏汗润发[5]　脉微肢厥命难全

【提要】 论喘急、短气的病因和预后。

【注释】 [1]喝喝:气喘喝喝而有声。

[2]抬肩:又称"摇肩"。喘息严重的时候,呼吸困难,张口抬肩的样子。

[3]不续息:气息短,不能接续。

[4]直视:两目呆滞无神的样子。

[5]汗润发:汗水浸湿头部的毛发。

【白话解】 喘息和短气,是两种不同的症状。喘息,是气息急促,喝喝而喘,并且张口抬肩、欠腹,所以也叫喘急;短气是似喘非喘,气息难布,并不张口抬肩。二者都属于胸中的气病,由于肺主气而司呼吸,所以都是肺的病变。不论是喘息或是短气,如果是气息短促,胸中壅塞,不能呼吸的,都属于邪气有余的实证;如果是气短,自觉胸中空乏,接不上气的,都属于正气不足的虚证。其成因有内因、外因的不同。内因多由于饮食生冷损伤肺气,或由于醇酒厚味,痰热内生,壅塞肺气。外因,多由于体表感寒,皮毛受邪,内合于肺,逐渐传里,由皮毛到肌肤,由肌肤到肺中,由胸到腹而入胃,在这一过程中,皆能发生喘息或短气。临床须审察其病属阴、属阳、在表、在里,及其所变化的寒热,随证进行治疗。又应当注意到,在喘急短气的同时,如果兼见瞪目直视,神识不清,头部汗出,毛发尽湿,脉微,四肢厥冷的,这是正气将脱,肺、肾真气不藏,大多属于不易救治的危候。

**【按语】** 喘息和短气都是肺部的病证,临床辨证也皆有虚实之分。《要诀》的总结,可谓要言不烦。原注对喘息的一般治疗作了如下归纳:

如果喘息和太阴、少阴、厥阴等三阴阴寒病证同见的,这就是阴喘,可以用四逆汤(见汇方第36)加杏仁、五味子治疗;兼气虚的,加用较大剂量的人参;如果喘息和太阳、阳明、少阳等三阳阳热病证同见的,这就是阳喘,可以选用白虎汤(见汇方第83)或是葛根黄连黄芩汤(见汇方第90);如果喘息和太阳表证同见的,这就是表喘,无汗表实的,可以选用麻黄汤(见汇方第20),兼有热郁烦躁的,可以选用大青龙汤(见汇方第21);有汗表虚的,可以选用桂枝加厚朴杏子汤(见汇方第148)。如果喘息和阳明里证同见的,这就是里喘,可以选用大承气汤(见汇方第71);如果喘息兼见结胸证的,可以选用大陷胸丸(见汇方第63);如果喘息兼见水气,属于表实无汗水饮射肺作喘的,可以选用小青龙汤(见汇方第30);属于表虚有汗,水饮内停,肺气不降,小便不利而作喘的,可以选用五苓散(见汇方第43)加葶苈子;属于水饮在里成实而喘的,可以选用葶苈大枣泻肺汤(见汇方第149);兼见腹部和两胁硬满疼痛的,属于水饮实邪阻滞三焦,气机不利,可以选用十枣汤(见汇方第64)。如果是里寒太盛,阳气不足,水寒犯肺而喘的,可以选用真武汤(见汇方第32)。如果是脉见微细、口鼻气短、喘而少气不能续息,同时又不见上述阴、阳、表、里等证时,是为气虚作喘,可以选用保元汤(见汇方第129)加五味子、杏仁;如果气喘而痰液粘稠、咽喉漉漉有声,是为痰喘,证重的可以选用瓜蒂散(见汇方第129),或是礞石滚痰丸(见汇方第151);证轻的可以选用二陈汤(见汇方第

152)加苦葶苈子、苏子等类药物治疗。

# 心 下 悸

**【原文】** 筑筑[1]惕惕[2]心动悸　怔怔[3]忡忡[4]不自安
饮多尿少为停水　　　厥冷汗后是虚寒

**【提要】** 论心下悸的临床表现和辨证。

**【注释】** [1]筑筑:此处形容心跳有声,如捣物的样子。

[2]惕惕:tì tì,音替替,形容心中惊惕悸动不宁的样子。

[3]怔怔:zhēng zhēng,音征征,心中惶恐不能自主的样子。

[4]忡忡:chōng chōng,音冲冲,忧虑不安的样子。

**【白话解】** 心下筑筑然跳动不稳,惕惕然惊惧不安,怔怔忡忡惶恐不宁,这都是形容心中跳动不安和心神不宁的样子。导致心下悸动不宁的,如果兼见饮水多而小便少,这是停水;如果是发汗以后,心下悸动又兼见四肢厥冷的,这是虚寒。

**【按语】** 在《伤寒论》中,心下悸、心中悸、心动悸,皆指心悸而言,心悸就是通常所说的心慌心跳。《要诀》根据《伤寒论》对心悸的辨治,将心悸的病机分为停水和虚寒两类。停水者,水气凌心,可导致心悸;虚寒者,心脏失养,也可导致心悸。《要诀》原注对心悸的治疗作了如下归纳。如果心悸伴见饮水多而小便反少的,属于水饮停蓄,水气凌心所致,应当用茯苓甘草汤(见汇方第14)温胃化饮,或用五苓散(见汇方第43)外疏内利;如果心下悸动兼见手足厥冷的,则是阳气不足,寒水凌心的缘故,应当用真武汤(见汇方第32)扶阳镇水;如果在发汗以后出现心下悸动,多属于气血不足,心失所养,应该用小建中汤(见汇方第2)温中补虚,益气养血;如果是未经发汗而见心下悸动甚者,同时脉又结代的,这是气血两虚,心脏失养,脉搏不续,应该急用炙甘草汤(见汇方第85)益气养血,通阳续脉。这些辨证治疗的方法,至今仍有很高的临床应用价值。

# 战 振 慄

**【原文】** 战身耸动慄心慄　振虽耸动比战轻
故振责虚因无力　慄战相交邪正争
此证若生三法后　虚其中外逆而成
不逆因和而作解　正胜邪却战汗[1]平

**【提要】** 论战、振、慄的区别和病机。

**【注释】** [1]战汗：汗出病退的一种特殊表现，特征为，先见寒战，后见发热，随后汗出热退，病即痊愈。

**【白话解】** 战是身体耸动而有力；慄是心中寒冷而战慄；振虽然也是身体耸动，但同战相比较，显出身体无力，不能支持，耸动之势较轻。振是正气虚的反映；慄是邪气实的反映；战是正气抗邪的反映。慄与战两症交替出现，属于正邪相争所致。这种症状，如果发生在汗、吐、下三法以后的，乃是里外气血俱虚，由错误的治疗所造成的"坏证"；如果战慄不因上述误治所造成，就可能属于邪气已衰，正气得势，驱邪外出，正胜邪退，"战汗"作解的机转。经过战慄之后，随即发热、汗出，则诸证悉去。

**【按语】** 战、振、慄皆是寒战，在临床实际中，单从症状表现方面很难将三者区别开来，故应当结合病史和其他症状来综合分析。如果在明显的正气损伤之后出现寒战，这多是正气虚，阳气温养不足所致，这种寒战，其后常不伴见发热，治疗应当益气助阳，扶正为主。如果没有正气损伤史而突发寒战，这大多是因为邪气盛，邪气与正气相争所致，但这种寒战，其后常常可以出现发热，这种发热，则是正气起而抗邪的表现。在这种情况下，如果正邪交争，互有进退，于是就可能见到寒战发热交替出现的情况，临床又应当根据具体情况采取攻补兼施的治疗方法。如果在正确辨证合理用药之后出现寒战，则可能是战汗作解的表现。也有病证日久，邪气渐衰，正气渐复，病人出现战汗自解的情况。

战汗作解的全过程,应当有寒战、发热、汗出三个阶段。第一阶段表现为寒战,这是邪与正争所致;第二阶段表现为发热,这是正与邪争所致;第三阶段表现为汗出,这就是正胜邪却所致,汗出则病愈。如果只战不热,是邪盛正虚,正不抗邪;如果战后可见发热,但热而不汗,这是正不祛邪。这两种情况都需要继续用药物来治疗。

特别应当注意的是,如果在静脉输液的过程中出现寒战、发热,这是输液反应所致,应当立即停止正在点滴的液体,并用抗过敏的药物治疗,切不可将这种情况当作战汗作解。

# 呃 逆 哕 噫

【原文】 呃逆今名古饐[1]名　　不似哕哕[2]胃里声
　　　　 饐声格格连声作　　　原夫脐下气来冲
　　　　 颇类嗳噫[3]情自异　　　均属气逆治能同
　　　　 虚热橘皮竹茹[4]治　　　二便不利利之宁
　　　　 气不归原宜都气[5]　　　寒虚丁萸附理中[6]
　　　　 痞硬下利生姜泻[7]　　　痞硬噫气代赭[8]功

【提要】 论呃逆、哕、噫的症状表现与辨证论治。

【注释】 [1]饐:yē,音耶。呃逆的古代病名,即膈肌痉挛,在《伤寒论》中也称"哕"。

[2]哕哕:yuē yuē,音曰曰,此指干呕的声音。在《伤寒论》和宋代以前的著作中,"哕"是指呃逆、吃逆、呃忒,也就是膈肌痉挛,《伤寒论》中又称"饐"。在宋代及宋代以后的书中,哕是指干呕。《要诀》为清人所著,故这里的"哕哕"是指干呕的声音。

[3]噫:同嗳,也即嗳气。《伤寒论》中无"嗳"字,皆用"噫"字。

[4]橘皮竹茹:指橘皮竹茹汤,见汇方第110。

[5]都气:指都气汤,见汇方第100。

[6]丁萸附理中:指丁萸理中汤加附子。丁萸理中汤,见汇方第153。

[7]生姜泻:指生姜泻心汤,见汇方第62。

[8]代赭:指旋覆代赭汤,见汇方第63。

**【白话解】** 呃逆是现在的病名,在古代叫做哕,二者名称虽然不同,症状则是相同的。呃逆的特点是气机郁结不舒,因而上冲格格有声。有的人误以为哕就是呃逆,他们不知道哕哕之声,是从胃中上冲出口作声的;哕则其声格格不断,乃是气从脐下来自冲脉,上冲出口而作声,声音响亮。呃逆和嗳气、噫气很相类似,但嗳气与噫气病情也各有不同。嗳气大多是因为吃饭过急,使胃气不舒,饭后出现嗳气,嗳后则胃中食物转动而觉舒畅。噫气是贪食过多,胃被食伤不能消化,虽经过较长时间,其噫出之气,仍带有消化不良的食臭味道。这样看来,呃逆、嗳气、噫气,三种情况并不一样,但总的来说均属于气机上逆的病证,在治疗上基本可以用相同的方法。凡是呃逆、嗳气、噫气,因为胃虚有热所致的,可用橘皮竹茹汤治疗,其中对呃逆一证,还可加入柿蒂以降冲逆;如果里热闭塞,兼见大便不利的,可用三承气汤治疗;如果水气内停,兼见小便不利的,可选用五苓散、猪苓汤治疗;如果兼见肾虚不能纳气归原的,可用都气汤加牛膝治疗;如果兼见太阴脾家虚寒,寒气上逆,手足自温的,可用丁萸理中汤治疗;如果兼见少阴阳虚有寒,手足厥冷的,于前方加入附子;如果胃气不和,寒热痞塞,夹有水气,兼见心下痞硬、肠鸣下利的,可用生姜泻心汤治疗;如果胃气不和,痰气上冲,兼见心下痞硬,噫气不止的,可用旋覆花代赭石汤治疗。

**【按语】** 呃逆、哕、哕、嗳、噫,皆是气上逆的病证,由于古今词义的变化,使其在概念上发生了混乱。膈肌痉挛症,在汉代以前叫"哕"或"哕",这两个字在《伤寒论》中都出现过。在汉代以后至唐代,"饐"字基本不再使用,而"哕"字则继续使用,其含义仍然是指膈肌痉挛。但是在宋代以后逐渐将膈肌痉挛叫做"呃逆"、"吃逆"、"呃忒"。而"哕"字虽然继续使用,但其含义却发生了变化,不再指膈肌痉挛,而是指干呕,所以在现代汉语中就有了"干哕"一词。《要诀》"呃逆今名古名饐,不似哕哕胃里声"的"哕哕",用的是宋代以后的"哕"的含义,而不是《伤寒论》中"哕"的含义。

本条歌诀概括了呃逆、哕、噫的治法,其中生姜泻心汤治疗心下痞硬,兼见干噫食臭,旋覆代赭汤治疗心下痞硬,噫气不除,皆出自《伤寒论》,橘皮竹茹汤治疗呕哕出《金匮要略》,其他方剂皆出后世。

# 结　　胸

【原文】　按之满硬不痛痞　　硬而满痛为结胸
　　　　　　大结从心至少腹　　小结心下按方疼
　　　　　　热微头汗为水结　　漱水不咽血结名
　　　　　　瘀衃未尽经适断[1]　　内实沉大审的攻
　　　　　　抵挡[2]桃仁[3]大小陷[4]　　误攻浮大命多倾
　　　　　　不实浮滑小陷[5]证　　藏结悉具躁烦凶

【提要】　论结胸证的证治及其与心下痞、脏结等证的鉴别。

【注释】　[1]经适断:月经恰在这个时候断止。

[2]抵挡:指抵挡汤和抵当丸。抵当汤,见汇方第74;抵当丸见汇方第75。

[3]桃仁:指桃仁承气汤,见汇方第73。

[4]大小陷:指大陷胸汤、大陷胸丸和小陷胸汤。大陷胸汤,见汇方第67;大陷胸丸,见汇方第68;小陷胸汤,见汇方第69。

[5]小陷:指小陷胸汤,见汇方第69。

【白话解】　心下硬满,按之不痛的叫做"心下痞"。胸胁脘腹疼痛按之石硬的，叫做"结胸"。结胸一证，又分大结胸和小结胸两种类型：大结胸的表现，是从心下至少腹均硬满而痛，不能按压触碰，痛势严重，可用大陷胸汤泄热逐水破结；小结胸的表现，是正在心下，按之才痛，不按就不痛，可用小陷胸汤清热化痰开结；如果上述大结胸的证候，兼有微热、头上汗出，属于水热之邪上蒸的，叫做"水结胸"，可用大陷胸丸缓攻在上的水热；如果上述证候，兼见口干漱水不欲咽的，叫做"血结胸"，这是由于血与热郁结，不从衄出；或虽作衄，但热去不尽；抑或妇女月经适来与适断，热邪乘机袭入血室，血热互结，皆能构成此证。治疗方法，如果证属内实，脉见沉大、或实而有力，确为里实无疑，可用攻下逐瘀之法。例如热多瘀少的，可用桃仁承气汤；瘀多热少证情急重的，可用抵当汤，证情轻缓的，可用抵当丸。如果结胸证，脉来浮大，这是邪尚在表，热未结实，故不可下。如果攻下，则未尽的表邪乘虚入里，结热更深，正气更虚，邪气反实，故预后多凶险。如果脉来浮滑而不实，则属于小陷胸汤证的脉象，也不可以攻下。脏结一证，也有心腹硬痛，样子很像结胸，但舌苔白滑，不黄不燥，脉小细沉紧，并兼见下利等阴寒表现，同结胸热实的病变有本质的区别，如果脏结兼见肢体躁动不宁，则属正衰邪实，预后不良。当然大结胸证，如果其人胸胁、脘腹都硬满疼痛，是为邪气太实，此时如更见躁动不安，则属正被邪逼，其预后也多凶险。

**【按语】** 结胸证是邪气和痰水结于胸膈脘腹的病证，在《伤寒论》中有热实结胸和寒实结胸之分，热实结胸又有大结胸和小结胸的不同。

大结胸证是邪热与水饮结于胸膈脘腹的病证，由于水热互结，邪气盛实，气血遏阻，不通则痛，故证见心下痛，按之石硬；或膈内拒痛；或从心下至少腹硬满而痛不可近。疼痛，拒按，压痛，反跳痛，肌紧张诸症尽显。还可以见短气，烦躁，心中懊恼，但头微汗出,脉沉而紧。治用大陷胸汤,泄热逐水破结。如果水热邪气阻结的部位偏高,使上部经脉受阻,津液不布,经脉失养,可见项亦强,如柔痉状,治用大陷胸丸泻热逐水,峻药缓攻。《要诀》则将其称为"水结胸"。如果胸胁脘腹硬满疼痛伴见口干漱水不欲咽的,这是由于血热郁结所致,《要诀》叫做"血结胸",并将妇女热入血室证也包括其内。治疗方法,可据瘀热的孰轻孰重,分别选用桃仁承气汤、抵当汤、抵当丸等。小结胸属痰热互结,病位局限,正在心下,病势和缓,按之始痛,脉浮滑提示痰热互结。治用小陷胸汤清热化痰开结。《要诀》在此没有把寒实结胸概括在内,寒实结胸是寒邪和痰水结于胸膈脘腹的病证,具备结胸的心下硬满而痛,或连及胸胁、少腹等特征,但无发热、烦躁、渴饮、面赤、脉数、苔黄燥等热证。用三物白散温散寒邪,攻逐水饮,除痰散结。

本条歌诀中提到"脏结"证,意在和结胸证相鉴别。脏结证为内脏阳气大虚,阴寒之邪凝结于内脏所致,其胸胁心下硬满而疼痛,虽类似于结胸,但结胸无内脏阳虚的表现,而脏结则见内脏阳虚正衰的特征,如时时下利,舌苔白滑,关脉小细等。有的脏结重证患者,因阴寒凝结于内脏,可见胁下素有痞块,连在脐旁,痛引少腹入阴筋。此则为三阴之脏俱结,病情危笃。脏结证属正衰邪实,攻补两难,故而仲景未出治法。

# 痞　　硬

【原文】　阳证痞硬[1]为热痞　　大黄黄连泻心[2]宁
　　　　　汗出恶寒寒热痞　　附子泻心[3]两收功
　　　　　误下少阳发热呕　　痞满半夏泻心[4]能
　　　　　虚热水气痞下利　　心烦干呕腹雷鸣
　　　　　虚热水气生姜泻[5]　痞急气逆甘草[6]灵
　　　　　桂枝[7]表解乃攻痞　　五苓[8]烦渴利尿通

【提要】 论心下痞证的分类和证治

【注释】 [1]痞硬:自觉心下堵塞胀满不通的症状。

[2]大黄黄连泻心:指大黄黄连泻心汤,见汇方第58。

[3]附子泻心:指附子泻心汤,见汇方第59。

[4]半夏泻心:指半夏泻心汤,见汇方第61。

[5]生姜泻:指生姜泻心汤,见汇方第62。

[6]甘草:指甘草泻心汤,见汇方第60。

[7]桂枝:指桂枝汤,见汇方第1。

[8]五苓:指五苓散,见汇方第43。

【白话解】 心下痞硬,又见心胸烦热等阳证,脉搏关上浮的,反映了热结未深,仍在气分,叫做热痞,用大黄黄连泻心汤治疗,就可以得到安宁;如果上述热痞,又兼见恶寒、汗出的表阳不足,叫做寒热痞,用附子泻心汤寒热并用,就可以得到两收其功的效果;如果少阳证误下以后,出现发热而呕,心下痞硬而不疼痛的,此为虚热气逆,兼夹痰饮,叫做呕逆痞,这正是半夏泻心汤的适应证候;如果太阳表证误用下法,出现心下痞硬、肠鸣下利、心烦、干呕、嗳气而带有饮食的气味或饮食的馊腐味、小便不利,此为余热乘虚入里,胃中不和,谷气不化,胁下有水气,叫做虚热水气痞,可用生姜泻心汤治疗;如果上述症状,而胁下没有水气,只是心下痞硬,较前紧急的,叫做虚热客气上逆痞,用甘草泻心汤治疗则很是灵验。

凡是热痞,如果兼有恶寒发热的表证未解时,应当先以桂枝汤解表,然后才能用大黄黄连泻心汤攻痞。另外如果心下痞用泻心汤治疗而不能解除,又兼有心烦、口渴、小便不利等停水的症状时,这可能是水液内停,水邪上逆,阻滞中焦气机而导致的心下痞,用五苓散利其小便,就可以取得疗效了。

【按语】 心下痞是心下堵塞胀满不通一个的自觉症状,这一症状的出现,多和中焦气机壅滞有关。而以心下痞为主症的证候,则可以称作心下痞证,也可简称为痞证,歌诀则称之为"痞硬"。痞证的成因主要是太阳病或少阳病误下而致胃气虚,复受邪气干扰,使中焦斡旋失司,枢机不利,升降紊乱,气机痞塞而成。因其属气机的痞塞,乃无形之气壅滞,而非有形之实邪结聚,故其证候特点是以心下自觉堵闷不舒,但满而不痛,按之柔软无物为特征。正如《伤寒论》第151条所述:"脉浮而紧,而复下之,紧反入里,则作痞。按之自濡,但气痞耳。"临床也有因饮食所伤,情志不畅、劳倦内伤、或脾胃素虚复感外邪等形成痞证者。

歌诀所说的大黄黄连泻心汤证、附子泻心汤证、半夏泻心汤证、生姜泻心汤证、甘草泻心汤证,皆以心下痞为主证,可以归属心下痞证的范畴。此外,旋覆代赭汤证,证见心下痞硬,噫气不除,也以心下痞为主证,所以也可以归属心下痞证的范畴,只不过其病机属胃虚痰阻,已经不是单纯的无形气机的壅滞。

《伤寒论》中,五苓散证,因水邪上逆,阻滞中焦气机,可兼见心下痞;十枣汤证,因胸膈水饮阻滞中焦气机,可兼见心下痞硬;桂枝人参汤证,因脾虚寒湿壅滞中焦气机,可兼见心下痞硬;大柴胡汤证,因胆腑实热阻滞中焦气机,也可兼见心中痞硬。上述四方证的心下痞,只不过是在其病程中可能出现的兼证,而不是其主证,故在一般情况下,后世医家不把它们归属于心下痞证的范畴。

心下痞证以心下痞满而不痛,按之柔软为特征,属虚实寒热错杂证。结胸证以心下痛,按之石硬,甚则从心下至少腹硬满而痛不可近,脉沉紧为特征,属实证。脏结证病在脏而不在腑,其证候以心下硬满,甚至连及少腹,疼痛拒按,饮食如故,时时下利,舌上白苔滑,无阳热证为特征,为虚寒夹阴寒的虚实夹杂证,应注意三者的鉴别。

# 发　黄

【原文】　湿热发黄头汗出　　　小便不利渴阳明
　　　　　素有寒湿发汗后　　　黄从阴化太阴经
　　　　　阳[1]色鲜明阴[2]色暗　太阳血蓄并狂生
　　　　　表实麻翘赤小豆[3]　茵陈[4]里实栀子[5]清
　　　　　阴黄茵陈四逆[6]主　便溏尿秘茵五苓[7]
　　　　　环口黧黑[8]柔汗[9]死　体若烟熏阳绝征

【提要】　论发黄的证治。

【注释】　[1]阳:指阳黄。阳黄多为阳明之热和太阴之湿相合,湿热胶结不解而成。热为阳邪,湿为阴邪,当湿热相合,而热大于湿的时候,则往往表现出阳热证的特征,故称其为阳黄。阳黄为阳证,黄色鲜明有光泽,《伤寒论》形容其身黄如橘子色。

[2]阴:指阴黄。阴黄多为脾阳素虚,湿邪内盛,邪传太阴,从寒而化,寒湿相郁而致,因证属阴寒,故黄色晦暗,没有光泽。

[3]麻翘赤小豆:指麻黄连翘赤小豆汤,见汇方第55。

[4]茵陈:指茵陈蒿汤,见汇方第57。

[5]栀子:指栀子柏皮汤,见汇方第56。

[6]茵陈四逆:指茵陈四逆汤,见汇方第154。

[7]茵五苓:指茵陈五苓散,见汇方第47。

[8]黧黑:是黄、黑两种颜色综合而成的一种颜色。

[9]柔汗:冷汗。

【白话解】　发黄就是黄疸病。这种病的成因,有湿热、寒湿两种。湿热发黄,缘于阳明的热邪和太阴的湿邪互相瘀滞于内,证见但头汗出,全身无汗,反映了热邪不能外越;小便不利、口渴欲饮,说明了湿热不能从小便排泄。这样热不得外越,湿又不能下泄,湿热没有出路,必然互相胶结郁蒸,影响胆液的正常排泄,从而出现身黄,这就叫做湿热发黄,也称之为"阳黄"。如果其人素来内有寒湿,又被外感表邪所郁遏;或者是阳明病湿热发黄,误发其汗伤损胃阳,致使邪传太阴,邪气从太阴寒湿而化,这都能导致寒湿发黄,也称之为"阴黄"。

"阳黄"属于阳明,所以黄的色泽鲜明;"阴黄"属于太阴,所以色黄而晦暗。另外,关于太阳蓄血的发黄,是热在下焦与血相结,热与血蒸亦能出现黄色,并有精神发狂的症状,和小便自利,少腹急结、或硬满疼痛等特点,可选用治疗蓄血证的方药来治疗。

阳证发黄的治法,如果表实无汗湿热内瘀的,可以用麻黄连翘赤小豆汤发汗;如果湿热交蒸、里实不大便并见全腹胀满的,可用茵陈蒿汤泻下;如果没有表里证,只是一般湿热盛而发黄的,可用栀子柏皮汤清解。

阴证发黄治法,太阴寒湿发黄的,可用茵陈四逆汤温寒祛湿;如果大便稀溏、小便秘涩而色黄的,可用茵陈五苓散利湿退黄。

关于发黄的预后,如果阴黄证,兼见口唇周围黧黑,周身冷汗不温的,属于脾阳败坏;如果阳黄证,兼见身体枯燥,黄色如同烟熏的,属于阳气孤绝。这两种证候预后多不良。

【按语】《要诀》对发黄证治的归纳,不仅包括了《伤寒论》和《金匮要略》的内容,也包括了后世医家的认识,简明扼要,切合实用。

## 疹　斑

【原文】　伤寒疹斑失汗下　　感而即出时气然
　　　　　表邪覆郁营卫分　　外泛皮脉痧疹斑
　　　　　痧白疹红如肤粟　　斑红如豆片连连
　　　　　红轻赤重黑多死　　淡红稀暗是阴寒
　　　　　未透升麻消毒[1]治　　热盛三黄石膏[2]煎
　　　　　已透青黛消斑饮[3]　　双解[4]痧疹法同前

【提要】　论斑痧疹的成因、辨证和治疗

**【注释】** [1]升麻消毒:指升麻葛根汤合消毒犀角饮,见汇方第 124、105。

[2]三黄石膏:指三黄石膏汤,见汇方第 104。

[3]青黛消斑饮:见汇方第 106。

[4]双解:指双解散,见汇方第 97。

**【白话解】** 伤寒病往往继发斑、痧、疹等证,究其原因,皆因汗、下之法不够及时,或是用的不够恰当,以致外邪不解,覆郁营卫,内热不清,外泛皮肤,从而构成此证。如果是属于四时不正邪气传染而来的,则感病之后斑、痧、疹马上出现,这是由于疫疠邪气为病,暴烈迅速的缘故。痧发于卫分,卫主气,所以痧色白,象米粒一样。疹和斑都发于营分,营主血,所以皆见红色。但疹色肤浅,其形如米粒;斑色深重,形如豆瓣成片相连。斑、疹的颜色红活的,病情较轻;红深色赤的病情较重;由赤变成黑色的,多是死证。因为颜色越深,提示毒热也越严重,所以病也就越重。如果是疹、斑的颜色淡红不深,晦暗不华,颗粒稀疏不密的,其证每属于阴,不能以阳热证候来看待。这种病情的出现,大致有两个方面:一种是先发于三阳经的斑、疹之毒,传入于里,反从阴寒所化而致;另一种是阳经疹斑,在治疗中过服凉药太多,气血变寒,由阳转阴,成为阴斑、阴疹、阴痧的坏证。此时就应当按照阴寒证来进行治疗。

关于斑疹的治疗,如果斑疹尚未出透,发热尚轻的,可用升麻葛根汤合消毒犀角饮治疗;如果表热重的,可用三黄石膏汤来发散;如果热势虽重,但是斑疹均已出透的,可用青黛消斑饮加减来清解;如果痧、疹初起,表里之邪不清的,可用双解散先通表里,然后根据病情,再依上述方法进行治疗。

**【按语】** 斑、痧、疹是外感病的病程中经常会见到的现象,《伤寒论》在这一方面的论述并不是很多,而后世医家却阐述颇多。《要诀》归纳了后世对斑痧疹的认识及治疗经验,临床有一定的参考意义。

# 衄　血

【原文】　阳明衄血热在里　　太阳衄血热瘀经
　　　　　太阳头痛目瞑兆　　阳明漱水不咽征
　　　　　衄后身凉知作解　　不解升麻[1]犀角[2]清
　　　　　未衄表实麻黄[3]汗　　里热犀角芩连同

【提要】　论衄血的辨证论治。

【注释】　[1]升麻:指升麻葛根汤,见汇方第124。
　　　　[2]犀角:指犀角地黄汤,见汇方第155。
　　　　[3]麻黄:指麻黄汤,见汇方第20。

【白话解】　伤寒衄血一证,有阳明、太阳两经的区分。阳明衄血,为里热过盛,迫血妄行,其热在里;太阳衄血,因表邪不解,热瘀经中,迫血上溢,其热在经。太阳衄血,在衄血之前,往往出现头痛、头目眩瞑、视物不清的证候;阳明衄血,在衄血之前,往往出现口干、漱水不欲咽的征兆。一般衄血之后,如果身凉热退、脉静身和,则为热随血去,病已解除,其衄也会自止,不必再用药物治疗;如果衄血之后,身热仍然不解,这是热邪还未尽除,营分还有热邪的缘故。

对于衄血的治法,表热无汗的,可用升麻葛根汤合犀角地黄汤,透邪以清血分之热;如果证见太阳表实无汗、头痛、目瞑、欲作衄还未成衄的,可用麻黄汤发汗,以分消营中邪气;如果阳明里热,漱水不欲咽而作衄的,可用犀角地黄汤加黄芩、黄连清热凉血。

【按语】　太阳伤寒,表邪外束,玄府闭塞,未能及时用药,人体正气抗邪,有自汗而解者,也有自衄作解者。这是因为,血汗同源,邪气可以由汗而解,也可以由衄血而解。伤寒自衄作解,每见于青壮年阳气有余之人,老弱病人由于阳气偏虚,则颇为少见。太阳伤寒表实证迁延日久,邪郁不解,有用麻黄汤后,正气祛邪外出,来不及作汗,而邪气通过衄血,从营分直接外出者,衄后病解热退,就不必再发其汗,这就叫以衄代汗,前人亦称此为"红汗",因此,民间也有用内迎香放血的方法来治疗伤寒者。也有伤寒表实,日久自衄,但衄血点滴不畅,这就像汗出不彻,不足以解除邪气一样,此时则当用麻黄汤发汗,汗出后则邪解衄止,这就叫以汗代衄。但若衄血量多,高热不退,烦躁神昏,舌质红绛,则属表寒化热入里,热入营血,热迫血妄行的表现,当用凉血止血法,而不可以当作衄解来看待。至于阳明经热而见鼻衄,属于热邪迫血液妄行之证,应当用清解凉血之法治疗,也不可当作衄解。

# 吐　　血

【原文】　伤寒吐血多因逆　　　下厥上竭[1]少阴经
　　　　　三阳热盛宜清解　　　血瘀胸满痛当攻
　　　　　暴吐腐臭内溃[2]死　　　过多血脱面无红
　　　　　犀角[3]桃仁[4]易拣用　　　救脱[5]圣愈[6]及养荣[7]

【提要】　论吐血证治。

【注释】　[1]下厥上竭:指少阴病阳气虚于下而厥,阴血脱于上而竭,为少阴病的危重证之一。

[2]内溃:指内脏发生痈疡而溃烂。

[3]犀角:指犀角地黄汤,见汇方第155。

[4]桃仁:指桃仁承气汤,见汇方第73。

[5]救脱:这里指用药救治因吐血过多,而致气血虚脱的重证。

[6]圣愈:指圣愈汤,见汇方第156。

[7]养荣:指人参养荣汤,见汇方第157。

【白话解】　在伤寒病的病程中发生吐血,其原因多为误用汗、吐、下,或误用火攻之后,致使邪热炽盛,内扰血脉,迫血妄行的结果。如果血从口、鼻、耳、目而出,并且还见小便困难的,这就叫做"下厥上竭",这是由于在少阴阴阳皆虚的情况下,强发少阴之汗的缘故,属于难治的坏证。

如果是三阳经热盛的吐血,不外乎表热盛,或里热盛的两种情况,可用升麻葛根汤合犀角地黄汤,清解表里热邪,里热甚的亦可加入黄连、黄芩;如果吐血由于瘀血内停,证见胸满,或者胸痛的,可用桃仁承气汤合犀角地黄汤,行瘀清热;如果吐血由于内痈腐溃的,其证则见暴吐腐臭血液,或带脓液,气味恶臭难闻,此病叫做"内溃",预后多不良;如果吐血过多,而面色淡白不华毫无血色,叫做"血脱"。这种病,轻的用圣愈汤,重的用人参养荣汤治疗。

【按语】 《伤寒论》对吐血证虽有论及,但对其治疗论述较少,《要诀》在这里汲取了后世治疗吐血的经验,可谓是对《伤寒论》的补充,皆可参照应用。

# 大小便脓血

【原文】 热在膀胱小便血　八正[1]导赤[2]利之佳
　　　　　热瘀里急下脓血　黄连[3]白头[4]与桃花[5]

【提要】 论便血与尿血的证治。

【注释】 [1]八正:指八正散,见汇方第146。

[2]导赤:指导赤散,见汇方第158。

[3]黄连:指黄连阿胶汤,见汇方第93。

[4]白头:指白头翁汤,见汇方第89。

[5]桃花:指桃花汤,见汇方第86。

【白话解】 小便尿血多是由于热邪侵袭膀胱,伤其荣分所造成的。其中又有两种不同的情况,一是邪留血中,热与血结,发生少腹急结,其人如狂的蓄血证;二是热迫血行,走注下窍,因而出现尿血。对于尿血的治疗,轻者用导赤散,重者用八正散,通利膀胱,清解荣血之热。

热邪瘀结大肠,往往出现里急后重,下利脓血的症状,这是由于三阴经的热邪,转迫阳明,伤其荣分造成的。其中也有两种不同情况,一是热与血瘀,发生喜忘,或其人如狂,大便虽硬而排泄反易,颜色黑粘如胶似漆的阳明蓄血证。另一种是荣中热邪不与血结,伤损肠中血络,发生大便下血的症状。如果是热邪腐败阴血、秽浊邪气壅塞肠中,则出现里急后重,下利脓血。对于下利脓血的治疗,证轻的可用黄连阿胶汤,清热以育阴;证重的可用白头翁汤,清热以解毒;如果下利脓血不止,下元不固而气血滑脱的,可用桃花汤温养肠胃以收涩固脱。

【按语】《伤寒论》对尿血证治的论述不多,《要诀》的补充颇合实用。但临床也有气虚不能摄血而导致尿血者,补气摄血则是其正治之法。还有瘀血不去,好血不能归经而致尿血者,又当用化瘀止血的方法来治疗。

关于大便脓血,湿热之邪腐蚀大肠血络者最为常见,以大便脓血,里急后重,渴欲饮水,腹中疼痛为特征,使用白头翁汤、张洁古的芍药汤等,皆有很好的疗效。脾肾两虚,下焦滑脱,气不摄血,而见大便脓血者,以下利滑脱不禁,脓血腥冷不臭,晦暗不泽为特征,用桃花汤温涩固脱,则属首选。

# 颐　　毒

【原文】　伤寒发颐[1]耳下肿　　失于汗下此毒生
　　　　　高肿焮红[2]痛为顺　　反此神昏命必倾
　　　　　毒伏未发脉亦隐　　冷汗淋漓肢若冰
　　　　　烦渴不便指甲紫　　颇似三阴了了轻

【提要】　论颐毒的顺逆和初期的表现。

【注释】　[1]发颐:也叫"颐毒",俗称"痄腮"。是温热毒气瘀结在少阳经,致使耳下红肿的一种病证。

130

[2]姌红:形容灼热红肿的现象。

**【白话解】** 伤寒邪热发"颐毒",其证见耳下红肿疼痛,大多是由于在外感病的病程中,当汗不汗,当下不下,毒热不解,夹少阳相火上攻而形成了这种病证。"颐毒"如果见阳证者为顺,如果见阴证者为逆。阳证的表现是,耳下毒发,红肿高大,灼热疼痛,其人必阳气素盛,气旺血盛,所以化脓容易,治疗顺利,可用连翘败毒散(见汇方第108),解散其毒气;至于阴证,则恰恰相反,毒气漫肿,并不高起,肉色不变,不现红赤,不疼不热,按之木硬,这种证候,如果兼见毒气内攻,神志昏迷的,预后大多不良。这是因为患者气血不足,阳气素虚;或者在治疗过程中,服用寒凉药物过多,遏郁毒热不能发泄于外,而反内攻于里所致。

"发颐"之证,往往在毒伏未发之前,反见脉搏隐伏不见、冷汗淋漓、四肢冰冷等证。从现象看,好像是三阴经亡阳的证候,但从本质进行分析,此证还有身轻不重、心烦、口渴、大便不通、指甲红紫、目睛了了、神志不变等一系列阳热证候,显然与阴证不同,这是属于"颐毒"初发的见证,临床治疗,不可随意忽视。

**【按语】** 颐毒有类似于现代医学所说的病毒性腮腺炎和化脓性腮腺炎。后世及现代对此类疾病的预防和治疗都有重大的进展,但《要诀》提出的判断顺逆的依据和初期临床表现的鉴别,在现代仍有一定意义。

## 狐　惑

**【原文】** 古名狐惑[1]近名疳　狐蚀肛阴惑唇咽
　　　　　病后余毒斑疹后　癣疾[2]利后也同然
　　　　　面眦[3]赤白黑不一　目不能闭喜贪眠
　　　　　潮热声哑腐秽气　能食堪药治多全

**【提要】** 论狐惑病的症状表现、成因和预后。

**【注释】** [1]狐惑:惑,huò,音或。狐惑,古代病名,从症状表现来看,有人认为,类似于白塞氏综合征,也就是眼口生殖器三联综合征。而《要诀》言"近名疳",原注的描述又类似于梅毒。

[2]癖疾:指肠癖(痢疾)而言。

[3]眦:zi,音资,眼角。眼的内角叫内眦,外角叫外眦。

**【白话解】** "狐惑"是"牙疳"、"下疳"等病的古名,近时统称为"疳疮"。"下疳",就是古时的"狐病",其症状表现为前阴或肛门蚀烂,流脓流血,久久不愈。"牙疳"就是古时的"惑病",其症状表现为咽喉或齿龈腐烂,甚则脱掉牙齿、穿腮、破唇,其损坏程度极为严重。

这种病的成因,是由于伤寒病后的余毒和湿䘌之虫交相为害;或者发生在斑、疹及肠癖下利以后,其病的危害程度亦相同。

狐惑病的症状,在望诊上,可以看到患者的面部和两个眼角的颜色,一会儿红、一会儿白、一会儿黑,时时变化不定;并且神情默默消沉,老想睡觉,但是又不能闭上眼酣然熟睡。在闻诊上,其人声音嘶哑而不响亮。䘌虫腐蚀之处,无论在上、在下,气味臭秽熏人,闻之作呕;此病发热而有定时,每于午后见潮热。

狐惑病是一种毒热太盛,耗伤正气的大证,治疗颇为吃力。如果是患者的胃气强盛,能食而正气未衰,犹能经得住攻下重剂的治疗;或者是其毒势尚缓,病情不重的,如能积极治疗,每多获愈。

**【按语】** 狐惑为古代的病证名称,其证多因湿邪浸淫,热毒壅遏所致,甚则湿热毒邪酝酿成䘌。所谓"䘌",也就是古人所认为的具有交互传播感染性的、藏匿隐蔽之处难以祛除的毒虫(致病微生物)。本条歌诀内容,出《金匮要略·百合狐惑阴阳毒病证治》,其云"狐惑之为病,状如伤寒,默默欲眠,目不得闭,卧起不安,蚀于喉为惑,蚀于阴为狐。不欲饮食,恶闻食臭,其面目乍赤乍黑乍白"。尤其以咽喉及前后阴蚀烂为主证,病人精神恍惚,惑乱狐疑,故以为名。《金匮》主要以清热化湿,泻火解毒为治。蚀于咽喉,声音窒塞嘶哑者,内服甘草泻心汤;蚀于前阴者,用苦参汤外洗;蚀于后阴者,用雄黄烧烟熏。

# 百 合

【原文】 百合百脉合一病　　　如寒似热药无灵

饮食起居皆忽忽[1]　　　如神若鬼附其形

脉数溺时辄头痛　　　溺时不痛淅淅风[2]

溺时快然但头眩　　　六四二十[3]病方宁

【提要】 论百合病的成因、临床表现和预后。

【注释】 [1]忽忽:此处形容精神不够正常,莫可名状的样子。

[2]淅淅风:形容畏恶风寒的样子。

[3]六四二十 ;分别指六十天、四十天和二十天。

【白话解】 百合病的成因,大致有三。一是伤寒大病之后,余热留连不解,不分经络百脉,悉受其病,所以叫做“百合病”;二是患者平素多思,忧虑寡断,情志不遂,发生此病;三是卒然遇到惊恐和疑惧之事,心神受到刺激,也能发生此病。

百合病的临床表现,病人自觉好像是有恶寒,其实并没有恶寒;好像是有发热,其实也并没有发热,因此寒热的病情,琢磨不定,用许多药物治疗也都不见功效;在饮食方面,欲饮不能饮,欲食又不能食;在起居方面,欲卧不能卧,欲起来行动,但又不能行动;在精神方面,精神恍恍惚惚,茫然不能自主,不知如何是好。这种病如果是脉搏数、小便时就感到头疼的,主热邪较重,约在六十天才能痊愈;如果小便时头疼,仅有淅淅然畏怕风寒的,主热邪较轻,约在四十天能痊愈;如果小便很畅快,其人头不痛,而只觉一阵眩晕的,其邪就更轻了,约二十天就会痊愈。所以说“六四二十病方宁”。

【按语】 百合病为古病名,出《金匮要略·百合狐惑阴阳毒病证治》,多因七情郁结,或大病以后心肺阴虚而生内热所致。证见神情不宁,忧郁少言,欲睡不能睡,欲行不能行,欲食不能食,似寒无寒,似热无热,口苦尿黄等,治以清热滋阴为主,可选百合地黄汤、百合知母汤等方。

# 热 入 血 室

**【原文】** 妇人伤寒同一治　　胎产经来热入室[1]
昼日明了夜谵妄　　小柴[2]生地牡丹皮
无汗加麻有汗桂　　汗后不解再加枝
寒热如疟加麻桂　　中寒姜附不须疑
渴热白虎[3]花粉葛　　瘀血桃仁承气[4]俱
产后胎前虽多证　　不外阴阳表里医

**【提要】** 论热入血室的证治。

**【注释】** [1]热入室:指热入血室。热入血室是一个病名,妇人外感风寒,又逢月经适来、或者适断,此时血室空虚,邪热乘虚侵入而发病。关于"血室",说法虽多,今多认为是指胞宫。

[2]小柴:指小柴胡汤,见汇方第78。

[3]白虎:指白虎汤,见汇方第83。

[4]桃仁承气:指桃仁承气汤,见汇方第73。

**【白话解】** 妇人患了伤寒病,在治法上与男子基本上是一样的。所不同的,惟在产后,或月经来潮,邪热乘虚侵入血室,则另有治法,与男子不同。

热入血室的临床表现,患者白天和平人一样,精神明了,但是到了夜晚,则时时出现谵语妄言,此时可以用小柴胡汤加生地、牡丹皮治疗;如果兼见无汗表实证的,本方加入麻黄以发汗;如果兼见自汗表虚证的,本方加入桂枝以解肌;如果有发热、恶寒的表不解,但是已经发过汗了,在现阶段虽然是无汗的,亦不可加入麻黄,惟有加入桂枝解肌方为得体;如果发热恶寒形似疟

状的,本方加麻黄、桂枝两解荣卫风寒;如果四肢厥冷而下利的,
这是阳虚里寒的现象,本方可减去黄芩加入干姜、附子,而不必
有所怀疑;如果兼见发热、心烦、口渴的,属于里热太盛,本方可
去半夏合白虎汤,或加花粉、葛根,以清热生津止渴;如果少腹硬
满、或者疼痛的,则为瘀血凝结,本方可与桃仁承气汤相合,以攻
逐瘀滞。总之,妇人胎前、产后病情复杂,不能一一尽述,但总不
外乎阴阳、表里、寒热、虚实,可辨其病情所属,而酌情施治。

**【按语】** 热入血室证出自《伤寒论》,其成因多因外感病期
间,月经适来或适断,或月经期间患外感,《要诀》又补充了妇女
胎产之后患外感时,血室空虚,表邪入里化热和血相结,于是就
形成了热入血室证。由于血室的正常排泄月经和胎产功能及众
多脏器的功能相关,尤其和肝胆的疏泄功能密切相关。所以当
热入血室,血热互结之后,反过来也会影响肝胆的疏泄功能。如
果影响肝的疏泄,使肝经气滞血结,就可能会出现胸胁下满痛如
结胸状,本书又称其为"血结胸";而血热相扰,肝不藏魂,就可能
出现暮则谵语。对于这种证候的治疗,运用刺肝经之募穴期门
穴的方法。笔者的经验是,在病证发作时,于期门穴处放血,有
很好的疗效。影响少阳胆气不和,而见往来寒热,发作有时的,
则用小柴胡汤加减治疗,本条歌诀已经有了详细的论述,故不再
赘。

# 食复劳复

**【原文】** 新愈脏腑皆不足　　营卫肠胃未通和
　　　　　　多食过劳复生热　　枳实栀子[1]大黄差
　　　　　　浮汗沉下小柴[2]解　　燥呕竹叶石膏[3]合
　　　　　　气虚补中益气[4]主　　阴亏六味[5]倍参多

**【提要】** 论食复与劳复证治。

**【注释】** [1]枳实栀子:指枳实栀子豉汤,见汇方第52。

［2］小柴：指小柴胡汤，见汇方第 78。

［3］竹叶石膏：指竹叶石膏汤，见汇方第 84。

［4］补中益气：指补中益气汤，见汇方第 159。

［5］六味：指六味地黄汤，见汇方第 147。

**【白话解】** 大病新愈，此时余邪未了，脏腑气血未能恢复，外则营卫未能畅达，内则肠胃未能调和。如果此时饮食过多，胃弱难以消化，因而烦热复生，名为"食复"；如果因多思多虑，伤其神；多动多语，耗其力，复生烦热的，名为"劳复"。劳复可以用枳实栀子豉汤宣热行气；食复可以用枳实栀子豉加大黄汤，泄热化滞；如果脉浮有表证的，也可用枳实栀子豉汤，照上法取微汗解表；脉沉有里证的，也可用枳实栀子豉加大黄汤，泄下和胃；如果邪不在表，亦不在里，属半表半里的，可以用小柴胡汤和解；如果口燥烦渴、气逆欲呕的，可以用竹叶石膏汤，清热生津；如果因内伤气虚"劳复"的，可用补中益气汤，甘温除热；如果因房事而阴虚生热的，可用六味地黄汤，滋阴退热，若兼见少气的，再加人参以扶元气。

**【按语】** 大病初愈，余邪未了，正气未复，在这种情况下，必须节饮食，避风寒，慎起居，才能逐日恢复健康。《伤寒论》在六经病证之后提出劳复和食复的辨治问题，提示病后调理对彻底的康复有着重要意义。但就劳复和食复的辨治来说，当代临床并不拘泥于《伤寒论》所提供的方药，而仍以辨证论治为准。

## 房劳复阴阳易

**【原文】** 　房劳复[1]与阴阳易[2]　　二病情异证则同

　　　　　　病后犯色复自病　　　　病传不病易之名

　　　　　　男女俱主烧裈散[3]　　　少腹急痛引阴中

　　　　　　身重少气头眩晕　　　　拘挛热气上冲胸

**【提要】** 论房劳复与阴阳易的证治。

**【注释】** [1]房劳复:病人在大病初愈之时,余邪未尽,正气未复,即行性生活,因而导致病情复发,叫"房劳复"。

[2]阴阳易:病人在大病初愈之时,余邪未尽,与人性交,使病邪传给对方而发病,病男传于不病之女,称"阳易";病女传于不病之男,称"阴易",合称"阴阳易"。

[3]烧裈散:裈,kun,音昆,也作"裤",裤子。烧裈散出《伤寒论》,方取中裈近隐处,即内裤近阴部,烧作灰,以水送服。

**【白话解】** 房劳复和阴阳易这两种病,在病情方面是不相同的,但在症状方面基本相同,病后性交使自病复发,为房劳复;病后性交,使病传于不病之人,为阴阳易。二者都可见到少腹拘急疼痛,甚则掣引前阴,身体沉重,少气不足以息,周身乏力,四肢拘挛,热气上冲心胸等。都可以用烧裈散治疗,男以女之裈裆,女以男之裈裆烧灰,白汤或酒送服,日服三次则愈。

**【按语】** 对房劳复,如果治疗不及时或治疗不当,有时候容易出现不良后果,所以此证是后世医家十分重视的病证之一,在诸多著作中都有论述。其证不外正虚邪盛,其治疗方法不外辨证论治,但基本没见到使用烧裈散治疗的有效验案。关于"阴阳易",古书记载虽有,现代临床难见,有将其与房劳复混为一谈者;有认为属一种性病,可以交互感染,国外尚有,国内则少见。"烧裈散"一方,后世有人主张以竹茹、天花粉、滑石、白薇、槐米、楝实、绿豆、甘草梢、土茯苓等药代用之,不知是临床实践中的经验之谈,还是根据清热利湿解毒治则的想当然用药。

(郝万山)

# 伤寒门下篇 （医宗金鉴 卷三十八）

## 类伤寒五证

### 停痰　伤食　脚气　虚烦　内痈

**【原文】** 相类伤寒[1]有五证　头疼发热恶风寒

停痰头项不强痛　胸满难息气冲咽

伤食恶食[2]身无痛　痞[3]闷失气[4]噫[5]作酸

脚气[6]脚膝胫肿痛　或为干枯[7]大便难

虚烦微热无表里　内痈能食审疼缘

肺痈喘咳胸引痛　唾粘腥臭吐脓涎

胃痈当胃痛难近　肠痈肿痛少腹坚

身皮甲错[8]腹中急　便数[9]似淋证中看

**【提要】** 论伤寒类证的辨证要点。

**【注释】** [1]相类伤寒：即伤寒类证，其临床有与伤寒病相似的表现，但不属于伤寒病。

[2]恶食：厌恶饮食。

[3]痞：此指心下胀满痞塞不通的自觉症状。

[4]失气：又称"矢气"，即俗称放屁。

[5]噫：通"嗳"，即嗳气。

[6]脚气：病名。多因湿热下注所致，病从脚发，以足、胫、膝肿胀疼痛为主要临床特点，甚至可以导致湿毒邪气上冲于心的

一种病证。

[7]干枯:此指津液干枯。

[8]身皮甲错:指皮肤干燥而粗糙如鳞甲状。

[9]便数:此指小便频数。

**【白话解】** 有五种与伤寒病相类似的病证,即停痰、伤食、脚气、虚烦、内痈。这五种病证在初起时与太阳表证相似,也有头痛、发热、恶风、畏寒等临床表现,应认真辨证加以区别。

停痰证与伤寒病不同之处是没有头项强痛,其临床特点是胸闷、呼吸困难、气上冲咽喉等。伤食证与伤寒病不同之处是无身疼痛,但以不欲饮食、心下痞满、嗳气吞酸、腹胀、失气等为特点。脚气证与伤寒病不同之处是病变先发生在足胫,以膝胫肿疼为主;但也有的脚气病表现为足胫肌肉萎缩而肿痛不止,并见大便困难,则称作"干脚气"。虚烦证虽有发热而心烦,但不会出现发热恶寒并见之表证或腹满痛、不大便等里证。内痈证初起时,虽然会出现类似伤寒病之恶寒、发热,但是饮食如常,并且有一定的疼痛部位,如肺痈则或喘或咳而牵引胸中疼痛,咳唾粘腻腥臭之脓涎;胃痈则正当胃脘部位作痛,而且疼痛拒按;肠痈则少腹肿胀疼痛而拒按,小便频数,并见皮肤枯燥而粗糙如鳞甲。

**【按语】** 伤寒类证,因其初起的临床表现与伤寒病表证有相似之处,容易使人发生辨证失误。这里谈到了停痰、伤食、脚气、虚烦和内痈五种伤寒类证,并指出了其各自的临床特点。虽然其发病及临床特点与伤寒病完全不同,但是从某个角度而言,又均有与伤寒病表证相似之处,所以应认真加以区别。

# 同伤寒十二证

## 冬温　寒疫　瘟疫

**【原文】** 春温夏热秋清凉　　冬气冷冽令之常[1]

伤之四时皆正病[2]　　非时有气[3]疫[4]为殃
应冷反温冬温病　　应温反冷寒疫伤
瘟疫长幼相传染　　须识岁气[5]汗攻良

【提要】　论冬温、寒疫及瘟疫三种外感病的发病特点。

【注释】　[1]令之常：令，指时令，即气候。令之常，是指春天气候温和，夏天气候炎热，秋天气候凉爽，冬天气候寒冷为四时之正常气候。

[2]正病：指一般的外感病而言。

[3]非时有气：指气候失常，出现与时令不相符合的气候，如冬应寒而反温，春应温而反寒，为非其时而有其气。

[4]疫：指具有传染特点的外感病，与一般的外感病不同。

[5]岁气：岁即年。岁气，即每年运气加临的盛衰情况。

【白话解】　春天的气候应当温和，夏天的气候应当炎热，秋天的气候应当凉爽，冬天的气候应当寒冷，这是四季正常的气候变化。如果被四时正常的气候变化伤害而为病，如春伤于风，夏伤于暑，秋伤于湿，冬伤于寒，这些都是一般的外感病。如果因为气候失常，出现非时之气，如春天气候应当温和而反寒冷，夏天应当炎热而反凉爽，秋天应当凉爽而反炎热，冬天应该寒冷而反温和，在这种不正常的气候状态下，容易发生传染性病变。譬如：冬天气候应该寒冷而反见温和的，此时所得之病称为"冬温"；春天气候应该温和而反见寒冷的，此时所得之病称为"寒疫"。至于瘟疫病，多由于四时气候反常，而使得老、幼皆病，并且相互传染。治疗瘟疫病，必须先要对这一年的岁气是太过或是不及；风、寒、暑、湿、燥、火六淫之气的或胜或复，做到心中有数；同时更应针对个体体质之强弱，脏腑之寒热，病邪之轻重，然后或用汗法、或用下法而酌情治疗。证候轻者可以用刘完素的双解散（见汇方第97）两解表里；而证候重者，则应该用李东垣的二圣救苦丹（见汇方第125）治疗。总而言之，辨证论治是其治疗的基本原则。

【按语】 从本条歌诀开始,所讨论的将是广义伤寒病的其他一些病变。《素问·热论》中所言的"今夫热病者,皆伤寒之类也",将所有因感受外邪所致的发热性病变全部归属于广义的伤寒病。但是,《伤寒论》中所讨论的内容,主要是以感受风寒邪气为主的伤寒病,就其在治疗方面,尚不能涵盖所有的外感热病的治疗。所以,有必要在学习《伤寒论》的同时,对于其他外感热病也有所了解,以利于临床运用不同的辨证方法进行辨证论治。在《难经·五十六难》中,将广义伤寒区分为中风、伤寒、温病、热病及湿温五种,但随着明清时代温热学派的形成,对于广义伤寒有了更广泛和深刻地认识,所以,在此所讨论的广义伤寒包括了冬温、寒疫、瘟疫、温病、热病、风温、温疟、湿温、中暍、温毒、风湿、痉证十二种,统称为"同伤寒十二证"。本条歌诀所讨论的是其中的三种,即冬温、寒疫及瘟疫。

冬温与寒疫是二种与异常气候相关的病变。冬季气候温暖而感受邪气为病者称为"冬温";而春季气候严寒而感受邪气为病者称为"寒疫"。由于冬温与寒疫皆与异常气候相关,因而在发病上具有一定的传染性。而瘟疫则是感受异常邪气所致的具有较强传染性的疾病,其发病与季节无明显关系,可见于四季任何时间。一般而言,瘟疫的发生常与风、寒、暑、湿、燥、火六淫之气胜复失常相关。治疗瘟疫病,不但要熟悉运气之常与变,而且要根据人体的强弱,脏腑的寒热、病邪的轻重,酌情运用汗法、下法治疗。《要诀》原注提出的证轻用双解散;重证用二圣救苦丹,皆可参考。

## 温病 热病

【原文】 冬伤于寒春病温　　夏日热病早亏阴
　　　　　脉浮头疼发热渴　　不恶寒兮是所因

无汗河间[1]两解方[2]　　有汗清下早当寻

失治[3]昏狂诸热至　　　无证[4]随经以意神

**【提要】** 论温病、热病二种外感病的证治要点。

**【注释】** [1]河间:即刘河间,名完素,字守真,号河间居士,金元时代医学家,著有《宣明论方》、《素问玄机病原式》、《伤寒直格》、《运气要旨论》等书。

[2]两解方:即双解散,见汇方第97。

[3]失治:指失去治疗的最佳时机。

[4]无证:指无典型的表证或里证。

**【白话解】** 《内经》曾有"冬伤于寒,春必病温……至夏为热病"的说法,说明外感热病都属于广义伤寒范畴。"冬伤于寒"是指冬季伤于一般之寒邪而邪气内伏,没有即时发病。至春季而发病者,名为"温病";至夏季而发病者,称为"热病"。无论温病或热病,皆以阴虚液亏为其发病基础。所谓"冬不藏精"之人,或素常劳力辛苦之人,由于汗出多而伤阴,以致在冬时即已损伤其肾所藏之阴气,而使得阳热内盛,所以到了春季,稍一感受外邪,就可以引发其内热而发病。在这种情况下,其内热炽盛,有不能自已之势,所以发病初起时即表现为脉浮,头痛,发热,口渴而不恶寒。如果是无汗而见有表证,可以用刘完素创制的双解散治疗;但如果见有汗出而由于内热炽盛者,则应该及早运用清热或攻下的方法治疗,急泻阳热邪气,以保存阴液。如果只是拘泥于先表后里的一般治法,则会导致热极而神昏、发狂之变,甚至出现死证。但如果没有典型的表证或里证而难以准确判断证候及治法,则应该根据六经的方法而加以辨证论治,自会收到良好的效果。

**【按语】** 这里所说的温病与热病,是二种特殊的外感热病。"温病"是专指冬季感受寒邪而至春发病的外感热病;而"热病"是专指冬季感受寒邪而至夏季发病的外感热病,二者皆属于伏气温病。在《伤寒例》中有这样的叙述:"冬时严寒,万类深藏。君子固密,则不伤于寒。触冒之者,乃名为伤寒耳。……中而即病者,名曰伤寒。不即病者,寒毒藏于肌肤,至春变为温病,至夏变为暑病。暑病者,热极重于温也。"即是此节所谓的"温病"与"热病"。

《内经》有"冬伤于寒,春必病温",又有"冬不藏精,春必病温"的说法,说明了伏气温病的发生既与冬时感受寒邪相关,也与冬时不能藏精有关。肾精亏损,故使冬时所感之寒邪潜藏于内,而待春阳发动或夏时炎热之机外发为"温病"或"热病"。无论伏气"温病"或伏气"热病",其发病均与素体阴虚有关,所以皆以阴虚液亏为特点。其发病初期,可以出现与伤寒表证相似之脉证,如脉浮、头痛、发热,但一般而言,恶寒不明显,而且会有明显的口渴。

伏气温病初起无汗者,可用刘完素的双解散治疗;如果有汗,则属于里热迫津外泄,所以应当及早用清法,或下法,泻热以救阴。如果此病治疗不及时,则会进而伤津耗液,阳邪无以制约而内炽,进而就可以导致神昏谵语、狂乱不宁等症状。所以,治疗温热病的时候,应该时时以津液的存亡为虑。

## 风　　温

【原文】　风温原自感春风　　　误汗灼热汗津生
　　　　　阴阳俱浮[1]难出语　　　身重多眠息鼾鸣
　　　　　误下直视[2]失溲[3]少　　被火[4]发黄瘛疭[5]惊
　　　　　葳蕤[6]桂枝[7]参白虎[8]　一逆[9]引日再命终

【提要】　论风温证的临床特点及治疗。

【注释】　[1]阴阳俱浮:阴指尺脉,阳指寸脉。阴阳俱浮,是统指寸、关、尺三部脉皆浮而言。

[2]直视:目睛呆滞凝视而不灵活。

　　[3]失溲:即小便失禁。

　　[4]被火:误被火法治疗,如温针、烧针、火灸、火熏、火熨等。

　　[5]瘛疭:chì zòng,音赤纵。筋脉拘急难伸为瘛,筋脉弛缓不收为疭。瘛疭,统指四肢手足抽搐痉挛。

　　[6]葳蕤:指葳蕤汤,见汇方第111。

　　[7]桂枝:指桂枝白虎汤,见汇方第112。

　　[8]参白虎:指白虎加人参汤,见汇方第132。

　　[9]逆:指误治。

　　**【白话解】** 冬季感受寒邪而当时未发病者,再感受春季之寒邪,即所谓的伏气温病。而如果再感受春季之风邪,则形成风温病。风温病本身即会出现汗出,因此不能用发汗的方法治疗。如果误用治疗伤寒的发汗方法治疗,则会进而助长火热邪气而导致高热,汗出不止,言语不清,嗜睡而呼吸气粗,甚至鼾声大作,身体沉重。风温病之脉,尺寸俱浮,说明邪气在表,因此也不能用下法治疗。如果被误用下法治疗,热邪下陷而入膀胱,耗竭膀胱津液,则会导致目睛直视,小便失禁,或小便短少。风温病本身即为阳热偏盛,如果又误用火法而强发其汗,则会导致火旺而津亡。轻者可以出现身体发黄,重者则会导致肢体抽搐或精神惊恐不安。对于风温病的治疗,不能发汗,也不能攻下,但可以选用葳蕤汤作为主治之方。如果其人脉虚无力,汗出过多,则可以用桂枝白虎汤或白虎加人参汤。

　　风温病为热盛津伤之变,发汗、攻下或火疗皆为误治。如果只发生一次误治,可能只是延误了病情,还有救治的机会。但如果一误再误,则会加速病情的恶化,甚至促进患者的死亡。

　　**【按语】** 这里所讨论的风温病,与后世温热学派所说的因感受风热邪气而成的风温病的概念不完全相同。《伤寒论》中原文第6条说:"太阳病,发热而渴,不恶寒者,为温病。若发汗已,身灼热者,名曰风温。风温为病,脉阴阳俱浮,自汗出,身重,多眠睡,鼻息必鼾,语言难出。若被下者,小便不利,直视失溲。若被火者,微发黄色,剧则如惊痫,时瘈疭。若火熏之,一逆尚引日,再逆促命期。"可见,在汉代以前,"风温病"与因为冬伤于寒所致的"温病"是有一定联系的。冬天伤于寒邪,当时没有发病,到了来年春天又感受春寒因而发病的,叫做"温病"。如果上述情况是感受风邪的,就叫做"风温"。所以,这里所讨论的风温病可以称之为"伏气风温"

由于伏气风温属于温热病范畴,其邪气之性质与伤寒病完全不同,所以治疗也不同,千万不能用辛温的药物来发汗。否则,以热治热,会引发更严重的变证,如高热,汗出,神昏等。虽然有"温病下不嫌早"之说,但对于伏气风温病过早地运用攻下之法,则会下伤肝肾之阴而出现直视或小便失禁等变证,因为毕竟"冬不藏精"是伏气温病的发病前提。当然,无论何种温热病皆不能用火疗方法,伏气风温病也不例外。如果强用火法,迫劫发汗,必然火助热邪,耗伤津液,则出现发黄、抽搐、惊狂等坏证。由此可见对于伏气风温的治疗用汗、用下、用火都是错误的,而只有用葳蕤汤,清热、滋阴、散邪才较为合法。但是如果其人脉虚无力、汗出太多的,就连葳蕤汤也当在禁用之例,而应当用桂枝白虎汤或白虎人参汤,既能清解风温邪气,又能甘寒生津,一举两得。

至于"一逆尚引日,再逆促命期",则是对伏气风温病治疗的谆谆告诫,要求医生切记伤寒病与温热病的不同治疗原则,这是临床上治疗外感热病的一个至关重要的原则问题。

## 温　疟

【原文】　温疟[1]得之冬中风　　寒气藏于骨髓中
　　　　　　至春邪气不能发　　遇暑烁髓[2]消肌形[3]

或因用力[4]腠[5]发泄　　邪汗同出故热[6]生
衰则气复寒[7]后作　　证同温热治相同

**【提要】** 论温疟病的发病、证候及治疗。

**【注释】** [1]温疟:疟病之一,其临床特点是先热后寒、或热多寒少,发作有时。

[2]烁髓:消灼骨髓。

[3]消肌形:消耗肌肉。

[4]用力:指劳力太过。

[5]腠:即腠理。

[6]热:此指发热。

[7]寒:此指恶寒。

**【白话解】** 《内经·疟论》中说:温疟是由于冬季感受风寒邪气,寒气潜藏在骨髓之中。待到来年春天时,天阳虽升而阳气尚弱,内伏之邪气不能随之由骨髓而外发。但到了夏暑之时,暑热消烁人体之骨髓肌肉而使腠理开泄,则汗出;或者由于劳力太过而汗出,从而使内伏之邪气与汗同时外出。汗出多则导致阴虚,阴虚则不能制约阳气而至阳气亢盛,所以会出现发热。当阳气盛极而衰之时,则邪气复入于里,因而又出现了阳虚而阴盛之局面,所以随后会出现恶寒。由于温疟病之证与温病及热病相同,所以其治疗亦相同。

**【按语】** 疟病的一般临床特点是先恶寒后发热,寒热休作有时,或一日一发,或二日一发。这与伤寒之少阳病往来寒热是不同的。而温疟病则以先发热后恶寒而发作有时为特点,异与一般的疟病发作。此外,在伤寒病中,邪气留连在表而不解,尚可出现发热恶寒同时并见,一日再发,或一日二、三度发的如疟表现,以及热入血室之发热恶寒,发作有时之如疟的表现,均需要与疟病区别。

根据《内经》所言,温疟主要是由于冬伤于寒,邪气潜藏于骨髓之中,遇暑热之气或劳力汗出而发作的一种伏邪病变,所以《要诀》认为其发病及治疗均与伏邪所致的温病及热病是相同的。但在《伤寒例》中,张仲景则又指出:"若脉阴阳俱盛,重感于寒者,变为温疟"。这是指在外感热病过程中,重新感受寒邪,则会有温疟之变。所以,在《金匮要略·疟病脉证并治》中,用白虎加桂枝汤来治疗温疟。因此,在对温疟发病及治疗上,张仲景的认识与《内经》是有所不同的。

## 湿　　温

**【原文】**　温复伤湿[1]湿温病　身重胸满及头疼
　　　　　　妄言[2]多汗两胫冷　白虎汤[3]加苍术苓

**【提要】**　论湿温病之发病、证候及治疗。

**【注释】**　[1]温复伤湿:指温病过程中又感受湿邪。

[2]妄言:又称谵语,即语言错乱。

[3]白虎汤:见汇方第83。

**【白话解】**　温病过程中而又复感湿邪,就叫做"湿温病"。湿温病的临床特点是身体沉重、胸中满闷、头痛、语言错乱、汗出多而两胫发凉。可用白虎汤加苍术、茯苓清热利湿。

**【按语】**　《难经·五十八难》说:"伤寒有五,有中风,有伤寒,有湿温,有热病,有温病。"可见,湿温病是广义伤寒之一。在《难经》中,有湿温之名而无湿温之证。《伤寒论》中也没有论及湿温。最早讨论湿温病证治的是宋代医家朱肱。他在《伤寒类证活人书》中指出湿温病的临床表现为身重、胸满、头痛、妄言、多汗、两胫逆冷等,应该用白虎加苍术汤治疗。临床实践表明,白虎加苍术汤确实是治疗湿温病的一个有效方剂。当代中医学大师刘渡舟先生曾有一案,兹列于下。

周某,男,24岁。病高热,头痛身疼,胸中满闷,恶心不欲饮食。曾注射"安乃静"2支,汗出较多但发热却不退,体温持续在

39.6℃上下,有时呕吐,夜寐则呓语,脉浮数,舌苔白腻。初用三仁汤以清利湿热,服药后发热未消,而体痛不可耐,患者家人催促再诊。脉转濡数,舌质红,苔黄白杂腻,面色红赤,口渴思饮,足胫反冷,小便黄赤,大便不燥。细审此病,曾经发汗,津液受损可知;口渴喜饮,睡则呓语,热在阳明无疑;然而发热虽甚但身反无汗,而且身痛沉重,胸满作呕,足冷尿黄,舌苔又腻,则热中夹湿之情昭然若揭。此证非白虎汤不足以清其热,非苍术不足以化其湿浊。用生石膏 30 克,知母 10 克,苍术 10 克,粳米一大撮,炙甘草 6 克。服药仅 1 剂,则热退痛止,诸证迎刃而解。

# 中暍  温毒  风湿

**【原文】** 温病中暍[1]温毒病  证同温热热尤炎
　　　　伤湿汗出当风立    风湿发热重疼牵[2]

**【提要】** 论中暍、温毒、风湿之不同特点。

**【注释】** [1]中暍:暍,yè,音页。中暍,即中暑。

[2]重疼牵:即沉重而牵引疼痛。

**【白话解】** 古人指的"中暍",就是现在的"中暑"。如果在温热病过程中,又被暑邪所伤,致使温热之邪更加猖獗,就称为"温毒病"。"温毒病"的治疗,与"温热病"基本上是一致的,不过"温毒病"的热势比"温热病"更加严重。

风湿病,是由于湿病汗出当风,又被风邪所伤,风湿相搏为病。风湿病的临床特点是发热,身体沉重而关节疼痛,互相牵掣。有关风湿病的治疗,已经在"身痛"一节之中有过详细的论述,而中暍的治疗则在"暑病"中加以论述。

**【按语】** 中暑之病,夏季多见。每因暑热伤津耗气而发热、汗出、恶风、口渴欲饮。初起时,也往往会有发热恶寒、身体疼痛之变,需要与伤寒病初起加以区分。张仲景治疗中暍主要用白虎加人参汤。至于温毒之病,则需要参详温热病之治疗。

风湿病主要是由于外感风湿邪气,往往也杂有寒邪所致。初起虽见发热,但其临床特点则以风寒湿邪气痹阻经络所致的身体沉重及关节疼痛为主,甚则剧烈疼痛而相互牵掣。风湿病的治疗应根据邪气与正气的状态而分别以祛邪或扶正为主。根据《金匮要略·痉湿暍病脉证并治》所论,风湿在表,身烦疼者,可用麻黄加术汤治疗(麻黄、杏仁、桂枝、白术、炙甘草);风湿在表而见一身尽疼,发热,日晡所剧者,可用麻黄杏仁薏苡甘草汤治疗(麻黄、杏仁、薏苡仁、炙甘草);风湿在表而表气虚,见有脉浮,身重,汗出恶风者,可用防己黄芪汤治疗(防己、黄芪、白术、生姜、大枣、炙甘草)。若风湿相搏,身体疼烦,不能自转侧,不呕,不渴,脉浮虚而涩者,用桂枝附子汤治疗(桂枝、炮附子、生姜、大枣、炙甘草);若证同于上而大便硬,小便自利者,则用桂枝附子去桂加白术汤治疗(白术、炮附子、炙甘草、生姜、大枣);若由于正气极虚而外感风湿邪气,证见骨节疼烦,掣痛不得屈伸,近之则痛剧,汗出短气,小便不利,恶风不欲去衣,或身微肿者,用甘草附子汤治疗(炙甘草、炮附子、白术、桂枝)。

# 痉　　证

【原文】　痉证反张[1]摇头噤[2]　　项强拘急转侧难
　　　　　　身热足寒面目赤　　须审刚柔[3]治法全

【提要】　论痉证之证治。

【注释】　[1]反张:即角弓反张。

　　　　[2]噤:指口噤,即牙关紧急。

　　　　[3]刚柔:分别指刚痉及柔痉。

【白话解】　痉病的成因,是风寒湿三邪相合侵袭人体所形成的病变。其证候可以表现为角弓反张,摇头口噤,项背强直拘急而难以转侧,或身热而足寒,面目红赤。痉病首先须要分清是"刚痉"或"柔痉",而后分别论治。以风湿邪气为主而表现为汗出者,为"柔痉";以风寒邪气为主而表现为无汗者,为"刚痉"。虽然二者皆可以用小续命汤(见汇方第161)治疗,但治疗"刚痉"应去附子;而治疗"柔痉"则应去麻黄。如果表证明显,则应同时去掉附子与人参,而加上羌活与独活。如果有里实的表现,则应去掉人参和附子,而加上芒硝及大黄。对于较为严重的痉证,则非小续命汤所能治疗,而应该分别用葛根汤(见汇方第16)与桂枝加葛根汤(见汇方第5)以发表散邪。

【按语】 伤寒病之表实证与表虚证,亦均可兼见项背强几几,但其病仍以表证之发热恶寒或恶风为主,故治疗以发表散邪为主,分别治以葛根汤和桂枝加葛根汤。而痉病虽见项背强直拘急,但总以拘急为主,或摇头口噤,或角弓反张。其病以津伤不能荣养筋脉为主,而又应辨别表里分治。其在表者,汗出为"柔痉",无汗为"刚痉"。治疗"柔痉",《金匮要略》中用栝蒌桂枝汤(而非桂枝加葛根汤),治疗"刚痉"则用葛根汤。其在里者,有属胃肠燥热伤津所致,故可表现为面目红赤,张仲景治以大承气汤,通腑泄热而存津液。

# 易 愈 生 证

【原文】 神清色泽亮音声　　身轻肤润脉和洪
忽然口噤难言躁　　脉即停伏战汗[1]宁
饮多消散知酿汗[2]　　能食脉浮表还平
子[3]得午[4]解阳来济　　午得子解是阴从

【提要】 论伤寒病预后之良好者。

【注释】 [1]战汗:外感病过程中,在正气虚弱的情况下,正气与邪气交争而欲驱邪外出的一种表现形式。其临床特点是患者忽然寒颤发抖,继而出现发热,而后发生汗出。

[2]酿汗:酝酿汗液

[3]子:子时。即夜半11点钟至1点钟之间,为阴气盛极而

阳气欲生之时。

[4]午:午时。即中午11点钟至1点钟之间,为阳气盛极而阴气欲生之时。

**【白话解】** 凡伤寒病之预后良好者,观其精神,则神识清楚;察其气色,则面色润泽;听其语言,则声音响亮;问其身体,则身体轻松;视其皮肤,则皮肤柔润;切其脉搏,则和缓充盈。无论从那方面看,都属于正气内存之良好现象,所以称为"易愈生证"。

如果具有以上之"生证",而忽然出现口噤不语,烦躁不宁,六脉沉伏,则应该仔细观察。这种情况多半是邪正交争,正气欲驱邪气外出而将发生战汗作解的先兆,并非病情忽然恶化。

凡伤寒病而口渴者,病变多属阳证而容易治疗。如果患者饮水忽然较平时更多,而且饮入之水又很快消散,则可推知体内正在通过饮水以酝酿汗源,不久便当汗出而愈。

患伤寒病者,一般多不能食。若突然能食而脉浮者,可知是胃气内和而邪气将外出于表而解。如果没有及时外解,那是因为阴阳气尚没有得其相和的时间。譬如说,在子时出现能食而脉浮,则在午时必然得解,因为阳气能资助阴气而使病愈;而在午时出现能食而脉浮,则在子时必然得解,因为阴气能随阳气之化而使病愈。

**【按语】** 凡病有可治者,也有不可治者。所谓"易愈生证",是指可治之病而言。在外感伤寒病过程中,疾病之预后多取决于正邪胜负的状况。伤寒病以寒邪伤阳为主,然而寒邪入里化热亦可伤阴。或亡阳,或亡阴,或阴阳俱亡,都是正气衰败之象,则预后不良而难治或不治。如若通过望闻问切而得知阴阳之正气内存,自然是属于预后良好之可治之病。这是判断疾病预后的一般法则。

本节所言战汗作解,或渴而能饮而汗出作解,或病后能食而脉浮作解,是举其常见之例以说明上述法则。无论出现哪一种情况,病人必定要有阴阳相得,正气内存之佳象,方可断言其为可治之"生证",否则,难以单凭战汗、渴而能饮或病后能食而脉浮即断言其为"易愈生证"。

比如"战汗",一般出现在外感热病过程中,邪气入里而正气较弱,由于正确的治疗或护理而使正气恢复,得以有力量与邪气抗争而表现为"战汗"的形式。其临床表现过程往往是先寒战,而后出现发热,继而汗出。如果正气能奋起而抗邪外出,则可一战而解。即如《伤寒论》中所言:"必蒸蒸而振,却复发热汗出而解"。如果不能一次战汗而解,经过正确的治疗或护理后,犹有二次战汗、三次战汗而解的可能。但关键是发生战汗之后,病人在各个方面都未表现出正气衰竭之象,因此仍然为可治之证。但如果在发生战汗后,病人烦躁不安,手足厥冷,脉细或微而欲绝,则是正气衰败之死证。

再比如病后能食而脉浮。前面所述胃气内和而邪气将外出于表而解,是正气内存的反映。但在伤寒病过程中,还有一种被称为"除中"的死证,其临床特点也是病人突然能食。所谓"除中",是指中气除绝之意,一般出现在伤寒病阳虚阴盛之时。由于阳气虚衰而阴寒内盛,病人有手足厥冷,下利而不能食,脉迟等表现。在此情况下,病人突然能食,确实有阳气恢复而病愈之机,此时病人多不出现发热。但如果病人突然能食而又出现发热,发热又突然消失,这种情况则属于阳气暴亡,中气除绝之"除中",预后多半不良。

所以,外感热病之预后,主要取决于正气之存亡。

当然,"阴阳自和者必自愈",这是所有疾病所以能够治愈的根本原则。用药施针,无非是为了使患者之体恢复阴阳平和之势态;而疾病愈于何时,也无非是阴阳平和的结果。本节所言"子得午解阳来济,午得子解是阴从",正是从阴阳交会的子午之时来说明阴阳平和而病愈的原理。

# 难治死证

**【原文】** 伤寒死证阳见阴[1] 　　大热不止脉失神

阴毒[2]阳毒[3]六七日 　　色枯声败死多闻

心绝[4]烟熏阳独留 　　神昏直视及摇头

环口黧黑腹满利 　　柔汗[5]阴黄[6]脾败[7]由

肺绝[8]脉浮而无胃 　　汗出如油喘不休

唇吻反青肢冷汗 　　舌卷囊缩是肝忧[9]

面黑齿长[10]且枯垢 　　溲便遗失肾可愁[11]

水浆不入脉代散 　　呃逆不已命难留

大发风温而成痉 　　湿温重暍[12]促命终

强发少阴动经血 　　口鼻目出厥竭[13]名

汗后狂言不食热 　　脉躁阴阳交[14]死形

厥冷不及七八日 　　肤冷而躁暂难宁

此病名之曰脏厥[15] 　　厥而无脉暴出凶

厥而下利当不食 　　反能食者名除中[16]

**【提要】** 论外感热病难治之证及死证之临床特点。

**【注释】** [1]阳见阴:指阳病而见阴脉。

[2]阳毒:此指阳邪甚极而言,而不是《金匮要略·百合狐惑阴阳毒病证治》中"阳毒之为病,面赤斑斑如锦文,咽喉痛,唾脓血"之阳毒病。

[3]阴毒:此指阴邪甚极而言,而不是《金匮要略·百合狐惑阴阳毒病证治》中"阴毒之为病,面目青,身痛如被杖,咽喉痛"之阴毒病。

[4]心绝:指心气败绝,为五脏气绝之一。

[5]柔汗:指冷汗、阴汗,即汗出不止而身冷。

[6]阴黄:发黄之属于阴证者,身体发黄,色泽晦暗如烟熏,

多因寒湿所致。相对于发黄之属于阳证而色黄鲜明如橘子色者。

[7]脾败:即脾气败绝,为五脏气绝之一。

[8]肺绝:即肺气败绝,为五脏气绝之一。

[9]肝忧:此指肝气败绝,为五脏气绝之一。

[10]齿长:由于牙龈枯萎,牙根不固而使得牙齿松动,反而使得牙齿似乎较平时更长。

[11]肾可愁:此指肾气败绝,为五脏气绝之一。

[12]重暍:湿温病误治变证之一,以耳聋不闻、不能语言、面色改变、周身发青为主要临床特点。

[13]厥竭:即"下厥上竭",见《伤寒论》第294条:"少阴病,但厥,无汗,而强发之,必动其血。未知从何道出,或从口鼻,或从目出者,是名下厥上竭,为难治。"

[14]阴阳交:病名,见《素问·评热病论》:"有病温者,汗出辄复热,而脉躁疾不为汗衰,狂言不能食,……病名阴阳交,交者死也"。指热性病阳邪入于阴分,交结不解。

[15]脏厥:病名,见《伤寒论》第338条:"伤寒脉微而厥,至七八日肤冷,其人躁无暂安时者,此为脏厥,非蛔厥也。"为内脏真阳衰竭所导致的厥冷。

[16]除中:病名,见《伤寒论》第333条:"伤寒,脉迟六七日,而反与黄芩汤彻其热。脉迟为寒,今与黄芩汤复除其热,腹中应冷,当不能食。今反能食者,此名除中,必死。"为危重病人胃气败绝前引食自救的回光返照现象。

【白话解】 病有可治与不可治之分,可治之中又有难治与易治之异。有些属于可治之病即使不服药而能自愈,而有些属于死证之病即使服药而难以救治,这是什么道理呢? 这是因为阴阳正邪各有盛衰之不同的缘故。正气旺盛而邪气衰败则病属可治,阴邪盛极而阳气衰败则病属死证。

在伤寒病过程中,病属阳证,而又见到浮、大、数、动、滑等阳脉,则为容易治疗的生证;如果反而出现沉、涩、弱、弦、微等阴脉,则属于难治的死证。以此类推,凡是阴病见阳脉者主生;阳病见阴脉者主死,这是察脉而定生死的总则。

患伤寒病而大热不退,是为热邪炽盛;如果脉按之无根,属于正气虚衰的无神之脉,正虚邪盛则主死。所谓"阴毒"或"阳毒",是阴邪或阳邪盛极而不衰的结果,这种状况如果延续六七天而未能得以治疗,再出现气色枯暗不华,语言声音衰微无力,则是形气俱衰,内外皆败的反映,也属于死证。

在伤寒病过程中,出现五脏气绝而至死证的临床表现各有特点。心气败绝的临床特点是,皮肤枯暗、形同烟熏、神志昏乱、直视摇头,这是阳热邪气内盛攻心所致。脾气败绝的临床特点是,唇口之色发黑、皮肤发黄而色泽晦暗如烟熏、腹满而下利不止、并见周身冷汗。肺气败绝的临床特点是,脉浮且散乱无根,不见冲和之胃气,并见汗出粘腻如油、气喘不止。肝气败绝的临床特点是,唇口发青、四肢厥逆而汗出、舌卷不伸,男子则阴囊收缩,女子则阴户内抽。肾气败绝的临床特点是,面色发黑而不泽、牙龈枯萎、牙齿松动而干枯不泽、二便失禁。此外,如果病者到了完全不进饮食的状态,则胃气败绝而气血生化之源已竭;脉象代而散乱,是真气衰败的结果;呃逆不止,是元气无根之象。也都属于死证。

在治疗外感热病的时候,如果由于治疗不当,也可以导致病情恶化,甚至出现死证。比如,用治疗伤寒表证的发汗方法来治疗"风温"病,则可导致"痉"病;如果对"湿温"病人误用汗法治疗,则可导致"重暍"。这些情况都能加速病人的死亡。又比如,患少阴病而本不当用汗法治疗,如果强发之,则能扰动阳气而迫血妄行,以致或口中、或鼻中、或目中出血,这种情况在《伤寒论》中称为"下厥上竭",也属于死证之一。

还有一些属于死证的特殊情况需要引起注意。其一,针对伤寒热病而用汗法治疗后,发热不随汗出而解,进而又出现发狂,不能饮食而脉象躁动而急数,这在《内经》中称为"阴阳交",属于死证。其二,在伤寒病过程中出现四肢厥冷,至七、八日时,全身皮肤发冷而又躁烦不安无静止之时,这种情况在《伤寒论》中称为"脏厥",是阴寒盛极,正不胜邪的反映。其三,一般而言,属于阳虚而四肢厥冷者,往往脉微欲绝。在服用四逆汤或白通汤等方药后,出现脉气逐渐恢复者,说明阳气也得到了逐渐地恢复,属于阳复趋愈之佳象。但如果服药后而脉象忽然外现,则是真阳外越,回光返照之危象。其四,凡属阴证之四肢厥冷而下利者,病人当不能食,而忽然能食者,这在《伤寒论》中称为"除中"。"中",指胃气而言;"除",即除去之意。"除中"的意思是胃气已经除去,即使反而能食,也无助于胃气之恢复。所以,张仲景说:除中者,必死。大凡各种慢性病变中,病人已经长期不能食而忽然能暴进饮食,而后即死者,也属于"除中"之类。

【按语】《伤寒论》凡10卷22篇,前有辨脉法、平脉法、伤寒例、痉湿暍4篇。中有六经辨证等内容10篇,后有辨不可汗、可汗、汗后、不可吐、可吐、不可下、可下、汗吐下后等8篇。而当代人们注重学习者,仅是中间的六经辨证等10篇内容,也就是人们常说的398条、112方而已。本条歌诀内容既涉及到前4篇,也涉及到中10篇后8篇。可见如欲全面研究《伤寒论》的学术思想,对前4篇和后8篇的内容还是应当重视的。

外感热病,由于其传变迅速,误治或失治,使得病变由表入里,由阴及阳,极易损阳耗阴。或邪盛正衰,或正气衰微,皆可导致死证。所以,北宋年间国家设立校订医书局,林亿、高宝衡等受命校订医书时,首先校订了《伤寒论》,并指出:"百病之急,无急于伤寒"。

在治疗外感病的时候,要对各种外感热病的发病、发展及变化规律及其相应的治疗原则、方法、方药牢记于心中，方不至于误治或失治。只有这样，才能做到见微知著、防微杜渐而不至于导致各种难治死证的出现。当然，即使出现了难治死证，作为医者，也要本着救死扶伤的精神，采取积极有效的措施，想方设法进行救治。而要想做到这一点，就必须要具有扎实的中医功底，包括扎实的中医理论知识和真正的辨证论治能力。

（张清苓）

# 汇　方

桂枝汤　小建中汤　当归建中汤
黄芪建中汤　桂枝加葛根汤　桂枝新加汤
当归四逆汤　当归四逆加吴茱萸生姜汤
桂枝加附子汤　芍药甘草汤　桂枝甘草汤

【原文】　桂枝芍药草姜枣　加饴归芪曰建中
加葛根汤加干葛　新加倍芍加参称
当归四逆归通细　更加吴萸姜用生
加附子汤加附子　去桂去芍两名兴[1]

【提要】　论桂枝汤及其加减方的组方用药规律。

【注释】　[1]去桂去芍两名兴：指桂枝汤去桂枝或去芍药化裁所产生的两个新方。根据《医宗金鉴·伤寒心法要诀》汇方注："依本方去桂枝，名芍药甘草汤。依本方去芍药，名桂枝甘草汤。"此指芍药甘草汤及桂枝甘草汤两方。《伤寒论》中，由桂枝汤去桂枝或去芍药化裁而成的方剂还有：主治水气内停所致太阳经气不利的桂枝去桂加茯苓白术汤、主治太阳误下后胸阳不振的桂枝去芍药汤、主治太阳误下后胸阳损伤的桂枝去芍药加附子汤，以及主治心阳虚惊狂证的桂枝去芍药加蜀漆龙骨牡蛎救逆汤等。

**【白话解】** 桂枝汤由桂枝、芍药、甘草、生姜、大枣五味药组成,是治疗太阳中风病的主方。将桂枝汤中芍药的用量加倍,另加饴糖,名为小建中汤,可治虚劳腹痛、心烦、心悸等证。小建中汤加当归,名当归建中汤,治前症而兼血虚;加黄芪,名黄芪建中汤,治前症兼表虚身疼痛。桂枝汤加葛根,名为桂枝加葛根汤,治太阳中风有汗兼见项背拘急不舒症状。对于发汗后荣卫俱伤身疼痛的患者,使用桂枝汤需要加入人参,并追加芍药、生姜的剂量,方名桂枝新加汤。当归四逆汤,即桂枝汤去生姜,加当归、通草、细辛,主治血虚感受风寒之证;如果患者内有久寒,可在当归四逆汤的基础上加吴茱萸、生姜,名为当归四逆加吴茱萸生姜汤。对于太阳病发汗过多导致阳虚漏汗的患者,使用桂枝汤需加附子,方名桂枝加附子汤。桂枝汤减去桂枝、生姜、大枣,名为芍药甘草汤,能治气血不和的腹痛和荣阴不足的下肢拘急证。桂枝汤减去芍药、生姜、大枣名为桂枝甘草汤,治疗发汗过多,心阳损伤,心悸欲按等病证。

**【按语】** 桂枝汤为治疗太阳病中风证的主方,具有解肌祛风、调和营卫的功效。太阳中风证究其病机,为外感风寒,卫强营弱。风邪主动而上行,卫为阳气而主外,风邪鼓动卫阳之气外泄,故令卫阳浮盛而发热;卫伤则无以固卫津液,故令汗出而营弱。恶风者,卫气不能固表之象也;脉缓者,营卫俱伤之征也。风寒在表,当以辛温发散以解表,但本方证属表虚,腠理不固,故治以解肌祛风,调和营卫。方中桂枝辛温,解肌祛风,温通卫阳,以散卫分之邪。芍药酸苦微寒,敛阴滋阴而和营。桂枝配芍药,即用桂枝发汗,又用芍药止汗,一散一收,一开一合,相得益彰。于发汗之中寓有敛汗之意,于和营之中又有调卫之功。生姜辛散止呕,可佐桂枝发散风寒以解肌。大枣甘平补中,可助芍药益阴而和营。桂芍相配,姜枣相得,顾及表里阴阳,和调卫气营血。

炙甘草甘平，调和诸药，且配桂、姜辛甘化阳以助卫气，伍芍、枣酸甘化阴以滋营阴。五药相合，共奏解肌祛风，调和营卫，滋阴和阳之效。本方用药精当，配伍严谨，发汗祛邪之中又有滋营助卫之功，为治疗太阳中风证的主方。方中之桂枝、甘草、生姜、大枣，皆有开胃健脾之功，因此桂枝汤又有调和脾胃之功。通过调和脾胃可达到滋化源、充气血、和阴阳、调营卫的作用，所以桂枝汤具有调和营卫、调理气血、调和脾胃、调理阴阳的功用。因其配合得宜，功用广泛，故既可用于太阳中风证，又可化裁施治于因误治失治的各种变证及杂病，所以后世尊其为"群方之魁"。本方后附的煎服法是保证疗效的重要内容，不可忽略不论。据桂枝汤方后注所论，可将服药与护理方法归纳如下：①药后啜粥：服药须臾，啜热稀粥一碗，一则借谷气以充汗源，一则借热力以鼓舞卫气，使汗出表和，祛邪而不伤正。②温覆微汗：服药啜粥之后，覆被保温，取遍身微似有汗为佳，切禁大汗淋漓。因汗多则伤正，邪反不去，病必不除。③见效停药：如一服汗出病愈，即应停服。意即中病即止，以免过剂伤正。④不效继服：如一服无汗，继进后服，又不汗，后服可缩短给药时间，半日内把三服服完。若病重而服一剂汗不出者，须昼夜给药，可连服二至三剂。⑤药后禁忌：服药期间忌食生冷粘滑肉面等不易消化及有刺激性食物，以防恋邪伤正。桂枝汤的临床应用相当广泛，既可解肌祛风，调和营卫，又可调理脾胃，调和阴阳。《医宗金鉴》谓：此方为仲景群方之冠，乃解肌发汗，调和营卫之第一方也。凡中风、伤寒，脉浮弱，汗自出而表不解者，皆得而主之。《金匮要略》桂枝汤一用于妇人妊娠呕吐，一用于产后中风。《伤寒来苏集》以桂枝汤治盗汗、自汗、虚疟、虚痢。叶天士《临证指南医案》运用本方化裁，应用范围颇广，如治阴虚风温，用桂枝汤加杏仁宣肺，以花粉生津清热。再如阳伤饮结之咳嗽，以桂枝汤温阳，或加杏仁苦降肃肺，或加茯苓、薏苡仁淡渗利饮，或加半夏辛燥祛痰。

据近年来的临床报道和笔者经验,本方可用于治疗以下多种疾病。①感冒、流行性感冒、无名低热以恶风寒、汗出、乏力、头痛、脉缓或细小无力、舌质淡红、苔白或少苔,辨证属营卫不和者;②外无风寒表证的自汗或时发热汗出属营卫不和者;③肢体偏瘫属邪风乘虚侵袭经络或脏腑,导致营卫不和,气血瘀滞者;④糖尿病属气血阴阳俱虚而并发神经痛者,可以本方加白术治之;⑤多发性动脉炎属脉络受阻,气血运行不畅者,可以本方加黄芪、丹参等治疗;⑥寒冷性多发性红斑属寒邪侵袭,营卫不和,血脉阻滞者;⑦产后高热、宫外孕术后高热属气血虚弱,外为邪侵,营卫失和,气血失调者可以本方化裁治疗;⑧睾丸疼痛属寒凝经脉,营卫不利者,可以本方加减化裁治之,睾丸痛甚者加橘核、延胡索,阴囊红肿疼痛加贯众、龙胆草、木通、苍术,精索静脉曲张者加桃仁、红花、木香;⑨过敏性鼻炎属肺气不足,卫气失调者,用本方加黄芪、党参、白术,鼻流黄浊涕者加黄芩、黄柏,鼻塞重者加辛夷、白芷、苍耳子,鼻流清水难以休止者加五味子、乌梅、诃子;⑩湿疹、荨麻疹、皮肤瘙痒症、冬季皮炎、冻疮、硬皮病、雷诺氏症等属营卫不和者。

小建中汤为桂枝汤倍芍药加饴糖而成,主治虚劳腹中急痛,或心中悸动,或阳虚发热等证。中气虚寒,不得温养,故腹中时痛,喜温喜按;脾胃虚寒,营卫不生,表虚不固,卫阳外泄,故虚劳发热;化源不足,营血不化,心失所养,故心中动悸,虚烦不宁,面色无华。以上诸证虽较复杂,但皆为中焦虚寒,化源不足,营卫失和,气血虚损而致,故温中补虚为当务之急,同时和里缓急。方中芍药甘草酸甘化阴,补益阴血;桂枝、甘草辛甘化阳,温阳养心;生姜、大枣调中健脾;饴糖温养脾胃。本方六味合用,能够温养气血、补脾建中。中气健旺则气血化源充足,气血充足则外邪不攻自退,烦悸自止。本方重在和中健脾而补益气血,故方名"小建中汤"。中者,脾胃也。本方与桂枝汤在组成上存在有无胶饴之差,芍药用量有 45 克与 90 克之异,故二方的作用已大不相同。桂枝汤辛甘发散,重在解肌祛邪;而本方温中健脾、补益气血,重在扶助正气。伤寒初起,外有寒热,而以甘温补益治之,后世认为此法开中医甘温除热之先河,为扶正以驱邪之良好范例。《伤寒论汤证新编》说:"小建中汤为仲景治阳虚之总方,既能治阳虚引起的腹中痛,又能治阳虚引起的发热,成为后世治阳虚发热的首选方,叫'甘温除热法'"。小建中汤的临床应用甚广。《备急千金要方》记载,本方疗妇女因积劳虚损,或大病后不复,常若四肢沉重,骨肉酸痛,呼吸少气,行动喘乏,胸满气急,腰背胀痛,心中虚悸,咽干唇燥,面体少色,或饮食无味,胁肋腹胀,头重不举,多卧少起,甚者积年,轻者百日,渐至瘦弱,五脏气竭,则难以复振。《苏沈良方》谓:"此药治腹痛如神;然腹痛按之便痛,重按却不甚痛,此止是气痛。重按愈痛而坚者,当自有积也。气痛不可下,下之愈甚。此虚寒证也。此药偏治腹中虚寒,补血,尤止腹痛。若作散,即每五钱匕,生姜五片,枣三个,饴一栗大。若疾势甚,须作汤剂。散服恐力不胜病也。"现代临床上,举凡腹痛、腹胀、腹泻、便秘、吞酸嘈杂、虚劳遗精、手足烦热、自汗盗汗、心悸鼻衄、形寒低热、儿童夜尿、尿频等症状,但辨证属于心脾气血不足者,皆可用之,其疾病范围涉及消化性溃疡、胃酸过多症、胃酸减少症、胃下垂、肠系膜淋巴结核、慢性肝炎、过敏性紫癜、血小板减少性紫癜、贫血、妇女痛经、疱疹性结膜炎、眼底出血(暴盲)等内、外、妇、儿诸科疾病。

当归建中汤出自《千金翼方》,为小建中汤加当归而成。主治产后虚羸不足,腹中疼痛不止,呼吸少气,或小腹拘急,痛引腹背,不能饮食。因产后虚羸不足,百脉空虚,所以用小建中汤温中补虚,缓急止痛,加苦辛甘温,补血和血之当归。《千金翼方》本方方后注:"若其人去血过多,崩伤内衄不止,加地黄六两,阿胶二两。"

黄芪建中汤出自《金匮要略》，为小建中汤加黄芪而成。主治虚劳里急，诸不足。里急是腹中拘急，诸不足是气血阴阳俱虚，所以加甘温益气升阳之黄芪，增加益气建中之力，使阳生阴长，诸虚不足得益，里急亦除。现常用于治疗溃疡病属中焦虚寒者，主要证候为胃痛日久，痛处喜按，饥饿则痛，得食则减，喜热畏凉，舌苔薄白，脉虚而缓。可见上述三方皆治虚劳，临床用法相近。其中，小建中汤虽阴阳并补，而以温阳为主；当归建中汤是气血双补，则侧重补血和血；黄芪建中汤则侧重甘温益气。所以临床应用小建中汤治疗虚劳腹痛等证，审劳倦内伤气血亏损情况，或加黄芪、党参，或加当归、地黄，不拘泥男妇，皆可择宜选用。

桂枝加葛根汤即桂枝汤加葛根而成，具有解肌祛风，升津舒经的功效。治疗太阳中风兼太阳经脉不利。除太阳中风证头痛、发热、脉浮缓的表现外，还有项强拘急，紧束不舒，俯仰不能自如的表现。因风寒之邪，侵入太阳经输，经气不舒，津液不能输布，经脉失于濡养，故"项背强几几"。方以桂枝汤解肌祛风，调和营卫。加葛根之功用有三：其一，升阳发表，助桂枝汤发表解肌；其二，宣通经气，解经脉气血之郁滞；其三，生津液，起阴气，鼓舞阳明津液布达，滋津润燥，以缓解经脉之拘急。后世临床应用如《圣济总录》载桂心汤治四时伤寒初觉（即本方）。综合近年来的文献报道，桂枝汤加葛根在临床上主要应用于以下三个方面：①风寒感冒日久不愈，见桂枝汤证者；②麻疹初起，疹出不畅，有本方证者；③落枕、颈椎病、头痛、神经官能症、荨麻疹、高血压等具有本方证者。

郝万山教授用本方治疗病毒性项肌痉挛一案，颇有效验。患者陈某，女，42岁，发热伴颈项部肌肉痉挛一天，急诊入院。患者一天前感受风寒，出现发热、怕冷，随后出现胸锁乳突肌不规则的痉挛疼痛，使患者头部时而左偏，时而右偏，家人用热敷或按摩的方法,皆不能缓解,遂来院急诊并以"感冒、脑血栓形成?"收入住院。入院后静脉点滴清开灵并予抗感冒治疗,实习学生同时对颈部肌肉进行推拿按摩。两小时后,双侧胸锁乳突肌以及后项部肌肉同时痉挛伴有疼痛,病房医生遂邀郝教授紧急会诊,时在晚上 11 时。刻下证见,病人急性病容,头向后仰,两目上视,几近角弓反张,但神志清楚,牙关不紧,也未见明确的病理反射体征。发热、头痛、鼻流清涕、怕风,虽有汗出,但汗出不畅。体温 39.2℃,血常规基本正常,其他理化检查尚没有出结果。脉浮滑而数,舌淡,苔薄白。遂诊为风寒袭表,太阳经输不利之证。方用桂枝加葛根汤加味,药用葛根 50 克,桂枝 15克,白芍 30 克,鸡血藤 30 克,防风 10 克,蝉衣 20 克,生姜 6 克,大枣 4 枚,炙甘草 10 克。一剂,急煎服并温复取汗。又建议停用清开灵,因证属风寒在表在经,里无实热,也无窍闭,而清开灵长于清热开窍,与本证不相适应。次日上午复诊,见病人端坐床上,诉昨晚服中药后约 30~40 分钟,自觉后背发热如火灼,随即全身汗出,体温逐渐下降,颈项肌肉痉挛疼痛随之也逐渐缓解。今晨除尚感乏力,并因昨天按摩手法过重而遗有颈部肌肉酸痛外,已无其他不适。休息调理两日,痊愈出院。出院诊断为病毒性项肌痉挛。

桂枝新加汤即桂枝汤加芍药、生姜各 15 克,人参 45 克而成,具有调和营卫,益气和营之功效。治疗太阳病发汗太过致营气不足身疼痛。太阳病当汗而过汗,致营阴损伤,筋脉失养,故身痛。方用桂枝汤调和营卫,加重芍药以滋养营血;加重生姜意在宣通阳气,以行血脉之滞。又芍药之酸寒,能敛姜桂之辛散,使之不走肌表而作汗,反能潜行于经脉而温经通脉定痛。故本方生姜用量虽大,但无过汗之弊,只有辛而外达,温通阳气之益。更加人参益气和营,补汗后诸虚。诸药相合,调营卫,益气血,而除身痛。因本方扶正与祛邪并施,故不论已汗未汗,表邪已罢未罢,只要属于气营不足之身疼痛,皆可用之取效。本方当代应用,只要见到身疼痛、脉沉迟,辨证属于营气不足者即可选用,诸如慢性疾病,耗伤营血,不能濡养筋脉而身疼痛者;素体气血不足,患外感证后,自汗而身痛尤著者;风湿在表而表虚者,可酌用之;产后气血双虚,肌肤失养而致身疼痛不休者。

当归四逆汤即桂枝汤去生姜,倍用大枣加当归、细辛、通草而成。具有养血通脉,温经散寒之功效。在《伤寒论》中治疗血虚寒厥,见原文第351条:"手足厥寒,脉细欲绝者,当归四逆汤主之。"脉细为血虚,厥阴肝血不足,血虚寒郁,脉道失充,运行不利,故脉细欲绝;四肢失于温养,故手足厥寒。证属血虚寒凝,经脉不利,治以当归四逆汤养血散寒,温通经脉。方中当归补肝养血,又能行血,《本草正义》曰其"补中有动,行中有补",故为本方之君药。配以桂枝温经通阳,芍药和营养血,细辛温散血中之寒邪,通草通行血脉,大枣、甘草益脾养营。诸药相合,有散寒邪、养血脉、通阳气之功效,是临床治疗血虚寒凝之证的首选方剂。归纳本方的临床应用有以下几个方面:①治寒入营络,腰股腿足痛甚良,又治手足冻疮。②治偏头痛、丛集性头痛及其他一些头痛而属血虚肝寒,阴寒上逆者。③治雷诺氏病。④治红斑性肢痛。以下肢远端血管扩张,发生烧灼样剧痛为主症。⑤治血栓闭塞性脉管炎,属于寒湿凝滞者效佳。⑥冻疮预防,不但可口服,还可熏洗。⑦本方用于血虚寒闭而有瘀阻的冠心病配失笑散、菖蒲、远志疗效佳。⑧治坐骨神经痛,属血虚寒凝者,以本方加牛膝、地龙;久痛血瘀者加桃仁、红花;寒甚者,加附子。治大动脉炎、无脉证,属血虚寒凝者,加黄芪、片姜黄。此外,用来治疗多形性红斑、血管神经性水肿、运动性癫痫、偏瘫、亚急性后索合并变性症、小儿麻痹症、末梢神经炎、肢端青紫症等血虚寒郁者,皆有效。实验表明,本方药物有扩张血管,改善血液循环,增加器官及末梢血液供应的效果。具有增强心肌收缩功能、扩张外周血管、抑制血凝、促进血栓溶解、降低血液粘滞度等作用。

当归四逆加吴茱萸生姜汤即当归四逆汤加吴茱萸生姜而成，具有养血通脉，温经暖脏，通阳散寒的功效。《伤寒论》中用治血虚寒厥，且"内有久寒者"。方用当归四逆汤养血通脉，外散经脉之寒，以复脉回厥；加吴茱萸、生姜内散肝胃之寒，以除痼疾。吴茱萸以温散而见长，《本草便读》记载"其辛苦而温，芳香而燥，本为肝气主药，以善入脾胃者，以脾喜香燥，胃喜降下也。其性下气最速，极能宣散郁结，故治肝气郁滞，寒浊下踞，以腹痛疝痛等疾，或病邪下行极而上，乃为呕吐、吞酸，胸满诸上病，均可治之"。生姜辛温，偏于宣散，两者相伍，以走厥阴经脏，散其久滞陈寒。更用清酒煎药者，以助药力，增强温通血脉之功，以内散久滞沉寒。既名四逆，又治久寒，但方中不加附子、干姜却用吴萸、生姜，这是因为厥阴风木之脏，内寄相火，附子、干姜辛热，易化燥伤阴。而生姜、吴萸宣泄芳降，散寒而不燥伤阴血。且附子、干姜大辛大热，入肾而温肾中之阳；吴萸、生姜苦降直入厥阴。从其药性，分经投治，法律精严，使各自发挥优势，而直捣病所。《医学入门》记载当归四逆汤治厥阴病气弱，手足厥逆，小腹疼痛，或呕哕，或囊缩，血虚则脉欲绝，亦阴毒要药也。如素有寒气，加吴茱萸、生姜，即本方；寒甚，加附子；脉不至，加人参。《类聚方广义》记载当归四逆加吴茱萸生姜汤治产后恶露绵延不止，身热头痛，腹中冷痛，呕而微利，腰脚痿麻微肿者。近代报道本方治妇人缩阴，或感寒阴痛，或房事后感寒，少腹拘急，阴户紧缩，自觉向腹内牵引，手足厥冷，脉微细，舌苔白润者。治肢端动脉痉挛症，指端发白继而青紫、发紧、麻木、厥冷抽搐，置热水中则痛，手指末梢破溃者。

桂枝加附子汤即桂枝汤加附子而成，具有调和营卫，复阳固表之功效。《伤寒论》用于治疗太阳病过汗伤阳汗漏不止而表未解的病证。原文第20条："太阳病，发汗，遂漏不止，其人恶风，小便难,四肢微急,难以屈伸者,桂枝加附子汤主之。"本证之病机为发汗太过而致漏汗,漏汗而致阳虚,阳虚不固而致液损。其证外有风寒不解,内有阳虚液损,用桂枝加附子汤主之。方中用桂枝汤调和营卫,解肌祛风,加熟附子温经复阳,固表止汗。邪去阳旺,表固汗止,津液自复,诸证皆愈。后世临床应用如《千金要方》治产后风虚,汗出不止,小便难,四肢微急,难以屈伸,即本方。《叶氏录验方》救汗汤,治阳虚自汗,即此方。另据近年来的文献报道及笔者经验,本方临床上多用于以下病证的治疗:①阳虚漏汗证,无论是服西药发汗或中药发汗,或是不经发汗所致者均有良效;②妇人阳虚崩漏带下,加阿胶、艾叶;③原发性坐骨神经痛、各种关节痛、风湿性关节炎、类风湿性关节炎属阳虚寒痹者;④因长期在空调下工作而致的"空调病";⑤因寒涉水和房事不节而诱发的睾丸肿硬冷痛,以本方加黄芪。

　　芍药甘草汤由芍药、甘草二味组成。具有酸甘复阴之功效。《伤寒论》中治伤寒夹虚误汗所致的阴阳两虚证,复阳用甘草干姜汤,待阳回厥愈足温之后,再投芍药甘草汤以复其阴。方中芍药酸寒,益阴养血;甘草甘温,缓急补虚。二药配伍,酸甘化阴,而能滋阴养血、缓解拘挛,专治阴虚筋脉失养所致的膝胫拘急之证。临床应用根据《朱氏集验方》记载芍药甘草汤又名"去杖汤",其主治病症为脚弱无力,行步艰难。《医学心悟》言芍药甘草汤"止腹痛如神。脉迟为寒,加干姜;脉洪为热,加黄连。"另据《伤寒分经》的记载,芍药甘草汤可治夜发热,血虚筋挛,头面赤热;亦可治过汗伤阴,导致发热不止,或误用辛热,扰其荣血,不受补益者。现代临床上常用本方缓解痉挛性疼痛,包括胃痛、肠道痉挛性疼痛、胆绞痛、肾绞痛、痛经、肌肉痉挛性疼痛、各种头痛、目痛、神经痛等,虽可单独应用,然较多的是加味应用。

　　桂枝甘草汤由桂枝、甘草而成。具有温补心阳之功效。《伤寒论》中用治汗出过多致心阳损伤的病证。原文第64条:"发汗过多,其人叉手自冒心,心下悸,欲得按者,桂枝甘草汤主之。"汗为心液,故汗出过多损伤心阳。心阳虚,心缺乏阳气庇护而因虚致悸。证属心阳虚,治宜温补心阳。方中桂枝辛温,甘草甘温,二药合用,辛甘化阳,能温补心阳,养心定悸。本方为补益心阳的主方,药味虽然简单,但桂枝用量较大,且一次顿服,有救急之意,故清代医家柯韵伯称本方为补心阳之"峻剂"。张仲景治心阳虚证善用桂枝、甘草,如治疗误下心胸阳气不足之桂枝去芍药汤和桂枝去芍药加附子汤、治疗心阴阳两虚之炙甘草汤、治疗心脾气血阴阳不足之小建中汤,皆是其例。由此足可以看出桂枝甘草汤是温养心阳的最基本的方剂,也是最对证的方剂。《千金要方》记载用桂心、甘草各等分,治疗口中臭,临卧以三指撮,酒服,二十日香。此可以视为本方的另一应用。本方现在临床上主要用于心悸症的治疗,多见于心血管系统疾病,其临床特征当具有,脉虚,苔白舌淡。亦有经验报道,用本方开水冲泡,代茶频频饮之,治疗低血压症。

**【附方】**

**1. 桂枝汤**(《伤寒论》)

桂枝(去皮)45 克    芍药 45 克    甘草(炙)30 克    生姜(切)45 克    大枣(擘[1])12 枚

上五味,㕮咀[2]三味,以水 1400 毫升,微火煮取 600 毫升,去滓[3],适寒温[4],服 200 毫升,服已须臾[5],啜[6]热稀粥 200 毫升余,以助药力,温覆[7]令一时[8]许,遍身漐漐[9],微似有汗[10]者益佳,不可令如水流漓,病必不除,若一服汗出病差,停后服,不必尽剂;若不汗,更服依前法,又不汗,后服小促其间[11],半日许令三服尽;若病重者,一日一夜服。周时[12]观之,服一剂后,病证犹在者,更作服,若汗不出,乃服至二三剂。禁生冷、粘滑、肉面、五辛[13]、酒酪[14]、臭恶等物。

**【注释】**　[1]擘:bāi,音掰。用手把东西分开。

[2]㕮咀:fǔjǔ,音府举。将药物破碎成小块。

[3]滓:药的渣滓。

[4]适寒温:使冷热合适。指药汤不太凉,也不太热。

[5]须臾:短暂的时间。

[6]啜:chuò,音绰。原意是尝、饮、喝,此是大口喝的意思。

[7]温覆:加盖衣被,保暖以助发汗。

[8]一时:古时一个时辰,相当现在的两个小时。

[9]漐漐:zhézhé,音折。形容小汗出的湿润样子。

[10]微似有汗:似,嗣也,有持续之义。微似有汗,即汗出稍稍持续一段时间。《伤寒论》"辨可发汗病脉证并治"云:"凡发汗,欲令手足俱周,漐漐然,一时间许。"其中的"一时间许",即是要求出汗要持续一个时辰。

[11]小促其间:略微缩短两次服药的间隔时间。此指第三次服桂枝汤时,稍微提前一点时间,使其药力衔接,更好地发挥作用。

[12]周时:十二个时辰轮流一周,即对头二十四小时。例如:从现在上午八点钟,到第二天的上午八点钟。

[13]五辛:泛指有香窜刺激性气味的食物。如《本草纲目》以小蒜、大蒜、韭、芸苔、胡荽为五辛。

[14]酪:此处指动物乳类及乳制品。

**2. 小建中汤**(《伤寒论》)

桂枝(去皮)45克　甘草(炙)30克　芍药90克　生姜(切)45克　大枣(擘)12枚　胶饴200毫升

上六味,以水1400毫升,煮取600毫升,去滓内饴,更上微火消解[1],温服200毫升,日三服。呕家[2]不可用建中汤,以甜故也。

**【注释】**[1]消解:将胶饴溶化消解成为液体。

[2]呕家:经常呕吐的患者。

**3. 当归建中汤**(《千金翼方》)

当归 60 克　桂心 45 克　甘草(炙)30 克　芍药 90 克　生姜 45 克　大枣(擘)12 枚

上六味,㕮咀,以水 2000 毫升,煮取 600 毫升,分为三服,一日令尽。

**4. 黄芪建中汤**(《金匮要略》)

桂枝(去皮)45 克　甘草(炙)30 克　芍药 90 克　生姜(切)45 克　大枣(擘)12 枚　饴糖 200 毫升　黄芪 23 克

煎服法同小建中汤。

**5. 桂枝加葛根汤**(《伤寒论》)

葛根 60 克　麻黄(去节)45 克　芍药 30 克　生姜(切)45 克　大枣(擘)12 枚　桂枝(去皮)30 克

上七味,以水 2000 毫升,先煮麻黄、葛根,减 400 毫升,去上沫[1],内诸药,煮取 600 毫升,去滓,温服 200 毫升,复取微似汗,不须啜粥,余如桂枝法将息[2]及禁忌。

**【注释】**　[1]去上沫:麻黄煎煮时,有白沫浮于水上,应去掉。

[2]将息:调养休息。

宋本《伤寒论》桂枝加葛根汤方中有麻黄 45 克,而林亿在方后校按中提出"恐是桂枝中但加葛根耳",据《金匮玉函经》所载本方无麻黄,另从病机及方药作用分析,均以林亿之注为是。

**6. 桂枝新加汤**(《伤寒论》)

桂枝(去皮)45 克　芍药 60 克　甘草(炙)30 克　人参 45 克　大枣(擘)12 枚　生姜 60 克

上六味,以水 2400 毫升,煮取 600 毫升,去滓,温服 200 毫升。本云桂枝汤,今加芍药、生姜、人参。

**7. 当归四逆汤**(《伤寒论》)

当归45毫升　桂枝(去皮)45毫升　芍药45毫升　细辛45克　甘草(炙)30克　通草30克　大枣(擘)25枚

上七味,以水1600毫升,煮取600毫升,去滓,温服200毫升,日三服。

**8. 当归四逆加吴茱萸生姜汤**(《伤寒论》)

当归45克　芍药30克　甘草(炙)30克　通草30克　桂枝(去皮)45克　细辛45克　生姜(切)125克　吴茱萸400毫升　大枣(擘)25枚

上九味以水1200毫升,清酒[1]1200毫升和,煮取1000毫升,去滓,温分五服。

**【注释】** [1]清酒:即清纯的陈米酒。《周礼》谓:"冬酿接夏而成。"

**9. 桂枝加附子汤**(《伤寒论》)

桂枝(去皮)45克　芍药45克　甘草(炙)45克　生姜(切)45克　大枣(擘)12枚　附子20克(炮[1]、去皮、破8片)

上六味,以水1400毫升,煮取600毫升,去滓,温服200毫升。本云桂枝汤,今加附子,将息如前法。

**【注释】** [1]炮:将药物放于高热的锅内,急炒片刻,以药物表面焦黑黄炸裂为度,可减去药的毒性。

**10. 芍药甘草汤**(《伤寒论》)

芍药60克　甘草(炙)60克

上二味,以水600毫升,煮取300毫升,去滓,分温再服。

**11. 桂枝甘草汤**(《伤寒论》)

桂枝(去皮)60克　甘草(炙)30克

上二味,以水600毫升,煮取200毫升,去滓,顿服[1]。

**【注释】** [1]顿服:把药一次服下。

## 桂枝去芍药加茯苓白术汤[1]　苓桂术甘汤　茯苓甘草汤　茯苓桂枝甘草大枣汤

**【原文】**　桂枝去芍加苓术[2]　苓桂术甘去枣姜　茯苓甘草生姜桂　加枣除姜大枣汤

**【提要】**　论桂枝去芍药加茯苓白术汤、苓桂术甘汤、茯苓甘草汤、茯苓桂枝甘草大枣汤的组方规律。

**【注释】**　[1]桂枝去芍药加茯苓白术汤:《要诀》本句与《伤寒论》原文不符,《伤寒论》原为"桂枝去桂加茯苓白术汤"。

[2]桂枝去芍加苓术:《伤寒论》原文当为桂枝去桂加茯苓白术。

**【白话解】**　伤寒发汗或泻下后表邪不解,内有水饮的用桂枝去芍药加茯苓白术汤。此方即桂枝汤去芍药加茯苓、白术。若脾虚不能制水,水气上冲而见头目眩晕,心下逆满等证的,用茯苓桂枝白术甘草汤,即茯苓、桂枝、白术、甘草,为桂枝汤减去大枣、生姜、芍药,加茯苓、白术而成。水渍胃中见有心下动悸的用茯苓甘草汤,即茯苓、甘草、桂枝、生姜。若水饮停在下焦,证见脐下跳动,"欲作奔豚"时,治用苓桂甘枣汤,即前方去生姜加大枣。

**【按语】**　桂枝去芍药加茯苓白术汤,《伤寒论》原为去桂加苓术,即桂枝汤去桂枝加茯苓、白术而成。具有和阴利水之功效。《伤寒论》中用治水气内停致太阳经气不利的病证。原文第28条:"服桂枝汤,或下之,仍头项强痛,翕翕发热,无汗,心下满微痛,小便不利者,桂枝去桂加茯苓白术汤主之。"从文中"仍"字可知,文中诸证在服桂枝汤或下之以前就已存在。从用桂枝汤及下法治疗后病证仍在来分析,此既非太阳表证,亦非阳明里证,而属于脾虚水停为患。因为水性变动不居,水气内停,变生之证甚多。若内停之水气外发于表,致太阳经表之气运行不利,营卫郁遏,即可产生头痛、项强、翕翕发热、无汗等类似表证的症状;水邪凝结心下,不能正常下输,则有心下满微痛,小便不利的症状。此证虽经误汗、误下,而前述诸证仍在,未发生变化,仍属在里之水外浸,治之当利水化饮,使水从下出,则表里之气通达和畅,诸证可除。方中茯苓、白术健脾行水,既能使水饮从小便而出,亦能使水饮不再形成。所以去桂枝者,恐桂枝之辛散,进一步引水饮外散于太阳经脉;留芍药者,取芍药和阴而利小便,使水饮走于下。桂枝与芍药皆可治水饮,然作用特点却不同。桂枝侧重于通阳化气而利小便,芍药侧重于和血脉而利小便;桂枝通阳,芍药和阴。生姜、大枣、甘草和中健脾,协助苓、术从根本上治疗水饮。诸药合用,和阴健脾以行水以通阳。服药后水饮尽从下出,故方后注曰"小便利则愈"。刘渡舟教授指出:苓桂术甘汤旨在通阳而治胸满心悸,本方旨在和阴利水而治心下满微痛、小便不利。本方再加一味附子,便是真武汤模式。可见苓、术必须得芍药才能发挥去水气、利小便之作用。由此可以看出,桂枝走表利于上,芍药走里利于下。临床本方可以用于治疗心下有水气的水悸、水痞,其证尚见小便不利、脉沉弦、苔白水滑等特征,亦可见低热。《方极》载:"治桂枝汤证而悸,小便不利,不上冲者。"现代临床上可治疗癫痫及胃肠型感冒证属风寒外袭,水饮内停及水饮内停,阳气外郁者。

　　苓桂术甘汤治心脾阳虚,水气上逆证。证见《伤寒论》第67条:"伤寒,若吐若下后,心下逆满,气上冲胸,起则头眩,脉沉紧,发汗则动经,身为振振摇者,茯苓桂枝白术甘草汤主之。"方中以茯苓为主药,淡渗利水;桂枝温阳降冲,配合茯苓温阳化气,淡渗利水。白术与茯苓相配,健脾利水;与炙甘草相配,健脾益气。本方温能通阳化气,甘能补脾,燥能胜湿,淡能利水,合奏温心阳、健脾气、利水化饮之效。本方在临床上应用甚广。《类聚方广义》言本方可治饮家眼目生云翳,昏暗疼痛,上冲头眩,睑肿,眵泪多者，加苡仁，尤有奇效。当以心胸动悸、胸胁支满、心下逆满为目的。治雀目证，亦有奇效。本方在现代临床上治疗痰饮（包括急慢性支气管炎、支气管哮喘）、水肿（包括心源性及肾源性水肿，如心功能不全、慢性肾炎、肾积水等）、眩晕、惊悸、胃痛（胃炎、消化性溃疡）、肠炎、带下、风湿痹证、自主神经功能紊乱等。刘渡舟教授认为：茯苓桂枝白术甘草汤为苓桂剂群的代表，善治水气上冲，又治痰饮内留等证。方中苓、术健脾利水，桂枝、甘草补心阳之虚，且桂枝又善降冲逆之气。此方在临床若灵活加减，则十分好用。如痰湿特盛者，可与二陈汤合方使用；眩晕重者，可加泽泻；兼见面热、心烦者，为阳气与水气相搏而有虚热的表现，可加白薇；兼血压高者，可加牛膝、红花、茜草；兼见脉结代者，去白术加五味子；兼咳喘、面目浮肿、小便不利者，去白术，加杏仁或薏仁；兼夜寐惊悸不安者，加龙骨、牡蛎等。

　　茯苓甘草汤又名苓桂姜甘汤，具有温胃化饮之功效。茯苓甘草汤证为胃虚水停中焦，表现为四肢厥冷而心下悸，小便利，口不渴。饮停心下，阳气被遏，不能通达四肢，故四肢厥冷；水停胃脘，上逆凌心，故心下悸动不宁；因水停中焦，膀胱气化功能未受到影响，津液尚能输布，故小便利，口不渴。治疗原则为"宜先治水"。方用茯苓以利水；桂枝通阳化水；甘草扶中益汗后之虚；生姜健胃以散水饮，合为温阳行水之剂。用于治疗胃中停水，不烦不渴，或兼有心下悸，或四肢厥冷者最宜。五苓散证与茯苓甘草汤证，有水蓄下焦和水停中焦之不同；在证候方面有口渴与不渴、小便不利与小便自利的区别，二者证治不可混淆。参原文"伤寒，厥而心下悸，宜先治水，当服茯苓甘草汤"，可知此证当有"心下悸"。临证时推按此类病人的上腹部，可听到振水音者，则更可确认。临床常用本方化裁治疗胃潴留，或慢性心功能不全，出现水肿，脘腹胀满，手足厥冷等症。

茯苓桂枝甘草大枣汤具有温通心阳,化气利水之功效。在《伤寒论》中治汗后心阳虚损,下焦水气欲上逆而作奔豚,证见脐下悸者。因汗不如法,损伤心阳,心火不能下蛰于肾,肾水乘心阳之虚,而欲向上僭越,故脐下跳动,欲作奔豚。方取桂枝、甘草相配,辛甘化阳,温养君火,君火旺则能镇伏下焦寒水。桂枝还能降逆平冲,防奔豚于未然。茯苓能利小便,泻水气,伐肾邪,与桂枝相配,使下焦寒水气化而出,则欲作奔豚之势被完全杜绝。本方茯苓先煮,用量独重,为《伤寒论》群方之最,其意义便在于此。大枣补脾益气,培土制水。四药相配,共奏补益心阳、利尿泻水、平冲降逆之功,使奔豚被遏止于萌动阶段。本方用甘澜水煎煮,甘澜水又称"劳水",即将水扬之数遍,令其烂熟,可去水之寒性而不助水邪。王肯堂《证治备要》说,本方"治脐下悸者,欲作奔豚,按之腹痛冲胸者,累用累验。"本方现代可用于治疗心脏神经官能症、假性痫症、神经衰弱、慢性胃炎、慢性肠狭窄、胃酸过多症等疾病而见本方证者。

**【附方】**

**12. 桂枝去芍药[1]加茯苓白术汤**(《伤寒论》)

芍药 45 克　甘草(炙)30 克　生姜(切)45 克　白术　茯苓各 45 克　大枣(擘)12 枚

上六味,以水 1600 毫升,煮取 600 毫升,去滓,温服 200 毫升,小便利则愈。本云桂枝汤,今去桂枝[2]加茯苓、白术。

**【注释】**　[1]芍药:《伤寒论》作桂枝。

[2]桂枝:《伤寒论》作芍药。

**13. 苓桂术甘汤**(《伤寒论》)

茯苓 60 克　桂枝(去皮)45 克　白术　甘草(炙)各 30 克

上四味,以水 1200 毫升,煮取 600 毫升,去滓,分温三服。

**14. 茯苓甘草汤**(《伤寒论》)

茯苓 30 克　桂枝(去皮)45 克　甘草(炙)15 克　生姜(切)

45克

上四味,以水800毫升,煮取400毫升,去滓,分温三服。

**15. 茯苓桂枝甘草大枣汤**(《伤寒论》)

茯苓125克　桂枝(去皮)60克　甘草(炙)30克　大枣(擘)15枚

上四味,以甘澜水[1]2000毫升,先煮茯苓,减400毫升,内诸药,煮取600毫升,去滓,温服200毫升,日三服。

**【注释】** [1]甘澜水:是把水放在大盆内,用杓扬水,扬到水面上有成百上千个水珠互相追逐,就叫做"甘澜水"。

# 葛根汤　桂枝麻黄各半汤
# 桂枝二麻黄一汤　桂枝二越婢一汤

**【原文】** 葛根桂枝加麻葛　合麻桂麻各半汤

桂二麻一麻减半　桂二越一桂倍方

**【提要】** 论葛根汤、桂枝麻黄各半汤、桂枝二麻黄一汤、桂枝二越婢一汤的组方特点。

**【白话解】** 太阳伤寒兼经气不舒,或太阳与阳明合病自下利者,用葛根汤,即桂枝汤加麻黄、葛根。桂枝麻黄各半汤,即桂枝汤、麻黄汤二方减半的合剂,治表证未解,发热恶寒,面色发红,身痒等。桂枝二麻黄一汤即桂枝汤、麻黄汤减量合方组成,其药量比例大约为2:1,治汗出后表仍不解,恶寒发热,一日发作两次,形如疟疾。桂枝二越婢一汤,即取桂枝汤的二分,越婢汤的一分,按此比例合方,治表不解的发热较多而恶寒较少,脉不浮紧,或见心烦等证。桂麻各半汤、桂二麻一汤,桂二越一汤三方均为发小汗之法,是针对表邪不甚,郁于肌表,不得汗解而设。

**【按语】** 葛根汤即桂枝汤加葛根、麻黄而成,具有发汗解表、升津舒经的功效。主治太阳伤寒兼经气不舒的病证。《伤寒论》原文第 31 条"太阳病,项背强几几,无汗恶风,葛根汤主之。"
本证是在太阳伤寒证中见项背强几几,"项背强几几"即项背拘
急不舒,活动不能自如,为风寒之邪侵犯太阳经脉,经气不利,经
脉失养所致。此方加葛根为主药,功在升津液,舒筋脉,又助麻、
桂解肌发表;加麻黄为增强桂枝汤解表发汗之力。本证为表实
兼项背拘急,为何不用麻黄汤加葛根,反取桂枝汤加葛根、麻黄
呢? 这是因为麻黄汤发汗力强,再加葛根升阳发表,恐汗出太多
而伤津,难以达到升津液,濡润经脉之目的。而桂枝汤加葛根、
麻黄既能收发汗升津之效,又无过汗之忧,且方中之芍药、大枣、
炙甘草又可补养阴血,为津液升发之源。本方先煎麻黄、葛根,
去上沫,后入诸药,旨在缓麻黄、葛根辛散之性,防止发汗太过,
又可减弱麻黄走散之性,以免心悸、心烦、头晕等副作用。在临
床方面,《类聚方广义》用本方治麻疹初起,恶寒,发热,头项强
痛,无汗,脉浮数或干呕下利者,又疫痢初起,发热恶寒,脉数者,
应以本方温覆发汗,若呕者,加半夏汤取汗。《眼科锦囊》载,本
方治上冲眼,疫眼及翳膜,若大便秘者加大黄,生翳者加石膏。
本方亦为现代临床常用方剂之一,据近年来的文献报道及笔者
经验,本方可用于以下疾病的治疗:①流行性脑脊髓膜炎属阴寒
证者,临床表现为突然发病,恶寒,发热,头项强痛,呕吐,昏迷,
口噤谵语等;②感冒并发精神障碍有伤寒表实证者;③支气管哮
喘合并心脏病、慢性过敏性鼻炎、荨麻疹等属于风寒束表者;
④肩关节周围炎、风湿性腰腿痛、产后受风腰痛等属风寒阻滞经
络者;⑤面神经麻痹、三叉神经痛见有本方证者。

　　桂枝麻黄各半汤为桂枝汤与麻黄汤按1:1用量合方并减
少用量,用于治疗太阳病轻证,证见太阳病得之八九日,如疟状,
发热恶寒,热多寒少,一日二三度发,面赤,身痒。病因病机是日
久邪微,表郁不解,治宜小发其汗。名为桂枝麻黄各半汤,实则
是桂枝、麻黄两方剂量的三分之一合方,为发汗之轻剂,正合病

久邪微之治。方取麻黄汤发汗解表,疏达皮毛,以治表实无汗;取桂枝汤调和营卫,扶正以滋汗源。两方合用,又小制其剂,乃有刚柔相济,从容不迫,异道取同功之妙。《类聚方广义》用本方治痘疮热气如灼,表郁难以现点,或见点稠密,风疹交出,或痘不起胀,喘咳咽痛者。《兰台轨范》用本方治伤寒向愈,脉微缓,恶寒身痒。《勿误药室方函口诀》载,此方可活用于外邪之坏证者,或类疟者,并宜于其他发风疹而痒痛者。综合近代临床报道,本方在临床上常用于治疗感冒、流行性感冒、产后感染及其他发热性疾病,证见恶寒无汗,身热不甚,寒热如疟而无规律,属于小邪郁闭于表,不得汗解者。此外,更常用于荨麻疹、皮肤瘙痒症、湿疹初期等以皮肤瘙痒为主症而病机属于表邪郁闭不得外发者。

桂枝二麻黄一汤为桂枝汤与麻黄汤按2∶1用量合方,并减少药量而成。桂枝二麻黄一汤证乃服桂枝汤发汗后,证见发热恶寒,热多寒少,形似疟,一日再发。表郁邪微,治宜微发其汗。本方药味组成与桂枝麻黄各半汤相同,但剂量更轻,实际上是取桂枝汤原量的十二分之五,麻黄汤原量的九分之二而成,属调和营卫,解肌祛风方中略佐发汗之品,从而达到调和营卫,兼疏表邪之效。本方与桂枝麻黄各半汤相较,剂量更小,发汗力更微,所以适用于大汗出后微邪不解之证。本方临床主治病症与桂枝麻黄各半汤相同。

桂枝二越婢一汤为桂枝汤与越婢汤2∶1用量的合方,为表里双解之轻剂。桂枝二越婢一汤证的主证是太阳病,发热恶寒,热多寒少,并应当见有烦躁。病因病机是表邪微郁,兼有里热,治宜微发其汗,兼清里热。本方实际上是取桂枝汤原量的四分之一,越婢汤原量的八分之一而成。方中用桂枝汤调和营卫,外散表邪;用越婢汤取其辛凉之性,以宣泄在里之郁热。现代临床常应用本方治疗感冒、流行性感冒、上呼吸道感染、急性肾小球肾炎、慢性肾炎急性发作等属于表邪郁闭,内有微热者。

**【附方】**

**16. 葛根汤**（《伤寒论》）

葛根 60 克　麻黄（去节）45 克　桂枝（去皮）30 克　生姜（切）45 克　甘草（炙）30 克　芍药 30 克　大枣（擘）12 枚

上七味，以水 2000 毫升，先煮麻黄、葛根，减 400 毫升，去白沫，内诸药，煮取 600 毫升，去滓，温服 200 毫升，覆取微似汗，余如桂枝法将息及禁忌，诸汤皆仿此。

**17. 桂枝麻黄各半汤**（《伤寒论》）

桂枝（去皮）26 克　芍药　生姜（切）　甘草（炙）　麻黄（去节）各 15 克　大枣（擘）4 枚　杏仁（汤浸、去皮尖及两仁者）10 克

上七味，以水 1000 毫升，先煮麻黄一、二沸，去上沫，内诸药，煮取 360 毫升，去滓，温服 120 毫升。本云，桂枝汤 60 毫升，麻黄汤 60 毫升，并为 120 毫升，顿服。将息如前法。

**18. 桂枝二麻黄一汤**（《伤寒论》）

桂枝（去皮）27 克　芍药 20 克　麻黄（去节）10 克　生姜（切）20 克　杏仁（去皮尖）6 克　甘草（炙）17 克　大枣（擘）5 枚

上七味，以水 1000 毫升，先煮麻黄一、二沸，去上沫，内诸药煮取 400 毫升，去滓，温服 200 毫升，日再服。本云，桂枝汤二分，麻黄汤一分，合为 400 毫升，分再服，今合为一方。将息如前法。

**19. 桂枝二越婢一汤**（《伤寒论》）

桂枝（去皮）　芍药　麻黄　甘草（炙）各 12 克　大枣（擘）4 枚　生姜（切）17 克　石膏（碎、绵裹[1]）16 克

上七味，以水 1000 毫升，煮麻黄一、二沸，去上沫，内诸药，煮取 400 毫升，去滓，温服 200 毫升。本云，当裁为越婢汤桂枝汤，合之饮 200 毫升，今合为一方，桂枝汤二分越婢汤一分。

**【注释】** [1]绵裹：用丝绵的织品，将石膏包裹，避免误吞腹

中,并且使药汁容易滤出。

## 麻黄汤　大青龙汤　越婢汤
## 越婢加附子汤　越婢加半夏汤

【原文】　麻黄麻桂甘草杏　加膏姜枣大青龙
越婢大青减桂杏　加附加半风水[1]清

【提要】　论麻黄汤、大青龙汤、越婢汤、越婢加附子汤、越婢加半夏汤之间的演化过程及其组方用药规律。

【注释】　[1]风水:病名。是由风邪引起的水肿。其证为,脉浮,骨节疼痛,发热,恶风,身肿,不渴等。

【白话解】　伤寒表实无汗的用麻黄汤。其方是由麻黄、桂枝、甘草、杏仁所组成。若感受风寒,表实兼里热,证见不汗出而烦躁的,就要用大青龙汤。大青龙汤是在麻黄汤的基础上加石膏、生姜、大枣。大青龙汤减去桂枝、杏仁,名越婢汤,可以发散体表的水邪,治风水病的肌肉发热。若风水病阳虚恶寒者,越婢汤内加附子以助阳气;若兼有喘息、咳嗽时,则加半夏以驱饮降逆。

【按语】　麻黄汤为治太阳伤寒的主方,具有发汗解表、宣肺平喘之功效。太阳伤寒证因风寒袭表,导致卫阳外闭,营阴郁滞,证见恶寒、发热、无汗而喘、头痛、身疼、腰痛、骨节疼痛、呕逆、脉浮紧等证。方中麻黄辛温,开腠理,散风寒,解表发汗,其性轻清上浮,专疏肺郁,以宣肺平喘,故为方中之主药。桂枝辛温,解肌祛风,助麻黄发汗。麻桂并行,则发表散寒之力更著。杏仁,宣肺降气,可助麻黄平喘之力。炙甘草甘平,一者调和诸药,二者可缓麻桂之性,以防过汗伤正。诸药合用,为发汗散寒,解表逐邪第一峻剂。然此方药量的比例,以麻黄、桂枝、炙甘草为3∶2∶1为宜,掌握这一点,即能发挥解表发汗的最佳疗效。煎服本方须注意以下事项:其一,先煎麻黄,去上沫,以免令人发

180

烦;其二,分三次温服;其三,药后温覆使微微汗出,不须啜粥。其四,本方发汗力较强,只宜于风寒无汗表实证,对表虚自汗、外感风热、体虚外感、产后、失血证等均不宜。其五,本方只宜暂用,不可久服,如一服汗出,则不须再服。如汗后不解,因其腠理已开,则当以桂枝汤代之。本方临床应用得当,疗效甚佳。《外台秘要》所载深师麻黄汤,用本方去杏仁加大枣,疗新久咳嗽,唾脓血,连年不差,昼夜肩息。《中医眼科六经法要》载,凡目暴病太阳,白珠血丝作淡红色,涕清如水,泪漏如泉,畏光甚,无眵,两眉头痛者,寒也,麻黄汤主之。综合近年来的文献报道,麻黄汤主要用于以下等病证的治疗:①感冒或流行性感冒见有太阳伤寒表实证者;②支气管哮喘属寒邪郁闭肺卫者;③急性肾小球肾炎属风寒束表,肺失宣降,水道不通,水泛肌肤者;④产后发热见有伤寒表实证者;⑤急性荨麻疹见有恶风寒,无汗,苔白,脉沉迟或沉弱,皮疹色淡者;⑥急性鼻炎、慢性鼻炎急性发作时见有轻微的表寒证者。近年来有不少人惑于麻黄汤峻汗伤正之说,不敢应用于临床,甚为可惜,实则本方用于中年、青年、少年儿童,只要体质不虚,辨证明确,用时效如桴鼓,为其他方剂所不及。

大青龙汤是麻黄汤重用麻黄,另加石膏、生姜、大枣而成,具有外散风寒,内清郁热之功效。《伤寒论》中用治太阳伤寒兼内热的病证。太阳伤寒,证见"脉浮紧,发热恶寒,身疼痛",当用麻黄汤发汗则愈。然本证又见"不汗出而烦躁",是风寒在表不解,阳郁不得宣泄,于是阳郁化热,郁热扰心,故见烦躁。证属风寒束表,郁热在里,用大青龙汤外散风寒,内清郁热。方中麻黄用量较麻黄汤增一倍,故为发汗峻剂。重用麻黄,佐桂枝、生姜辛温发汗,外散风寒,以开祛邪之路;加石膏辛寒,以清郁闭之热,使郁热除则烦躁宁;炙甘草、大枣,和中以滋汗源。诸药合之,既能发汗解表,又可清热除烦,为表里双解之剂。药后当以汗出表解而效,犹如龙升雨降,郁热顿除之意,故名为大青龙汤。由于本方麻黄用量大,为发汗之峻剂,故服用时须注意如下事项:其一,先煮麻黄,去上沫;其二,温分三次服用;其三,取微微汗出为佳,切勿过汗伤阳。其四,因此方发汗力强,不易控制,若汗出过多,可用温粉扑身以止其汗。其五,若一服汗出邪解,即停后服。其六,若复服过汗,乃至亡阳,出现恶风烦躁不得眠等变证者,应及时救治。关于温粉的成分,《伤寒论》未明文记载,后世医家有所补充,但所见不尽相同,现选几家注解附之。一是晋·葛洪《肘后备急方》载姚大夫辟温病粉身方为:川芎、白芷、藁本三物等分,下筛内粉中,以涂粉于身,大良。二是唐·孙思邈《备急千金方》所载的温粉方为:煅牡蛎、生黄芪各三钱,粳米粉一两,共研细末,和匀,以稀疏绢包,缓缓扑于肌肤。三是《孝慈备览》扑身止汗法是:麸皮、糯米粉二合,牡蛎、龙骨二两,共为极细末,以疏绢包裹,周身扑之,其汗自止。近据郝万山教授考证,"温粉"即炒温的稻米粉,用稻米粉扑身止汗的方法,在古代是广泛应用的。用大青龙汤发汗后,如果汗出不止,用炒温的米粉而不用凉的米粉敷于体表,既可以达到爽身止汗的效果,又不致于因米粉太凉而冰伏在表的余寒。在临床应用方面,《金匮要略》载,"溢饮者,当发其汗,大青龙汤主之。"《济阴纲目》用本方加黄芩治寒疫头痛,身热,恶风,烦躁。《类聚方广义》用本方治麻疹脉浮紧,寒热,头眩,身体疼痛,咳喘,咽痛,汗不出而烦躁;又治眼目疼痛,流泪不止,赤脉怒张,眉棱骨痛,或头痛,耳痛,又烂睑风,涕泪稠粘,痒痛甚者,以本方加车前草佳。据文献报道及临床经验,本方除治疗感冒、流行性感冒、上呼吸道感染见属伤寒表实兼有郁热者外,还可用于以下病证的治疗:①支气管哮喘见有咳喘,面赤,痰黄,无汗烦躁,舌红苔黄脉数,属表闭阳热内郁证者;②流行性脑脊髓膜炎见突然发热,恶寒,头痛,项强,烦躁,呕吐,属风寒外束,内有郁热者;③汗腺闭塞证,内有郁热,见有无汗,天热及剧烈运动后仍无汗出,属表闭阳郁者;④伤寒表实证内有

182

郁热所致的衄血。

越婢汤即麻黄、石膏、生姜、甘草、大枣,是大青龙汤减去桂枝、杏仁而成,具有发越阳气、散水清热之功效。方中麻黄配生姜宣散水湿,配石膏清宣内热,配甘草、大枣补益中气。《金匮要略悬解》说:"风水恶风,一身悉肿,水胀于经络也。续自汗出无大热者,表郁作热,热蒸于内,风泄于外,是以汗出而泄之未透,故外无大热。越婢汤麻黄、石膏发表而清热,姜、甘、枣补土而和中也。"越婢汤在临床上主要用于治疗风水夹热之证。若水湿过盛,见全身及面目肿大,脉沉,小便不利等,则越婢汤内加白术健脾除湿,以增强消退水肿的作用,名为越婢加术汤。若风水病阳虚恶寒,或汗多恶风者,越婢汤内加附子以温经、助阳、止汗,名为越婢加附子汤;若兼有咳嗽、喘息,肺气胀满者,则越婢汤内加半夏以驱饮降逆平喘,名为越婢加半夏汤;

【附方】

**20. 麻黄汤**(《伤寒论》)

麻黄(去节)45 克　桂枝(去皮)30 克　甘草(炙)15 克　杏仁(去皮、尖)28 克

上四味,以水 1800 毫升,先煮麻黄,减 400 毫升,去上沫,内诸药,煮取 500 毫升,去滓,温服 160 毫升,覆取微似汗,不须啜粥。余如桂枝法将息。

**21. 大青龙汤**(《伤寒论》)

麻黄(去节)90 克　桂枝(去皮)30 克　甘草(炙)30 克　杏仁(去皮尖)16 克　生姜(切)45 克　大枣(擘)10 枚　石膏(碎)如鸡子大

上七味,以水 1800 毫升,先煮麻黄,减 400 毫升,去上沫,内诸药煮取 600 毫升,去滓,温服 200 毫升,取微似汗。汗出多者,温粉[1]粉之。一服汗者。停后服,若复服,汗多亡阳,遂虚,恶风烦躁,不得眠也。

**【注释】** [1]温粉：炒温的稻米粉。

**22. 越婢汤**（《金匮要略》）

麻黄 90 克　石膏 125 克　生姜 45 克　甘草 30 克　大枣 15 枚

上五味，以水 1200 毫升，先煮麻黄，去上沫，内诸药，煮取 600 毫升，分温三服。

**23. 越婢加附子汤**（《金匮要略》）

即越婢汤加炮附子 20 克

煎服法同越婢汤

**24. 越婢加半夏汤**（《金匮要略》）

即越婢汤加半夏 50 克。

煎服法同越婢汤。

## 麻黄加术汤　三拗汤　麻杏石甘汤

**【原文】**　麻黄加术风湿痛　三拗去桂喘寒风

　　　　　　加膏麻杏石甘剂　外寒内热喘收功

**【提要】**　论麻黄加术汤、三拗汤、麻杏石甘汤的组方及适应证。

**【白话解】**　风湿侵袭人体的肌表，而见身体烦疼之证，可用麻黄加术汤。即麻黄汤加白术，以发散风湿之邪。麻黄汤去桂枝，名三拗汤，治疗风寒犯肺表实而喘。三拗加生膏名麻杏石甘汤，治内热外寒，无汗的喘证。

**【按语】**　麻黄加术汤即麻黄汤加白术而成。主治寒湿在表，证见身痛、恶寒、无汗等。白术能健脾益气、燥湿利水，《神农本草经》记载有"主风寒湿痹"与"止汗"的功能。故用麻黄汤加白术，虽发汗而不致过汗，能并行表里之湿，取微似汗以发散风湿之邪而解。

三拗汤即麻黄汤去桂枝而成。《太平惠民和剂局方》载本方

184

治感冒风邪,鼻塞声重,语声不出,或伤风伤冷,头痛目眩,咳嗽痰多,胸满气短等。方中麻黄辛温散风寒,解表发汗,宣肺平喘;杏仁,宣肺降气,可助麻黄平喘之力;甘草调和诸药。本方治疗风寒犯肺表实而喘,比麻黄汤发汗解表力轻,而侧重于宣肺平喘。

麻杏石甘汤具有清宣肺热的功效。据《伤寒论》记载,此方治太阳病汗、下后,汗出而喘、身无大热者,与《要诀》麻杏石甘汤歌诀后注"治内热表寒无汗而喘",在提法上有所不同,但在临床实践上这两种说法可并存。方中麻黄为发散肺中蕴热、降气平喘的要药;然麻黄辛温,若施之于邪热壅肺证将有助热伤津之虞,故配之以辛寒清热的石膏,且石膏用量倍于麻黄,可监制麻黄的辛温之性,使之转为辛凉。杏仁宣降肺气,协同麻黄平喘。甘草和中,缓肺气之急,一方面能避免石膏伤未病之中焦脾胃,又可调和诸药,使诸药相辅相成。本方在临床上应用甚广,几乎所有呼吸道感染性疾病,如急性气管炎、急性支气管炎、急性肺炎、急性咽喉炎、急性扁桃体炎,只要属于肺热壅塞者,皆可用。《寿世保元》以本方加细茶,名五虎汤,治外邪袭表而无汗之咳喘。《张氏医通》谓本方可用于"冬日咳嗽,寒痰结于咽喉,语声不出者";其病为寒气客于会厌所致。《医学衷中参西录》用本方治疗痧疹不透,毒热内攻迫肺之闷喘。著名中医蒲辅周说:"支气管炎,外寒内热,无汗而喘,不汗出而烦躁者,大青龙汤发之。麻杏石甘汤亦治寒包火,有汗无汗、汗出不彻者皆可用。年老体弱而有汗或汗多者,用麻黄根代麻黄,通过实践数十年,用之多效。"根据刘渡舟教授经验,用本方治疗肺热作喘疗效甚佳,尤其对小儿麻疹并发肺炎而属于肺热者,更有可靠的疗效。肺热重者,可加羚羊角粉;痰热壅盛、痰鸣气促者,可加黛蛤散或鲜枇杷叶;喘而大便不下者,加瓜蒌皮、炙桑皮;大便燥结者,可加大黄,使下窍通则上窍利,而喘则愈。若麻疹不透,疹毒内陷,以致喘促不安、鼻翼扇动,唇甲发绀,可用五虎汤,即麻杏甘膏汤加上等好茶叶,同时用三棱针点刺耳背紫色络脉出血,每可取效;若肺气不利,憋气胸闷者,还可加甜葶苈以泄痰热。

**【附方】**

**25. 麻黄加术汤**(《金匮要略》)

即麻黄汤加术60克。

煎服法同麻黄汤。

**26. 三拗汤**(《太平惠民合剂局方》)

即麻黄汤去桂枝,麻黄不去节,杏仁不去皮尖。为粗末。每服15克。水一盏半,姜5片,同煎至一盏,去渣,通口服[1],以衣被覆睡,取微汗。

**【注释】** [1]通口服:是大口喝的意思。

**27. 麻杏石甘汤**(《伤寒论》)

麻黄(去节)60克　杏仁(去皮尖)20克　甘草(炙)30克
石膏(碎、绵裹)125克

上四味,以水1400毫升,煮麻黄,减400毫升,去上沫,内诸药,煮取400毫升,去滓,温服200毫升。

## 麻黄附子细辛汤　麻黄附子甘草汤

**【原文】**　麻黄附子细辛汤　　减辛加草甘草方
　　　　　　两感[1]太阳少阴症　能发表水里寒凉

**【提要】**　论麻黄附子细辛汤和麻黄附子甘草汤的组方特点及其适应证。

**【注释】**　[1]两感:指太阳、少阴同时感寒而发病。

**【白话解】**　麻黄附子细辛汤是麻黄、附子、细辛三味药所组成。去细辛加甘草,即名麻黄附子甘草汤。这两个方子,均具有温阳、解表、散寒之功效,治疗太阳少阴"两感"证,即太阳表证发热,兼少阴阳虚里寒。此外,两方还能外散肌表的水气,内温在里的寒邪,起到温散水饮,消退水肿的作用。

【按语】 麻黄附子细辛汤由麻黄、细辛、附子组成,具有温经发表之功效。《伤寒论》中本方主少阴阳虚兼表的病证。原文第301条:"少阴病,始得之,反发热,脉沉者,麻黄细辛附子汤主之。"少阴虚寒证,本不应发热,今始得病即见发热。发热一般多为太阳表证,太阳病其脉当浮,现脉不浮而沉,沉脉主里,为少阴里虚,脉证合参,是证当属少阴阳虚兼太阳表寒证,即所谓太少两感证。此为两经兼病,表里同病。是证虽见少阴里虚之脉,但尚未见下利清谷、手足厥冷等少阴阳虚阴盛之证,所以用麻黄附子细辛汤表里同治,温阳发汗。方中以麻黄散太阳在表之邪,附子温少阴在里之阳。麻附相伍,温经通脉,助阳发表。细辛辛温雄烈,与麻黄相伍,可有温经解表之效,与附子相配,有温通少阴、助阳散寒之功。三药相须为用,内温少阴之阳,外发太阳之表,助正而祛邪,于温经中解表,于解表中温阳。本方为临床上的常用方剂:《医贯》记载,有头痛连脑者,此系少阴伤寒,宜本方,不可不知。《十便良方》指迷方附子细辛汤(即本方加川芎、生姜)治头痛,痛连脑户,或但额角与眉相引,如风所吹,如水所湿,遇风寒则极,常欲得热物熨,此是风寒客于足太阳之经,随经入脑,搏于正气,其脉微弦而紧,谓之冷风头痛。据《张氏医通》载,暴哑声不出,咽痛异常,卒然而起,或欲咳而不能咳,或无痰,或清痰上溢。脉多弦紧或数疾无伦。此大寒犯肾也,麻黄附子细辛汤温之,并以蜜制附子噙之。慎不可用寒凉之剂。在现代临床上,本方可应于下列疾病的治疗:①肾阳虚兼外感风寒;②大寒犯肾,暴哑咽痛;③素体阳虚复感风寒之久咳;④阳虚火衰的癃闭;⑤冷风头痛,风寒齿痛;⑥心阳不振的嗜睡;⑦)病态窦房结综合征,窦性心动过缓;⑧肺心病心衰,急性克山病;⑨肾病综合征,慢性肾炎急性发作属阳虚夹表者;⑩急性克山病阳虚型,本方加干姜;⑪阳虚型三叉神经痛;⑫寒性坐骨神经痛,本方合芍药甘草汤;⑬由于阳虚所致的长年无汗症;⑭阳虚导致之涕泪不止。

麻黄附子甘草汤即麻黄细辛附子汤去细辛加炙甘草而成,具有温经微汗解表之功效。《伤寒论》中亦治少阴病兼表。本证与麻黄附子细辛汤证的差别仅是证情缓急的不同。本方麻、附之作用与前方无异,炙甘草在方中的作用有三:一则以甘缓之性缓麻黄发汗之力,以求微微得汗而解;二则配附子辛甘化阳,固护少阴阳气;三则补中焦,资化源,以为汗液之资。本方在辨证的前提下可用于以下疾病的治疗:①冠心病心律失常,本方加人参、黄芪;②冠心病合并低血压,本方合桂枝甘草汤;③慢性肾盂肾炎急性发作;④病态窦房结综合征。

归纳《伤寒论》对太阳少阴"两感"证的治疗,大抵可概括为以下三个方面:其一,若太少两感初病之时,病邪偏表,证势较急,里虚较轻者,宜麻黄细辛附子汤;其二,若上证病程稍长,正气较虚,病势较缓,无里虚寒证者,宜麻黄附子甘草汤;其三,太少两感证,若服上两方而不差者,是病势偏里,里虚较甚,治当先温其里,宜四逆汤。

【附方】

**28. 麻黄附子细辛汤**(《伤寒论》)

麻黄(去节)30 克　细辛 30 克　附子 20 克(去皮破八片)

上三味,以水 2000 毫升,先煮麻黄,减去 400 毫升,去上沫,内诸药煮取 600 毫升,去滓,温服 200 毫升,日三服。

**29. 麻黄附子甘草汤**(《伤寒论》)

麻黄(去节)30 克　甘草(炙)30 克　附子 20 克(炮、去皮、破八片)

上三味,以水 1400 毫升,先煮麻黄一二沸,去上沫,内诸药,煮取 600 毫升,去滓,温服 200 毫升,日三服。

## 小青龙汤　附子汤　真武汤

**【原文】**　桂芍干姜辛半味　麻黄甘草小青龙
　　　　　附子术附参苓芍　真武无参有姜生

**【提要】**　论小青龙汤、附子汤、真武汤的组方规律。

**【白话解】**　由桂枝、芍药、干姜、细辛、半夏、五味子、麻黄、甘草八味药组成的小青龙汤,治疗表邪不解,心下有水饮而引起的咳喘等证,有很好的效果。附子汤与真武汤,二方的药味及主治证相近似。但附子汤有白术、附子、人参、茯苓、芍药,用于治疗肾阳虚,寒湿不运的重证;真武汤乃附子汤去人参加生姜,用于治疗肾阳虚,寒湿不运,较附子汤证稍轻,而水邪泛滥较为明显的病症。

**【按语】**　小青龙汤具有辛温解表,温化水饮的功效。治疗太阳伤寒兼寒饮内停的病证。以伤寒表实之发热,恶寒,无汗,头身痛和寒饮内停之咳喘为主要表现。还可见到干呕,口渴,下利,小便不利,小腹胀满,咽喉有梗塞感等表现,俱因内停之水饮随气机升降而变动不居,阻碍气机所致。治以小青龙汤外散风寒,内蠲水饮。方中以麻黄发汗解表,宣肺平喘,又兼能利水,再配以桂枝则更增解表通阳散寒之力;细辛、干姜温化寒饮;半夏降逆止呕,与干姜相配,则又可温化中焦水寒之邪。以上诸药皆为辛温之品,恐其辛散耗阴动阳,故以五味子敛肺止咳,且使姜、辛、麻不致辛散太过;芍药酸敛护阴,且与桂枝相伍,调和营卫。再加以炙甘草和中护正,调和诸药,则全方可奏外散风寒,内除水饮之功。本方干姜、细辛、五味子同用,正合"病痰饮者,当以温药和之"之意,仲景治寒饮常将三者合用,取姜、辛入肺,散水寒之邪,五味子入肺,敛肺气之逆,一收一散,散中有收,敛中有散,正邪兼顾,用治咳喘,确有妙用。且五味子,敛肺滋肾,与麻黄相伍,具有宣散与收敛并举之功。诸药相合,在外以解表以散寒,在内能散心下水气,堪称解表化饮的代表方剂。本方加减法,后世医家争议纷纭,如或利、或噎、或小便不利、少腹满、或喘,皆去麻黄,有与理难解之处,故存疑暂不释义。小青龙汤是临床上的常用方剂,为散寒蠲饮,表里两解之方,若无表证,则专一散饮而治咳喘,故无论有无表证,皆可酌情用之。《金匮要略》载:病溢饮者,当发其汗,大青龙汤主之,小青龙汤亦主之;咳逆依息不得卧,小青龙汤主之;妇人吐涎沫,医反下之,心下即痞,先当治其吐涎沫,小青龙汤主之。《千金要方》用本方主治妇人霍乱呕吐。《医学六要》用本方加槟榔,治脚气上气喘息,初起有表证者。《医宗金鉴》用本方治疗杂病之腹胀水肿,以发汗利水。现代临床上,本方常用于以下病证的治疗:①慢性支气管炎,支气管哮喘属寒饮射肺或表寒内饮者。据临床观察,本证多有水色、水斑、水气的出现。所谓水色,指面部青暗色,或下睑处呈青暗色;所谓水斑,指面部出现对称性的色素沉着;所谓水气,指面部虚浮,眼睑轻肿,或下眼睑如卧蚕状。其咳喘伴痰多,痰多呈白色泡沫稀痰,且于冬季寒冷时复发或加重。脉多为弦脉,舌苔多水滑。其他见症尚有气短、憋闷、重则咳逆倚息不得平卧等。②肺源性心脏病,或并发右心衰竭,证见发热,咳喘,痰多,端坐呼吸,下肢浮肿,脉滑,舌苔滑白,舌质紫暗,可用本方合三子养亲汤或五苓散。③慢性肥厚性胃炎属阳虚水饮内停,证见脘腹胀满,心下有振水音,伴嗳气乏力,四肢困重,舌淡脉缓者,可用此方酌加行气消导之品。④其他尚有报道用此方加减治疗失音、遗尿者。应该指出的是,本方不可长期服用,久服易伤阴动阳而生他变。故用治慢性咳喘时,当以小青龙汤救其急,补脾祛痰之剂善其后。对于老幼体弱之人,尤其是患有心脏病的老年人应慎用此方,以免伤阴动阳之弊。

附子汤由白术、附子、人参、茯苓、芍药组成,具有扶阳温经,散寒除湿之功效。主少阴阳虚,寒湿不化之证。证见口中和、背恶寒,或身体痛、骨节痛、手足寒、脉沉。口中和,即口中不苦、不燥、不渴,知里无邪热,故背恶寒为少阴阳虚,失于温煦所致。寒湿留着经脉骨节之间,气滞不行,不通则痛,故见身体痛、骨节痛。阳气虚弱,不能充达于四末,故手足寒,生阳之气陷而不举,故脉沉。附子汤证系少阴阳虚而寒湿凝滞之证,治以附子汤温阳驱寒除湿。本方重用炮附子以扶真阳之虚,且温经散寒而镇痛;用人参大补元气以除虚,参附相伍,峻补元气,回生气之源;阳虚则水湿凝滞不化,故加茯苓、白术健脾除湿,且有利于阳气之宣通。芍药之用,既可制术附之温燥而护阴,且可和血脉而通痹。诸药合用,共奏扶阳温经,散寒除湿之效。在临床应用方面,据《类聚方广义》记载,附子汤治水病,遍身肿满,小便不利,心下痞硬,下利腹痛,身体痛,或麻痹,或恶风寒者。《千金要方》载,附子汤(以本方加桂心甘草)治湿痹缓风,身体疼痛如欲拆,肉如锥刺刀割。综合近年来的报道,本方主要用于风湿性、类风湿性关节炎属虚寒性痹证者;以及肾阳虚遗尿证,心阳不振之心悸,脾肾阳虚之水肿,肾阳虚寒盛的妊娠腹部冷痛、眩晕等病证。

真武汤即附子汤去人参加生姜而成,具有温阳化气行水之功效。主少阴阳虚水泛之证。本证见于《伤寒论》第82条和316条两处。82条为太阳病过汗伤阳而致水气泛滥;316条为少阴病阳虚水泛。二者的起病过程虽有不同,但其病机俱为肾阳虚而水邪泛滥。临床表现为恶寒、心下悸、头目昏眩、身体震颤,或发热,小便不利,咳喘,四肢沉重疼痛或浮肿,下利,舌淡苔白滑润,脉沉弱或弦等。水气为患,变动不居,故多或然之证,水气上逆犯肺则咳嗽;水气停于中焦,胃气上逆则呕,下趋大肠,传导失司则下利;水停下焦,膀胱气化不行则小便不利。总因阳虚水泛而致,治以真武汤温肾阳散水气。方中附子辛热以壮肾阳,补命门之火,使水有所主;白术苦温,燥湿健脾,使水有所制;术附同用,还可温煦经脉以除寒湿;生姜宣散,佐附子助阳,是于主水之中有散水之意;茯苓淡渗,佐白朮健脾,是于制水中有利水之用;芍药活血脉,利小便,又可敛阴制姜附刚燥之性,使之温经散寒而不伤阴。诸药合之,温肾阳以消阴翳,利水道以去水邪,共奏温阳利水之效。因证有或然之变,故方有加减之法:若咳者,是水寒犯肺,加干姜、细辛温肺散寒,加五味子以敛肺气;小便利不须利水,故去茯苓;下利甚者,是阴盛阳衰,芍药苦泄,故去之,加干姜以温中散寒;水寒犯胃而呕者,可加重生姜用量,以和胃降逆,至于去附子,因附子为本方主药,似以不去为宜。本方在临床上的应用范围较广:《类聚方广义》载,治痿躄病,腹拘挛,脚冷不红,小便不利或不禁者,腰酸,腹痛,恶寒,下利日数行,夜间尤甚者,此名疝痫,宜此方。《王氏易简方》曰,此药不惟阴证伤寒可服,若虚劳憎寒壮热,咳嗽下利,皆宜服之,因易名固阳汤,增损一如前法。《直指方》云,治少阴水饮与里寒合而作利,腹痛下利,与本方加干姜、细辛、五味子,凡年高气弱久嗽通用。综合近年有关文献报道,本方可用于以下疾病的治疗:①慢性肾炎,肾病综合征,急性尿毒症;②尿崩症,本方加桑螵蛸、党参、炙甘草;③充血性心力衰竭;④慢性支气管炎、肺气肿,肺源性心脏病;⑤萎缩性胃炎,胃下垂,胃及十二指肠溃疡,胃切除后倾倒综合征,腹泻,便秘;⑥血栓闭塞性脉管炎;⑦风湿性关节炎;⑧面肌痉挛症,肌束颤动症,摆头运动症,老年性震颤,舞蹈病;⑨内耳眩晕症,鼻渊;⑩妇女闭经、白带;⑪肾盂结石,输尿管结石;⑫阳痿、遗精,高血压阳虚水逆证。以上病证凡辨证属于肾阳虚兼水气为患者,均可以本方治疗,且疗效可靠。

对比附子汤与真武汤,药味大致相同,皆用朮附苓芍,所不同者,附子汤朮附倍用,并伍人参,重在温补元阳,除寒湿而止痛;真武汤朮附半量,更佐生姜,重在温阳化气,以散水邪。

【附方】

**30. 小青龙汤**(《伤寒论》)

麻黄(去节)　芍药　细辛　干姜　甘草(炙)　桂枝(去皮)
各 45 克　五味子 30 克　半夏(洗)50 克

上八味,以水 2000 毫升,先煮麻黄,减 400 毫升,去上沫,内
诸药煮取 600 毫升,去滓,温服 200 毫升。

**31. 附子汤**(《伤寒论》)

附子 40 克(炮,去皮,破八片)　茯苓 45 克　人参 30 克
白术 60 克　芍药 45 克

上五味,以水 1600 毫升,煮取 600 毫升,去滓,温服 200 毫
升,日三服。

**32. 真武汤**(《伤寒论》)

茯苓　芍药　生姜(切)各 45 克　白术 30 克　附子 20 克
(炮、去皮、破八片)

上五味,以水 1600 毫升,煮取 600 毫升,去滓,温服 140 毫
升,日三服。

# 干姜附子汤　白通汤　白通加人尿猪胆汁汤
## 四逆汤　通脉四逆汤　茯苓四逆汤
# 理中汤　桂枝人参汤　附子理中汤　治中汤

【原文】　姜附加葱白通剂　更加尿胆治格阳[1]
　　　　　加草四逆葱通脉　加参茯苓四逆方
　　　　　理中参术干姜草　加桂桂枝人参汤
　　　　　加附名曰附子理　加入青陈治中汤

【提要】　论干姜附子汤、白通汤、白通加人尿猪胆汁汤、四
逆汤、通脉四逆汤、茯苓四逆汤、理中汤、桂枝人参汤、附子理中
汤、治中汤的组方及其演化规律。

【注释】　[1]格阳:阴寒极盛,把阳气格拒在外,而出现里有
真寒,外有假热的症状。

**【白话解】** 由干姜、附子所组成的干姜附子汤,是回阳的重剂。本方加葱白,即名白通汤,用于治疗阴盛戴阳证。白通汤加人尿、猪胆汁,名白通加人尿猪胆汁汤,可治阴盛戴阳服热药后发生的格拒之证。若在干姜附子汤加上甘草,就是回阳救逆的四逆汤。若四逆汤证,更见脉微欲绝,甚而脉已不见时,增加附子、干姜用量以回阳通脉,这就是通脉四逆汤;其面色赤者,可急加葱白宣通上下。四逆汤加人参、茯苓,名茯苓四逆汤,能回阳益阴,兼伐水邪,以治烦躁。理中汤是人参、白术、干姜、甘草四药组成,能治中焦寒湿,温补脾胃之虚。若兼有表证时,本方加桂枝,名为桂枝人参汤;兼阳虚寒盛的,本方加附子,即附子理中汤;如果脾胃虚寒而兼有气滞不舒的,加青皮、陈皮,名治中汤,具有温中理气的功效。

**【按语】** 干姜附子汤仅干姜和附子二味药物,可视为四逆汤减甘草而成,具有急救回阳的功效。《伤寒论》用此方主下后复汗所致肾阳虚证。证见原文第 61 条:"下之后,复发汗,昼日烦躁不得眠,夜而安静,不呕,不渴,无表证,脉沉微,身无大热者,干姜附子汤主之。"汗下颠倒误治后,阳气大伤,阴寒内盛。昼日阳气旺,病人之虚阳,得天之阳气相助,尚能与阴邪相争,但又争而不胜,故昼日烦躁不得眠,此所言烦躁,实际应指躁烦,即以肢体躁动不宁为主的证候。夜间阳气衰,阴气盛,以阳虚之体,又无阳相助,不能与阴邪抗争,故夜而安静。"不呕,不渴,无表证"说明该证非少阳、阳明、太阳病,与三阳无关。"身无大热"说明阳衰阴盛之躁烦,尚未见到阴盛格阳的"身大热,反欲得衣者"的真寒假热之征。本证以阳虚躁烦为主,病情发展迅速,故需急救回阳。干姜、附子二物皆大辛大热之品,急回肾阳于欲脱之际。附子生用,其破阴回阳之力更宏。一次顿服,则药力集中,破阴回阳效果更佳。其所以不用甘草者,主要是为了避其甘缓,以免牵制姜、附回阳之力。如此但用姜、附,药简力专,有单刀直入,急救回阳之妙。本方虽简,却为临床所常用:《三因方》用本方治中寒卒然昏倒,或吐逆涎沫,状如暗风,手脚挛搐,口噤,四肢逆冷,或复发热。《济阴纲目》用本方治中寒霍乱,吐泻转筋,手足厥冷多汗。《太平惠民和剂局方》用本方治暴中风冷,久积痰水,心腹冷痛,霍乱转筋,一切虚寒证,并皆治疗。现代临床常用本方治疗心衰水肿、肝硬化腹水、胃脘痛、肾炎浮肿,甚至休克前期的躁动不宁、低血糖眩晕、低血压眩晕、梅尼埃综合征而偏于阳虚者。

白通汤即干姜附子汤加葱白而成,治疗少阴阴盛阳虚戴阳证。当有下利、恶寒、四肢厥冷、脉微、面赤等表现,病机为阴盛于下,虚阳被格于上,治以白通汤破阴回阳,宣通上下。方中用附子补下焦之阳以治其本,干姜温中土之阳以通上下。用葱白不用甘草,因甘草性缓,恐其反掣肘姜附急救回阳之力,故去而不用;葱白辛温走窜,加之可交通上下,使格拒之势得解而上浮之阳回归本位。如是则附子温于下,干姜温于中,葱白通于上,下焦之阳复,被格之阳回而诸证悉去。钱天来《伤寒溯源集》云:"盖白通汤即四逆汤以葱白易甘草,甘草所以缓阴气之逆,和姜附而调护中州,葱则辛滑行气,可以通行阳气而外散寒邪,二者相较,一缓一速,故其治亦颇有缓急之殊也。"可参。本方的临床应用以个案报道为多。范中林曾治疗1例头痛反复发作的患者,发作时头暴痛如裂,伴见发作时心烦,气短,四肢厥冷,面色萎白,舌质淡暗,边有齿痕,苔灰白薄润,脉沉微,用白通汤原方治疗,服药4剂后,头痛减轻,精神好转。继用四逆汤合理中汤加味配丸药而愈。刘宇也曾以本方加炙甘草治疗1例阳虚头痛而获效。俞长荣用本方加横纹潞党参治疗一例外感风寒后突发寒战,四肢逆冷,腹痛自利,但欲寐,脉沉微的患者,服药后利止,手足转温,诸证均愈。李筱圃报道一孕妇怀孕9个月时,突发头晕眼花,跌倒后昏迷不醒,伴四肢厥冷,面色白,两颧微红,时恶心欲吐,脉伏不见,服白通汤加味一剂后,诸证减轻。另外还有报道用此方治疗雷诺氏综合征,用此方加乌贼骨治疗眼科前房积脓而获效。

白通加人尿猪胆汁汤《伤寒论》原名为白通加猪胆汁汤,即白通汤加入人尿、猪胆汁而成,治疗阴盛戴阳服热药后发生的格拒之证。方中以白通汤破阴回阳,通达上下,加人尿、猪胆汁咸寒苦降,引阳药入于阴中,使热药不为寒邪阻格,以利于白通汤发挥回阳救逆,破阴驱寒之功。此外,人尿、猪胆汁皆属血肉有情之品,于此阴寒内盛、虚阳被格,下利阴伤之时,尚有补津血,增阴液之效。在白通汤内加入猪胆汁之苦寒,人尿之咸寒,以苦咸寒之药性来顺从疾病的阴寒之性,从其性而治之,使其不相格拒,这是大多数注家依《内经》思想所作的传统性解释,但是,从病情发展及处方用药来看,上述的解释还不够全面,因为病至少阴不仅伤阳,同时,"下利不止"也必然使阴液受到损伤,故"利不止,厥逆无脉,干呕烦"乃属阴阳俱虚之证。如果单用白通汤治疗,则助阳有余而益阴不足。阴阳互根,无阴则阳无以存,功能的恢复就缺少了物质基础。况且姜附阳热之品会进一步伤阴,所以药后不但不效,反而会使证情加重,以致出现利不止,厥逆无脉,干呕烦等证候。人尿和猪胆汁均所谓"血肉有情之品",易被吸收而直接为人所用,是草木滋阴之品所不能比拟的。人尿(一般用童便)咸寒益阴,猪胆汁苦寒滋液兼清虚热,两药同用,能续已竭之阴,滋将涸之液。所以,白通汤加人尿、猪胆汁,有两个方面的意义:其一,是借其寒性反佐,引阳药直入阴分,使阴阳不发生格拒。其二,是用其补津血、增体液,补充人体阴分的不足,以奠定阳气来复的物质基础。有临床应用验案,选录如下:廖浚泉治一腹泻13天的患儿,泻下无度,伴烦躁不安,发热,口渴,呕吐水样液,小便不利,面色白,前囟目眶凹陷,睡卧露睛,舌苔白腻,脉细数无力。曾用西药抗生素、补液疗法,中药葛根芩连汤等治疗无效,后予白通加猪胆汁汤,服药后体温降至正常,泄泻亦减轻,后以附桂理中汤加味善后。姚国鑫治疗1例咽颊炎及皮肤结节性红斑患者,证见咽喉痛,关节痛,下肢发现结节性红斑,反复发作,缠绵不已,曾先后5次住院治疗而未愈,并见形寒肢冷,下肢发凉发麻,大便溏薄,体温仅36.5℃,辨证为少阴寒邪,包含其火,阳气被寒气闭郁而不宣,投白通汤加猪胆汁汤合半夏散,连进4剂而诸证缓解,随访半年未再复发。贺有琰治疗1例盛夏突发呕吐,下利清谷而频作患者,四肢厥冷,面红如妆,微烦躁扰,身有微汗而脉沉微欲绝,用白通加猪胆汁汤2剂后,汗收而吐利大减,后改用四逆汤加味而愈。

四逆汤是在干姜附子汤的基础上加上甘草而成,具有回阳救逆的功效。因其主治少阴阳虚阴盛之四肢厥逆,故方名四逆。方中附子温肾回阳,干姜温脾散寒,甘草调中补虚,三药合用,共奏温补脾肾,回阳散寒之效。临床上不论外感、杂病,凡属脾肾阳虚、阴寒内盛者,皆可以此方治之。《伤寒临证》载,病人面青腹满,他人按之不满,此属阴证,切不可攻,攻之必死,宜四逆汤温之。《医宗必读》说,四逆汤治太阴汗利不渴,阴证脉沉身痛。《万病回春》云,凡阴证,身静而重,语言无声,气少,难以喘息,目睛不了了,口鼻气冷,水浆不下,大小便不禁,面上恶寒如刀刮者,先用艾条灸法,次服四逆汤。《古方便览》指出,世医所谓中寒中湿及伤寒阴证,霍乱等诸证,厥冷恶寒,下利腹痛者,皆可用四逆汤。本方现代主要用于如下病证:①心肌梗死伴发心源性休克,用本方合生脉散或独参汤;冠心病心动过缓,畏寒肢冷,用本方加麻黄、细辛;②急慢性胃炎,胃下垂,急慢性肠炎,小儿泄泻等辨证属阳虚阴盛者;③慢性支气管炎,咳吐清稀白痰,本方合二陈汤、止嗽散;④慢性肾炎,本方合五苓散或真武汤;⑤高血压、低血压辨证属阴盛阳虚者;⑥阴性疮疡;⑦放射性白细胞减少症;⑧肢端青紫症;⑨冷性荨麻疹,用本方加细辛、防风。

通脉四逆汤即四逆汤加大附子、干姜剂量而成。《伤寒论》用之治少阴病阴盛格阳于外的病证。本证的病机和证候特点是"里寒外热"，实为里真寒而外假热。临床表现见下利清谷、手足厥逆、脉微绝等真寒证及身反不恶寒、面色赤、咽痛等虚阳浮越之象。治宜破阴回阳，通达内外。附子、干姜增量，则扶阳力大，消阴功显，且具破阴回阳，通达内外，救逆通脉之功，故名通脉四逆汤。阴盛格阳之证有或然之变，故《伤寒论》方后注有加减之法，若面色赤者加葱，取其通达上之阳；腹中痛者加芍药，取其活血和络，缓急止痛；呕者加生姜，取其温胃散寒，降逆止呕；咽痛者加桔梗，取其利咽开结；利止脉不出者加人参，取其益气生津，固脱而复脉。方后强调"病皆与方相应者，乃服之"，意在示人处方选药必须契合病机，若兼证不同，当随证加减，方能收到预期效果。本方药物组成与四逆汤相同，故应用范围与四逆汤相似，只是需注意用本方时必须符合阴盛格阳之病机。对比上述四方，白通汤、白通加人尿猪胆汁汤、四逆汤、通脉四逆汤，虽然同属四逆汤类方，然功用略有不同：白通汤功在破阴回阳，交通上下，主治阴盛戴阳证，证见下利脉微，恶寒厥逆，面色赤；白通加人尿猪胆汁汤功在破阴回阳，交通上下，咸寒苦降，兼滋阴液，主治阴寒太盛，与阳药格拒之证，证见利不止，厥逆无脉，干呕心烦；四逆汤功在回阳救逆，主治阳衰阴盛证，证见下利清谷，手足厥逆，恶寒蜷卧，脉沉微细；通脉四逆汤功在破阴回阳，通达内外，主治阴盛格阳证，证见下利清谷，手足厥逆，脉微欲绝，其人面色赤，身反不恶寒。临证之际，应仔细鉴别证候类型，斟酌而用。

茯苓四逆汤由四逆汤加茯苓、人参而成，具有回阳益阴的功效。《伤寒论》用之治疗汗下后阴阳两虚的烦躁。发汗太过，易伤其阳，而复误下，则易伤阴。阳虚而神气浮越，更兼阴虚而阳气无所依附，故生烦躁。治以茯苓四逆汤回阳益阴。方中用四逆汤回阳救逆,人参安精神、定魂魄、益气生津。姜、附与人参同用,则回阳之中有益阴之功,益阴之中有救阳之力。茯苓宁心安神而除烦躁。诸药合用,正可治疗少阴心肾衰虚、阴阳两损、阴盛阳虚、阴液不济而致烦躁不安的病证。成无己说,干姜附子汤与本方"皆从四逆汤加减,而有救阳救阴之异。此比四逆为缓,固里宜缓也。姜附者,阳中之阳也。用生附而去甘草,则势力更猛,比四逆为峻,回阳当急也。一去甘草,一加茯苓,而缓急自别。加减之妙,见用方之神乎。"茯苓四逆汤在临床上可用以治疗脾肾阳虚所致腹胀、腹泻、水肿等病症,见于急慢性胃肠炎、结肠炎、肠结核、风湿性心脏病、肺源性心脏病、心功能不全等疾病,辨证属于脾肾两虚者,见烦躁者尤为对证。《伤寒论汤证论治》说,本方治疗阴阳两虚之尿频效果肯定。其证见尿频,夜达数十行,色白量少,无尿疼、尿赤,小腹不胀,脉沉迟无力。又治无脉证,因惊恐伤及心肾。心主血脉,肾主精,惊则伤心,恐则伤肾。精血两伤,气无所主,不能充于脉,故产生无脉。证见昏迷不醒,四肢厥逆,颜面苍白,寸、关、尺脉皆无。用本方补心肾之阴阳,气血得充,其脉自复。本方亦可治失眠,其证见失眠无梦,伴有疲乏无力,舌淡苔薄白,脉虚弱者,用本方补益心肾,心肾相交,失眠自愈。

　　理中汤由人参、白术、干姜、甘草四药组成,具有温中散寒、健脾燥湿的功效。方中人参、炙甘草健脾益气,干姜温中散寒,白术健脾燥湿。脾阳得运,寒湿可去,则中州升降调和而吐利自止。本方为治疗太阴病虚寒下利的主方,因具有温运中阳,调理中焦的功效,故取名"理中",此方又名人参汤。本方既可制成丸剂,亦可煎汤服用。病情缓而需久服者用丸剂,病势急而丸不济事者用汤剂。服药后腹中由冷而转热感者,说明有效,可续服;若腹中未热,说明效不明显或无效,多为病重药轻之故,当增加丸药的服用量,由一丸加至三四丸,或改用汤剂。为增强药物疗效,服药后约一顿饭的时间,可喝些热粥,并温覆以取暖。《伤寒论》理中丸方后记载随证加减法有八种:①脐上悸动者,是肾虚水气上冲之象,方中去白术之壅补,加桂枝以温肾降冲,通阳化气。②吐多者,是胃寒饮停而气逆,故去白术之补土壅塞,生姜以温胃化饮,下气止呕。③下利严重者,是脾气下陷,脾阳失运,故还需用白术健脾燥湿以止利。④心下悸者,是水邪凌心,可加茯苓淡渗利水,宁心安神。⑤渴欲饮水者,乃脾不散精,水津不布,宜重用白术健脾益气,以运水化津。⑥腹中痛者,是中气虚弱,故重用人参。⑦里寒甚,表现为腹中冷痛者,重用干姜温中祛寒。⑧腹满者,因寒凝气滞,故去白术之壅塞,加附子以辛温通阳,散寒除满。理中汤是临床常用方之一。如《妇人良方》用其治产后阳气虚弱,小腹作痛或脾胃虚寒弱,或呕吐腹痛,或饮食难化,胸膈不利者。《景岳全书》载本方治太阴病自利不渴,阴寒腹痛,短气咳嗽,霍乱呕吐,饮食不化,胸膈噎塞,中气虚损久不能愈或中虚生痰等证。《三因方》用其治伤胃吐血,伴见冷汗自流,腹中疞痛者。《外科正宗》用本方治疗中气不足,虚火上攻,以致咽干燥作痛,妨碍吐咽,及脾胃不健,食少作呕,肚腹阴疼等证。近代临床常用于以下病证的治疗:①消化系统疾病:如胃炎、溃疡病、慢性肠炎,溃疡性结肠炎等属于脾胃虚寒者。②呼吸及心血管系统疾病:如慢性支气管炎,肺心病,属肺脾两虚者,用本方加用化痰药物治疗有效。③其他:小儿慢惊风,多瘰属脾气虚寒者。

桂枝人参汤是由理中汤加桂枝而成,具有温中解表的功效。《伤寒论》中用其治疗太阳病误下脾虚寒湿兼表的病证。原文第163条:"太阳病,外证未除,而数下之,遂协热而利,利下不止,心下痞硬,表里不解者,桂枝人参汤主之。"太阳病,表未解,当以汗解,反屡用攻下,则不仅表邪不解,且更伤脾胃,致运化失职,寒湿内生,清阳不升,则利下不止,浊阴不降,则心下痞硬,此乃中阳不振,脾虚寒湿之下利,同时兼表寒未解,故曰"协热而利",以桂枝人参汤温中解表。方中理中汤温中散寒止利;桂枝解散表寒,同时助理中汤温中焦之阳。由于此证以里虚寒为重,故理中汤四物先煮;桂枝为解表而设,故桂枝后下,以充分发挥其辛散之力。本方在临床上主要用于中焦虚寒而兼有表邪的治疗。《类聚方广义》言:"头痛发热,汗出恶风,肢体倦怠,心下支撑,水泻如倾者,多于夏秋间有之,宜此方。"现代则加减应用于治疗感冒、流行性感冒、慢性胃炎,肠炎、结肠炎,等病症。

附子理中汤是由理中汤加炮附子而成。方中用理中汤温中散寒、健脾燥湿;加炮附子温补下焦肾阳,主治脾肾阳虚下利证。太阴中焦虚寒下利日久不愈,往往累及下焦肾阳,造成脾肾阳虚,出现腹满时痛,下利清谷,畏寒喜暖、手足不温、脉沉弱、苔薄白等症,此宜脾肾同温,用附子理中汤治疗。临床上凡理中汤证兼肾阳虚者,皆可选用本方。

治中汤为理中汤加青皮、陈皮而成。方中用理中汤温中散寒、健脾燥湿;加青皮、陈皮行气、消积、化滞;故具有温脾理气而治理中焦的功效。本方在临床上,适用于理中汤证,脾阳虚衰,运化失司,又兼有食积痰滞,或肝胆气郁病症的治疗。

**【附方】**

**33. 干姜附子汤**(《伤寒论》)

干姜 15 克　附子 20 克(生用,去皮破八片)

上二味,以水 600 毫升,煮取 200 毫升,去滓,顿服。

**34. 白通汤**(《伤寒论》)

葱白四茎　干姜 15 克　附子 20 克(生用、去皮、破八片)

上三味,以水 600 毫升,煮取 200 毫升,去滓,分温再服。

**35. 白通加人尿猪胆汁汤**(《伤寒论》)

即白通汤加人尿 100 毫升、猪胆汁 20 毫升。

上五味,以水 600 毫升,煮取 200 毫升,去滓,内胆汁、人尿,和合相得[1]，分温再服。若无胆，亦可用。

**【注释】** ［1］和合相得：混合调和均匀。

**36. 四逆汤**(《伤寒论》)

甘草(炙)30 克　干姜 23 克　附子 20 克(生用、去皮、破八片)

上三味，以水 600 毫升，煮取 240 毫升，去滓，分温再服。强人可附子 25 克，干姜 45 克。

**37. 通脉四逆汤**(《伤寒论》)

甘草(炙)30 克　附子 25 克(生用、去皮、破八片)　干姜 45 克(强人可 60 克)

上三味，以水 600 毫升，煮取 240 毫升，去滓，分温再服。其脉即出者愈。

**38. 茯苓四逆汤**(《伤寒论》)

茯苓 60 克　人参 15 克　附子 20 克(生用、去皮、破八片)　甘草(炙)30 克　干姜 23 克

上五味，以水 1000 毫升，煮取 600 毫升，去滓，温服 140 毫升，日二服。

**39. 理中汤**(《伤寒论》)

人参　干姜　甘草(炙)　白术各 45 克

上四味，以水 1600 毫升，煮取 600 毫升，去滓，温服 200 毫升，日三服。

**40. 桂枝人参汤**(《伤寒论》)

桂枝(别切)60 克　甘草(炙)60 克　白术 45 克　人参 45 克　干姜 45 克

上五味，以水 1800 毫升，先煮四味，取 1000 毫升，加入桂枝，更煮取 600 毫升，去滓，温服，日再[1]，夜一服。

**【注释】** ［1］日再：白天服二次。

**41. 附子理中汤**(《三因方》)

即理中汤加附子 20 克(炮)

煎服法同理中汤。

**42. 治中汤**(《证治准绳》)

即理中汤加橘红、青皮各 45 克。

煎服法同理中汤。

五苓散　春泽汤　五苓甘露饮

苍附五苓散　茵陈五苓散　胃苓汤

**【原文】** 五苓停水[1]尿不利　内蓄膀胱[2]外太阳

二苓泽术桂分用[3]　虚渴加参春泽汤

甘露寒水膏滑入　苍附内寒附子苍

茵陈发黄小便涩[4]　食泻合胃胃苓方

**【提要】** 论五苓散、春泽汤、五苓甘露饮、苍附五苓散、茵陈五苓散、胃苓汤的组方规律及其适应证。

**【注释】** [1]停水:即水饮内停。由于气化不利,不能运化水液敷布周身,而停滞在人体的某一部位所引起的病变。

[2]内蓄膀胱:即水停内蓄膀胱。以脉浮,发热,渴欲饮水,小便不利,少腹满为主要表现。外有太阳表证不解,内有水蓄膀胱,又名太阳蓄水证。

[3]桂分用:有太阳表证时用桂枝,无太阳表证时则可不用桂枝而用肉桂。

[4]小便涩:小便不通畅。

**【白话解】** 五苓散治太阳膀胱停水,见有小便不利,少腹满等证。本方的药物有茯苓、猪苓、泽泻、白术、桂枝(或肉桂)。桂枝和肉桂是根据不同的病情而选用的,膀胱蓄水并兼有脉浮、头痛、发热等表证时,就用桂枝温通阳气发汗以利水,可解太阳未尽之表邪;若无表证,则可用肉桂助阳气化行水。若里虚停水,津液不升而渴时,用春泽汤即五苓散加人参。停水兼有内热的用五苓甘露饮,即五苓散加寒水石、滑石、生石膏,以清热利水;停水兼有内寒的,用五苓散加附子、苍术温散寒水,此即苍附五苓散;若小便不利,湿热熏蒸而发生黄疸的,用茵陈五苓散,即五苓散加茵陈,除湿退黄。若停水伤食而致腹泻的,用胃苓汤,即五苓散合平胃散,以消食、利水、除湿。

**【按语】** 五苓散由茯苓、猪苓、泽泻、白术、桂枝五味药物组成,具有化气利水、兼以解表的功效。《伤寒论》中用此方治太阳蓄水证、霍乱吐利以表证居多者。蓄水证由汗后表邪循经入府,影响膀胱气化功能,以致水停下焦,气滞不行。证见脉浮,小便不利,口渴饮水,重者渴欲饮水,水入则吐。此方剂型为散,取其发散之义。方中猪苓、茯苓、泽泻淡渗以利水;白术助脾气之转输,使水精得以四布;桂枝辛温,通阳化气以利水,又可散表邪。二苓配泽泻,导水下行,通利小便,效更显著。茯苓配白术,以健脾而利水。茯苓配桂枝,通阳化气而利水。"以白饮和"服,除将药散调为糊状便于吞服外,也含有服桂枝汤啜粥之义;"多饮暖水",可助药力以行津液而散表邪。本方通阳化气以利水道,外窍得通则下窍亦利,故曰"汗出愈"。凡属膀胱气化不利之蓄水证者,不论有无表证,皆可用本方治疗。五苓散的临床应用比较广泛:《此事难知》载,治酒毒,小便赤涩,宜五苓散。《济生方》加味五苓汤,治伏暑热二气及暑湿泄泻注下,或烦,或渴,或小便不利。即本方加车前子。《伤寒绪论》谓,温病发热而渴,小便赤涩,大便自利,脉浮,五苓散去桂加黄芩。综合近年来的文献报道,本方可用于以下病症的治疗:①泌尿系统疾病,如急性肾炎,肾性高血压,垂体性尿崩症,遗尿,输尿管结石,早期肾功能不全,肾盂肾炎等属阳虚气化不利,见有小便不利,口渴欲饮者;②生殖系统疾病,如睾丸鞘膜积液,卵巢囊肿,乳腺小叶增生,闭经,带下,老年性阴道炎,绝育结扎术后阴囊血肿等见有本方证或属于本方证病机者;③神经精神性疾病,有报道用本方加半夏治疗受惊后昏厥症反复发作有效,另可用本方治疗脑积水,顽固性偏头痛,精神性尿频等;④五官科疾病,用本方加减治疗中耳炎,耳聋,青光眼,过敏性鼻炎,假性近视,中心性视网膜炎等,可获满意疗效;⑤心脏疾病,如用本方合麻黄附子细辛汤加椒目、石菖蒲、牛膝治疗心包积液有效,用本方合生脉散加葶苈子治疗慢性充血性心力衰竭疗效满意;⑥呼吸系统疾病,用本方加黄连、车前草治疗百日咳有效;用本方加商陆、党参、赤芍与抗痨药同用,治疗结核性胸膜炎可使胸水迅速消退;⑦其他疾病,有报道用本方加半夏治疗妊娠后饮食即吐效佳,也有报道用本方治疗慢性胃炎,胃肠性感冒,原发性血小板减少性紫癜,肝硬化腹水者。

春泽汤即五苓散加人参。《证治要诀类方》载本方治伤暑泻后仍渴,方用五苓散健脾利水除湿,用人参益气生津。《奇效良方》治伏暑发热,烦渴引饮,小便不利,用本方加柴胡、麦冬,亦名春泽汤;渴甚去桂,加五味子、黄连。临证之时,凡五苓散证兼有气津两虚者,可酌用本方。

五苓甘露饮即五苓散加寒水石、滑石、生石膏,主治停水兼有内热,故在五苓散的基础上加三石以清热利湿。《宣明论方》载本方,治中暑受湿,头痛发热,烦渴引饮,小便不利;及霍乱吐下,腹痛满闷;或小儿吐泻惊风等,原名桂苓甘露饮(散),有炙甘草,以温水或生姜煎汤调下。

苍附五苓散即五苓散加苍术、附子而成,主治下焦蓄水,中焦湿滞,兼有阳气不足之证。方中五苓散化气行水;苍术燥湿健脾,以化湿浊之郁;附子补火壮阳,温脾运化以除中焦之湿,暖肾回阳以助膀胱化气行水。临证之时,凡五苓散证兼有内寒湿滞者,可酌用本方。

茵陈五苓散即五苓散加茵陈,主治湿热黄疸,湿重热轻者。方中五苓散利水除湿,加茵陈去湿热、利黄疸,共奏除湿退黄之功效。本方亦可用于治疗阴黄,《伤寒总病论》载,伤寒脉浮缓,手足自温者,系在太阴,小便不利,必发黄,五苓散加茵陈主之。以茵陈浓煎汤,调五苓散二钱服之,日三四,黄从小便下,以小便利,小便清为度。根据《寿世保元》所载,五苓散去桂名四苓散;加茵陈名茵陈五苓散;加辰砂名辰砂五苓散。一方加大黄,治初痢,亦治积聚食黄,并酒疸。

胃苓汤即五苓散合平胃散。主治水湿内停,运化失职,气化不利之证。方中五苓散化气行水,平胃散燥湿运脾,两方相合,可使湿浊得化,水邪消散。《丹溪心法》载本方治伤湿停食,脘腹胀满,泄泻,小便短少。《证治准绳》载本方服法,诸药为粗末,加生姜、大枣水煎,空腹温服。或研为细末,以姜水、灯心、陈皮煎汤调服。水湿得除,食积得消,可更用六君子汤调补脾胃。本方又名金饮子。《古今医方》载本方,加炒白芍,则又增柔肝和阴之功效,可用于治疗胃苓汤证兼见肝胃不和,或泄泻兼有腹痛者,有痛泻要方之意,若以生姜、大枣煎汤调服,又有桂枝加芍药汤之意,和脾络而缓急止痛。

**【附方】**

**43. 五苓散**(《伤寒论》)

茯苓 12 克　泽泻 20 克　猪苓 12 克　白术 12 克　桂枝(或肉桂)8 克

捣为散,以白饮[1]和服 5～6 克,日三服,多饮暖水,汗出愈。如法将息。

**【注释】**　[1]白饮:白米煮的汤。

**44. 春泽汤**(《证治要诀类方》)

即五苓散加人参

水煎服。

**45. 五苓甘露饮**(《宣明论方》)(原名桂苓甘露饮)

滑石 120 克　石膏　寒水石　甘草各 60 克　白术　茯苓

泽泻各 30 克　猪苓　肉桂各 15 克

　　共研细末每服 15 克,温水或生姜煎汤调下。

### 46. 苍附五苓散《医宗金鉴》

即五苓散加苍术、附子。

### 47. 茵陈五苓散《金匮要略》

茵陈蒿末 10 分[1]　五苓散 5 分(见 43 方)

上二味和,先食饮 5 克,日三服。

**【注释】** [1]分:同份,指药物的剂量比例。

### 48. 胃苓汤《证治准绳》

　　苍术　厚朴(紫油者、姜汁炒)　陈皮　白术　茯苓各 4.5 克　泽泻　猪苓各 3 克　甘草 2 克　肉桂 1.5 克

　　剉细,清水一盏,加生姜 3 片,大枣 3 枚,煎至七分去滓,空腹时温服。或研为末,每服 6 克,姜水、灯心、陈皮煎汤调下。更用六君子汤调补脾胃。

## 栀子豉汤　栀子甘草豉汤　栀子生姜豉汤
## 枳实栀子豉汤　枳实栀子豉加大黄汤
## 栀子干姜汤　栀子厚朴汤

**【原文】** 栀豉加草加生姜　枳实栀豉加大黄
　　　　　去豉栀子干姜入　枳朴栀子厚朴汤

**【提要】** 论栀子豉汤、栀子甘草豉汤、栀子生姜豉汤、枳实栀子豉汤、枳实栀子豉加大黄汤、栀子干姜汤、栀子厚朴汤的组方规律。

　　**【白话解】** 栀子豉汤由栀子、淡豆豉组成。主治郁热虚烦不得眠等证。本方可根据不同的兼证进行加减,若气虚的加甘草、名栀子甘草豉汤;兼呕逆的加生姜,名栀子生姜豉汤;大病后因过劳复发,出现烦热证的,加枳实名枳实栀子豉汤,有宿食不化的还须加大黄以下食滞;若误用下法,伤了脾胃之气,其烦

热仍不解的可依本方去豉加干姜,清热兼温脾胃;若心胸烦热而兼有腹满的,可依本方去豆豉加枳实、厚朴,名为栀子厚朴汤。

【按语】 栀子豉汤具有清宣郁热的功效,是治疗虚烦不得眠、心中懊侬的主方。栀子豉汤证之病机为热扰胸膈,证见心中懊侬,虚烦不得眠,烦热,胸中窒,甚则身热不去,心中结痛。用栀子汤清热除烦。方中栀子苦寒,既可清透郁热,解郁除烦,又可导火下行,除热于下。豆豉气味俱轻,既能透表宣热,又能和降胃气。二药相伍,降中有宣,宣中有降,为清宣胸膈郁热,治疗虚烦懊侬之良方。若兼见少气者,加甘草以益气,名为栀子甘草豉汤;若兼见呕吐者,加生姜降逆和胃止呕,名为栀子生姜豉汤。三方在煎煮时,豆豉皆后下,因为豆豉的功效为宣透郁热,采用后下方法,煎煮时间较短,正可以取其轻清之性。如果与它药同下,煎煮时间较长,便损失了其轻清之性。三方方后注皆言“得吐者,止后服”。服栀子豉汤后何以呕吐? 因为栀子豉汤治热郁胸膈证,服药后火郁得开,胃气得伸,故作吐而解。特别是在病人心中懊侬、欲吐不吐的情况下,服药后更容易引起呕吐,吐后郁热得以外排,病情得以减轻。不过,临床上也存在服栀子豉汤后,病情好转或痊愈而不呕吐的情况。《伤寒论》栀子豉汤主证的“烦”,是心胸中(胸骨后方)一种郁闷烦乱不适的感觉,似热非热,似饥非饥,似呕非呕,似痛非痛,莫可名状。显然,这种烦与现在一般说的烦躁是不同的。现在一般所说的烦躁,其意义是精神不静和情绪不宁。虽然栀子豉汤的烦,也可以导致患者精神不静和情绪不宁,甚至身体手足躁扰不安,但栀子豉汤证的烦并不是现在所说的烦躁(详见本篇类伤寒五证中之“虚烦”)。栀子豉汤在临床应用较广。《圣济总录》记载用本方治蛤蟆黄,舌上青筋,昼夜不眠。《小儿药证直诀》记载:“栀子饮子,治小儿蓄热在中,身热狂躁,昏迷不食,大栀子仁七个(捶破)、豆豉半两。

左药共用水三盏,煎至二钱,看多少服之无时。或吐或不吐,立效。"《浙江中医杂志》1965年第5期介绍,叶天士运用栀子豉汤常在原方上出入加减,能阐发仲景余蕴,发前人之未发,如以原方加郁金、瓜蒌皮、杏仁组成苦辛轻剂,治疗范围也由"虚烦不安"扩大到脘闷不饥、咳逆头胀、大小便难、身热、汗出、神蒙等,不但可治伤寒化热,且可治暑、燥、风温等外感温病及内科杂病。同时,叶氏又以本方加通草、赤小豆、连翘之类治疗湿温溺赤,郁结发黄;胃气欠和、不饥能食、不寐者,加枳实、半夏、广皮白,仿枳实栀豉法通降胃气。本方现代临床多用于外感热病初起,邪在气分轻证,证见发热,胸闷不适,舌尖红,苔淡黄。亦可用以治疗肝炎、胃炎、自主神经功能紊乱、神经官能症等,属于热郁胸膈证者。

枳实栀子豉汤具有清热除烦、宽中行气的功效。主治大病初愈,因妄动作劳而复发出现的热郁胸膈、心中懊憹等证。《伤寒论》原文第393条:"大病差后,劳复者,枳实栀子豉汤主之。"原文过于简略,未明复发者何证,据方推测,当是余热复聚,上越于胸中所致。其证多见胸脘烦热,闷痞不适,倦怠食少,口苦,小便黄。因劳复之热踞于胸脘,故用枳实栀子豉汤轻清宣透,宽中下气。方中枳实宽中行气,栀子清热除烦,豆豉宣透邪气。用清浆水煮药,取其性凉善走,调中开胃以助消化。若兼有宿食停滞,脘腹疼痛,大便不通者,可加大黄以荡涤肠胃,下其滞结,名为枳实栀子豉加大黄汤。据此可以看出,大病差后劳复并非都是虚证,亦非概用滋补之品,差后复发证仍当认真辨证,方不致误。本方临床多用于治疗热病之后,因妄动作劳,或饮食调理不当,而导致疾病复发的劳复或食复之证。

栀子干姜汤由栀子豉汤去豆豉加干姜而成,治疗伤寒误下,热郁胸膈,中阳受损之证。《伤寒论》原文第80条:"伤寒医以丸药大下之,身热不去,微烦者,栀子干姜汤主之。"伤寒表病,不当攻下,而以丸药大下之,则阳气损伤于中,而邪热壅聚于上,为上焦有热,中焦有寒之证,可见心烦懊侬,身热不去,腹泻或便溏,或少食、腹胀、腹痛。用栀子干姜汤清热除烦、温中暖脾。方中栀子苦寒,清胸膈之郁热以除烦;干姜辛热,温中焦之阳气而散寒。二药一清一温,一治上而一治下,各司其职,且有相互监制之妙,既不使栀子更伤中阳,也不令干姜更增郁热。《太平圣惠方》记载干姜散方(即本方)治疗赤白痢疾,无问日数老少,入薤白七茎,豉半合,煎服。《杨氏家藏方》二气散,方药组成与本方同,(用炒栀子),治阴阳痞结,咽膈噎塞,状若梅核,妨碍饮食,久而不愈,即成翻胃。现代临床上本方可灵活加减应用,如与半夏泻心汤合用,治疗寒热错杂之胃脘痛,如慢性胃炎、慢性胆囊炎、肝炎等,也可酌加瓜蒌化痰开结,或加香附、白梅花等理气解郁之品。

栀子厚朴汤由栀子豉汤去豆豉加枳实、厚朴组成,治疗伤寒下后,心烦腹满证。《伤寒论》原文第 79 条:"心烦腹满,卧起不安者,栀子厚朴汤主之。"伤寒下后,热扰胸膈,而胃肠空虚,邪热乘机壅滞。治用栀子厚朴汤清热除烦、宽中消满。方中栀子苦寒,清热除烦;厚朴苦温,行气消满;枳实苦寒,破气消痞。三物配合,共奏清热除烦、宽中消满之效。本证邪热内陷胸膈,下及脘腹,与栀子豉汤证相比,其病变部位更深、更下,故不用豆豉发散宣通,因为豆豉气味轻清,其作用偏于上、偏于外。枳实、厚朴善理肠胃之气,行气导滞,若病因为无形虚热,则与栀子配伍应用,行气清热;若病因为有形实邪,则与硝、黄配伍,行气通下。伤寒误下后出现心烦、腹满,其证有寒热虚实的不同,临床上要详细审辨。如下后心烦仍在,腹满而痛,脉实有力,舌苔黄者,为实邪未尽,可再行攻下。如果下后二便自调,或腹泻,虽见心烦不安,但而无热象,且腹满而喜温喜按,脉缓无力,舌淡苔白,此为下后里虚之证,切不可使用本方。腑实者,可用承气汤攻之;

虚寒者,可用理中汤温之。栀子厚朴汤在临床上用于治疗上有虚热内扰而心烦,下有气机不利而腹满的病证。如急性消化不良、慢性食管炎、慢性胃炎等之具有本方证病机特征者,可采用本方以随证加减治疗。

【附方】

**49. 栀子豉汤**(《伤寒论》)

栀子(擘)14 个　豆豉(绵裹)80 毫升

上二味,以水 800 毫升,先煮栀子,得 500 毫升,内豉,煮取 300 毫升去滓,分为二服,温进一服,得吐者止后服。

**50. 栀子甘草豉汤**(《伤寒论》)

即栀子豉汤加甘草(炙)30 克。

煎服法同栀子豉汤。

**51. 栀子生姜豉汤**(《伤寒论》)

即栀子豉汤加生姜 75 克。

煎服法同栀子豉汤。

**52. 枳实栀子豉汤**(附枳实栀子豉加大黄汤)(《伤寒论》)

枳实(炙)54 克　栀子(擘)14 个　豉(绵裹)200 毫升

上三味,以清浆水[1]1400 毫升,空煮取 800 毫升,内枳实、栀子,煮取 400 毫升,下豉,更煮五、六沸,去滓,温分再服,覆令微似汗。若有宿食者,内大黄如博碁子五、六枚(即枳栀豉加大黄汤),服之愈。

【注释】 [1]清浆水:米煮熟浸在冷水中,五、六天后,米已发酵,水上浮一层白花,带有酸味时,叫做"清浆水",这种浆水,性凉而润,能调中宣气、开胃消食、解烦止渴。

**53. 栀子干姜汤**(《伤寒论》)

栀子(擘)14 个　干姜 30 克

上二味,以水 700 毫升,煮取 300 毫升,去滓,分二服,温进一服,得吐者,止后服。

54. 栀子厚朴汤(《伤寒论》)

栀子(擘)14 个　厚朴(炙)60 克　枳实(水浸、炙令黄)72
克

上二味,以水 700 毫升,煮取 300 毫升,去滓,分二服,温进
一服,得吐者,止后服。

## 麻黄连翘赤小豆汤　栀子柏皮汤
## 茵陈蒿汤

【原文】　麻黄连翘赤小豆　梓皮杏草枣生姜
栀子柏皮茵陈草　茵陈蒿汤茵栀黄

【提要】　论麻黄连翘赤小豆汤、栀子柏皮汤、茵陈蒿汤的方
药组成。

【白话解】　湿热熏蒸,能令人发黄,因而称这种病叫"黄
疸"。"黄疸"病,有不同证型。麻黄连翘赤小豆汤主治表证无汗
而发黄,其方有麻黄、连翘、赤小豆、生梓白皮(可用茵陈代替)、
杏仁、甘草、大枣、生姜;里证腹满的发黄,用茵陈蒿汤,此方由茵
陈、栀子、大黄组成。若表里证不显著,属一般湿热的发黄,用栀
子柏皮汤,此方由栀子、黄柏、甘草组成。总之以上三方均是治
疗湿热发黄,也称为"阳黄"的。若属寒湿性的——"阴黄"则不
能用。

【按语】　麻黄连翘赤小豆汤具有解表散邪、清热利湿的功
效。主湿热发黄兼表证。证见身目发黄、小便黄、色黄鲜明及发
热恶寒,无汗等表证。本方以麻黄、生姜、杏仁之辛温解表散邪,
又开提肺气以利水湿之邪;连翘、赤小豆、生梓白皮,辛凉而苦,
清热利湿以退黄;甘草、大枣甘温,健脾和胃。诸药协和,使表里
宣通,湿热泄越,其病则愈。本方外能解表散热,内能清热利湿
解毒,开鬼门,洁净腑兼而有之,因此用于治疗湿热郁结发黄而
表邪不解者,效果较好。《类聚方广义》用此方治疗疥癣内陷,一

身瘙痒，发热咳喘，肿满。现代用于治疗急性黄疸初起，兼有表证者，多能取效。同时还治疗湿热蕴郁所致的其他疾患，如荨麻疹，皮肤瘙痒症，肾炎初起等。

栀子柏皮汤具有清泄湿热退黄的功效。治疗湿热发黄热多于湿，且湿热内结较轻者。主要表现是身黄、目黄、尿黄，黄色鲜明，发热，无汗，口渴，小便欠利。治宜栀子柏皮汤清解里热，除湿退黄。方中栀子苦寒，清泄三焦之热而又通调水道，使湿热从小便而出，且质轻可宣，清利之中又有宣透之功。黄柏苦寒，善清下焦湿热。甘草甘温和中，以防苦寒之药伤胃。三药相配，清泄三焦，使湿去热除而黄疸消退。《肘后方》用本方治黄疸，诸黄病，亦治温病发黄。《宣明论方》治头微汗出，小便利而微发黄者，湿热相搏者宜服。《温病条辨》以本方治阳明温病，不甚渴，腹不满，无汗，小便不利，心中懊恼，必发黄者。现今本方多用于湿热发黄，热重于湿，而又无内实腹满者，一般加用茵陈、板蓝根、郁金、柴胡等。

茵陈蒿汤具有清热利湿退黄的功效。主治湿热发黄证，本证的特征是身目发黄、尿黄，黄色鲜明如橘子色，后世称为阳黄。主要伴有症如：发热，口渴引饮，但头汗出身无汗，齐颈而还，小便不利，腹微满或便秘，舌红苔黄腻、脉滑数或濡数。病机为湿热蕴结于里，肝胆疏泄失司，胆汁溢于肌肤所致。治宜茵陈蒿汤，清热利湿退黄。方以茵陈蒿为主药，苦寒清热利湿，并有疏利肝胆的作用，是治疗黄疸的专药；栀子苦寒，清热利湿，通三焦而利小便；大黄苦寒，最善泻热导滞，破结行瘀，推陈致新。三药相伍，宣通三焦，使瘀热湿浊从小便排出。故方后注云："小便当利，尿如皂荚汁状，色正赤，一宿腹减，黄从小便去也。"《本事方》用本方治胃中有热，有湿，有宿谷相搏发黄。《济阴纲目》治时行瘀热在里，郁蒸不散，通身发黄。《温病条辨》治阳明温病，无汗，或但头汗出，渴欲饮水，腹满舌黄燥，小便不利，发黄。现代临床本方主要用于治疗肝胆疾患所引起的黄疸,无论急性、慢性,多能取效,如急性黄疸型传染性肝炎、重症肝炎、黄疸出血型钩端螺旋体病、新生儿肝炎综合征、胆道感染、胆石症、胆汁性肝硬化、急性胰腺炎等多种湿热黄疸,都有较好疗效。但要注意,由于湿为粘腻之邪,其病多缠绵难愈,故用此方治疗湿热黄疸,应该有耐心,不可操之过急,且务必使湿热邪气尽去方能罢手,否则病情反复,将更难医治。

**【附方】**

**55. 麻黄连轺赤小豆汤**(《伤寒论》)

麻黄(去节)30 克　　连轺[1]30 克　　杏仁(去皮尖)16 克　　赤小豆 200 毫升　　大枣(擘)12 枚　　生梓[2]白皮(切)200 毫升　生姜(切)30 克　　甘草(炙)30 克

上八味,以潦水[3]2000 毫升,先煮麻黄再沸,去上沫,内诸药,煮取 600 毫升,去滓,分温三服,半日服尽。

**【注释】**　[1]连轺:连翘之根,今通以连翘代之。

[2]梓:zǐ,音子。梓为紫葳科落叶乔木,药用其根白皮。

[3]潦水:即地面流动的雨水。

**56. 栀子柏皮汤**(《伤寒论》)

肥栀子(擘)十五个　　甘草(炙)15 克　　黄柏 30 克

上三味,以水 800 毫升,煮取 300 毫升,去滓,分温再服。

**57. 茵陈蒿汤**(《伤寒论》)

茵陈蒿 90 克　　栀子(擘)14 枚　　大黄(去皮)30 克

上三味,以水 2400 毫升,先煮茵陈,减 1200 毫升,内二味,煮取 600 毫升,去滓,分三服。

# 大黄黄连泻心汤　附子泻心汤
# 甘草泻心汤　半夏泻心汤
# 生姜泻心汤　旋覆代赭石汤

**【原文】**　大黄黄连泻心浸[1]　附子煮汁[2]大连芩
　　　　　　甘草芩连干半枣　　半夏同上更加参
　　　　　　生姜泻心生姜入　　覆赭姜枣半甘参

**【提要】**　论大黄黄连泻心汤、附子泻心汤、甘草泻心汤、半夏泻心汤、生姜泻心汤、旋覆代赭石汤的组方用药规律。

**【注释】**　[1]泻心浸:指大黄黄连泻心汤不用水煮,只用沸水浸泡后服用。

[2]附子煮汁:指附子泻心汤,三黄用沸水浸泡,附子单独煮取药汁,兑入浸液中。

**【白话解】**　心下痞满,关上脉浮的名为热痞,治用大黄黄连泻心汤。方中大黄、黄连用沸水浸服。若心下热痞兼见阳虚汗出恶寒的名寒热痞,则用附子泻心汤,即附子、大黄、黄连、黄芩,煎法以沸水浸三黄,另煮附子取汁兑服。若心下痞,兼见干呕、心烦、下利、完谷不化,名客气上逆痞,则用甘草泻心汤,即甘草、黄芩、干姜、半夏、大枣、黄连。若心下痞兼见呕逆的,名呕逆痞,则用半夏泻心汤,即半夏、黄芩、干姜、人参、甘草、黄连、大枣。若心下痞兼见下利、心烦、干呕、腹中雷鸣、小便不利,名虚热水气痞,则用生姜泻心汤,即生姜、甘草、人参、干姜、黄芩、半夏、黄连、大枣。旋覆花代赭石汤治心下痞硬、噫气不除、呃逆、反胃等证,即旋覆花、代赭石、半夏、生姜、大枣、甘草、人参。

**【按语】**　大黄黄连泻心汤具有泻热消痞的功效。《伤寒论》中用之治热痞,为热邪内阻所致,除心下痞,按之濡,关脉浮等主要脉证外,尚可见心烦、口渴、吐衄出血、小便短赤、舌红苔黄、脉数等热证表现。治与大黄黄连泻心汤,清泄邪热,则痞证自除。

本方大黄、黄连合用，二药皆苦寒之品。大黄泻热、和胃、开结，又有推陈致新之力；黄连清心胃之火热，且厚肠胃。二药合用，共奏清热消痞之功。然大黄、黄连味苦气寒，若用水煮取液，则药力走肠胃而泻下。本证病在中焦，乃无形邪热痞塞心下，不可泻下，下之病必不除。故本方用麻沸汤浸渍少顷，绞汁而服，意在取其寒凉之气，以清中焦无形之热；薄其苦泄之味，以防直下肠胃。《素问·阴阳应象大论》说："辛甘发散为阳，酸苦涌泄为阴。味厚则泻，薄则通；气薄则发散。"本方用麻沸汤渍之须臾，即是薄取其气味，以突出其"通"的作用，避免苦寒泻下。《伤寒论》载本方仅大黄、黄连二味药，林亿在本方后注中云，"臣亿等看详大黄黄连泻心汤，诸本皆二味。又后附子泻心汤用大黄、黄连、黄芩、附子。恐是前方中亦有黄芩，后但加附子也。故后云附子泻心汤，本云加附子也。"又《千金翼方》注云："此方本有黄芩。"若有黄芩，则清热消痞之力可以得到增强。本方在临床应用甚广。《华氏中藏经》用本方治赤疔。叶氏《临证指南医案》言本方治吐血最效。现代临床上本方多用于治疗各种血症、高血压病、神经性头痛、口腔溃疡、糖尿病、动脉硬化、脑血管意外、面神经麻痹、三叉神经痛、急慢性结膜炎、急慢性胃炎、痢疾、结肠炎等，凡具备热实火盛特征者，皆可应用。

　　附子泻心汤具有泻热消痞、扶阳固表的功效。治热痞之证兼见阳虚之候。证见心下痞，恶寒汗出。其恶寒汗出，无头痛发热脉浮等表证，为表阳虚，卫外不固。本证寒热并见，虚实互呈，治以附子泻心汤，寒温并用，消补兼施，使热痞除，表虚得固，则心下痞，恶寒汗出皆解。本方用苦寒之大黄、黄连、黄芩清热消痞；附子辛热，温经扶阳，固表止汗。四药配伍，寒热并用，共奏泻热消痞、扶阳固表之功，收攻补兼施之效。本方的煎法有特殊之处：三黄用麻沸汤浸渍，薄取其味，清热消痞；附子另煎，浓取其汁，以突出其扶阳之力。附子汁与三黄汤相合，寒热异其气，生熟异其性,药虽同行,而功则各奏,此是仲景用药妙法。在临床上,凡大黄黄连泻心汤证同时见阳虚者,如里实热而表阳虚、虚寒之体新患实热之证、老年阳虚之人而感受实热之邪等,皆可考虑应用本方。

甘草泻心汤具有补中、和胃、消痞的功效。《伤寒论》中用之治疗误下致脾胃虚弱,痞利俱甚的病证。太阳伤寒或是中风,本当汗解,医误用下法,损伤中气,外邪乘虚内陷,致寒热之邪结于心下,气机痞塞,遂成痞证。脾胃失于腐熟运化之力,水谷不化,清浊难别,清阳不升,浊气下流,则腹中雷鸣有声,下利日数十行;浊阴不降,胃中虚气上逆,则干呕心烦不得安。此为脾胃虚弱较甚,寒热错杂于中之证。治宜甘草泻心汤调中补虚,和胃消痞。甘草泻心汤即半夏泻心汤加炙甘草 30 克而成。炙甘草温中补脾,本证脾虚较重,故重用炙甘草以补其虚,佐用参、枣,则补中益气之功更著。半夏和胃止呕,芩、连苦寒清胃中邪热。干姜与人参、甘草同用,温脾散寒而益气。诸药协和,虚得以补,热得以清,寒得以温,脾胃升降之机恢复,诸症悉除。《伤寒论》载本方无人参。但据宋臣林亿等在本方后的按语,及《千金方》、《外台秘要》、《金匮要略》等载本方皆有人参,更据本证脾虚下利严重的病情,本方必用人参为是。临床上,本方可以参考半夏泻心汤的应用范围,但以其证脾胃虚弱严重,即应使用本方。另据报道,本方应用于口舌生疮、白塞氏病等有显效。

半夏泻心汤具有和中降逆、化痰消痞的功效。治寒热错杂于中焦,脾胃升降失司所致的痞证。《神农本草经》言半夏“主伤寒寒热,心下坚,下气……,胸胀,咳逆肠鸣”,既能化痰降逆,又能消痞散结,故本方以半夏为君,而定名为半夏泻心汤。芩、连清热降逆而和胃。干姜温中暖脾而除寒气;人参、甘草、大枣甘温以补脾胃之虚,脾升胃降,中焦气机调畅,痞满得消。本方半夏、干姜辛开而温,以散脾气之寒;黄芩、黄连苦泄而寒,以降胃气之热；人参、甘草、大枣甘温调补，和脾胃，补中气，以复中焦升降功能，此即"辛开苦降甘调"之法。总之，本方寒温并用、苦辛相投，攻补同施，具有和阴阳，顺升降，调虚实之功，故为和解治痞之良方。方后注要求本方"去滓再煎"，可使寒热药性和合，以利于调中和胃。此附刘渡舟教授应用半夏泻心汤治疗酒伤脾胃呕吐病案一例：张某某，男，36岁。素有饮酒癖好，因病心下痞满，时发呕吐，大便不成形，日三四次，多方治疗，不见功效。脉弦滑，舌苔白。处方：半夏12克，干姜6克，黄芩6克，黄连6克，党参9克，炙甘草9克，大枣7枚。服一剂后，大便泻下白色痰涎甚多，呕吐遂减十分之七；再一剂，其痞与呕吐俱减。又服两剂，其病痊愈。证为酒伤脾胃，升降失调，痰从中生，故应用半夏泻心汤原方，以和胃降逆、去痰消痞。刘老说："半夏泻心汤治心下痞，早已被人所公认，按照注家的意见，此方是治'痰气痞'的，余对此说昔常疑之。本案大便泻白色痰涎甚多，病竟从此痊愈，方知古人之言，信不我欺"。本方临床应用广泛，如治疗急慢性胃炎、顽固性呕吐、慢性肠炎、结肠炎、消化性溃疡、消化不良、胃肠功能紊乱、慢性肝炎、痢疾、口腔溃疡等病机属于中焦寒热错杂者。根据报道，胃脘痛（包括胃和十二指肠溃疡、慢性胃炎、胃下垂、十二指肠郁积症等）、下利（包括慢性结肠炎、过敏性结肠炎、急慢性肠炎等）、慢性肝炎、老年和小儿消化不良（包括疳积）等，凡证心下痞满、时时呕逆、大便稀溏、肠鸣不适、苔薄白或淡黄、脉沉弦，皆可以本方为基本方，加减治之。根据刘渡舟教授临床应用半夏泻心汤加减化裁，总结其规律如下：①痞塞气滞，见胸中气塞、短气、呕吐气逆者，加橘皮、枳实、生姜。②兼肝气不舒者，加佛手、香橼皮、香附、川芎。③兼气血痰火湿食六郁者，合越鞠丸。④兼肝郁血虚，影响脾土不和者，与逍遥散合方。⑤兼肝气郁滞，气郁化火，胸腹胁肋疼痛者，加金铃子散（延胡索，川楝子）。⑥湿盛不运，口淡无味，苔白厚腻者，加平胃散。

⑦呕多者,加生姜。⑧肠鸣下利,小便不利,加茯苓。⑨兼食积者,加焦三仙。⑩泛酸不止,苔白厚者,加苍术;苔黄者,增黄芩。⑪寒多者,酌增干姜;热多者,酌增芩连。⑫胃脘痛者,属痰结苔厚腻者,重用半夏;属气滞血瘀者,加颠倒木金散(即木香,郁金。《医宗金鉴·杂病心法要诀》曰:"属气郁重者,以倍木香君之。属血郁痛者,以倍郁金君之。")

生姜泻心汤具有消食和胃、散水消痞的功效。治胃虚水饮食滞所致的痞证。生姜泻心汤为半夏泻心汤之变方,减干姜30克,加生姜60克而成。二方组方原则基本相同,皆属辛开苦降甘调之法。生姜泻心汤证因胃中不和且有水气,故本方重用生姜为君,生姜气薄,性辛温,功偏宣散,能开胃气、辟秽浊、散水气。干姜辛热,功兼内守;生姜走而不守,干姜守而不走,二者相伍,散中有宣,既能宣散水气,又能温补中州。生姜、夏、芩、连合而,辛开苦降以和胃气;干姜、参、枣、草合用,扶中温脾补虚,以运四旁。脾升胃降,上下斡旋,其痞自消。临床上,本方可以参考半夏泻心汤的应用范围,但以兼有水饮食滞为其特征。

旋覆代赭石汤具有和胃降逆、化痰消痞的功效。《伤寒论》用之治疗伤寒解后胃虚气逆,心下痞硬的病证。原文161条:"伤寒发汗,若吐若下,解后,心下痞硬,噫气不除者,旋覆代赭汤主之。"伤寒发汗,乃正治之法,或吐或下,则为误治,所谓解后,指表邪已解,但却损伤中气,致脾胃运化失健,痰饮内生,阻于中焦,胃气不和,气机痞塞,故心下痞硬;土虚木横,肝胃气逆,故噫气不除。用旋覆代赭汤和胃降逆,化痰消痞。方中旋覆花消痰下气、软坚散结。代赭石重镇降逆,配生姜、半夏和胃化痰消痞。合人参、甘草、大枣补益脾胃。诸药配伍,和胃化痰降逆,痞、噫得除。临床上,本方除可用于痰气痞外,根据古代医家的经验,还可用于呕吐、咳嗽、反胃噎食、大便秘结、呃逆反酸等病证而以痰气内阻为病机特点者。现代临床本方可用于膈肌痉挛、消化性溃疡、幽门不全性梗阻、胃扩张、胆道感染、慢性肝炎、咽异感症、眩晕等。

**【附方】**

**58. 大黄黄连泻心汤**(《伤寒论》)

大黄30克　黄连15克

上二味,以麻沸汤[1]400毫升渍[2]之,须臾,绞去滓,分温再服。

**【注释】**　[1]麻沸汤:即滚开的水。因水在烧开时,水面沸泡如麻而得名。

[2]渍:浸泡。

**59. 附子泻心汤**(《伤寒论》)

大黄30克　黄连15克　黄芩15克　附子(炮,去皮,破,别煮取汁)20克

上四味,切三味,以麻沸汤400毫升渍之,须臾,绞去滓,内附子汁,分温再服。

**60. 甘草泻心汤**(《伤寒论》)

甘草(炙)60克　黄芩45克　干姜45克　半夏50克　大枣12枚　黄连15克

上六味,以水2000毫升,煮取1200毫升,去滓,再煎[1]取600毫升,温服200毫升,日三服。

**【注释】**　[1]煎:将液汁状的物质加热浓缩的过程。《方言》云:"有汁而干谓之煎"。

**61. 半夏泻心汤**(《伤寒论》)

半夏50克　黄芩　干姜　人参　甘草(炙)各45克　黄连15克　大枣(擘)12枚

上七味,以水2000毫升,煮取1200毫升,去滓,再煎取600毫升,温服200毫升,日三服。

### 62. 生姜泻心汤(《伤寒论》)

生姜 60 克　甘草(炙)45 克　人参 45 克　干姜 15 克　黄芩 45 克　半夏 50 克　黄连 15 克　大枣(擘)12 枚

上八味,以水 2000 毫升,煮取 1200 毫升,去滓,再煎取 600 毫升,温服 200 毫升,日三服。

### 63. 旋覆花代赭石汤(《伤寒论》)

旋覆花 45 克　人参 30 克　生姜 75 克　代赭石 15 克　甘草(炙)45 克　半夏 50 克　大枣(擘)12 枚

上七味,以水 2000 毫升,煮取 1200 毫升,去滓,再煎取 600 毫升,温服 200 毫升,日三服。

## 十枣汤　白散方　调胃承气汤
## 大陷胸汤　大陷胸丸　小陷胸汤

【原文】　十枣芫花甘遂戟　白散桔贝巴霜[1]俱
　　　　　调胃大黄芒硝草　大陷去草入遂须[2]
　　　　　为丸更加杏葶蜜　小陷连半栝蒌实

【提要】　论十枣汤、白散方、调胃承气汤、大陷胸汤、大陷胸丸、小陷胸汤的方药组成。

【注释】　[1]巴霜:即巴豆霜。制巴豆霜法:巴豆去皮心,炒黑,研如脂。近世制法:用草纸包好压去油,即为巴豆霜。

[2]入遂须:加入甘遂些须,些须即剂量极少的意思。

【白话解】　十枣汤为攻水峻剂,由大戟、芫花、甘遂各等分,更加大枣十枚所组成。本方将三药捣为散,以大枣煎汤和服。白散是治疗寒实结胸的,用桔梗、贝母、巴豆霜作成散剂服用。调胃承气汤,即大黄、芒硝、甘草,治阳明燥热、胃家不和等证。若此方加甘遂去甘草,就是大陷胸汤,治疗心下硬满、疼痛拒按的大结胸病。大陷胸汤加杏仁、苦葶苈子、白蜜作成丸剂,就是大陷胸丸,可治结胸项亦强,如柔痉状的证候。小陷胸汤,即半夏、黄连、栝蒌实,治疗小结胸病。其证心下结硬,以手按之才疼痛,脉见浮滑,比大陷胸汤脉证为轻。

【按语】 十枣汤具有攻逐水饮的功效。治疗饮停胁下的悬饮。甘遂、大戟、芫花,苦寒有毒,峻下泻水,其力猛悍,为本方主药。三药合用,效力甚捷。若用之不当,其害亦大,故必须在辨证准确的前提下方可用之。方中肥大枣十枚,补中护正,并可缓和诸药之烈性。方后之注文,意在告诫医者使用此方要慎之又慎。其一,用量要因人而异,强人服一钱匕(1 克),羸人服半钱匕(0.5 克);其二,宜平旦服药,一者因平旦胃中空虚,药剂可直驱肠道及时发挥泻下作用,二者是平旦阳气初升,有利于正气助药攻邪;其三,用量宜由小渐大,不可贸然行事,以免发生危险;其四,中病即止,不可过服伤正;其五,服药取效的表现是得快下利;其六,下利后应以糜粥自养。除原文中所述者外,在使用本方时还须注意:一是必须是用于邪实而正气不虚者,倘若正气已虚,则非本方所宜;二是对孕妇绝对禁忌;三是因药味对口腔、咽喉、胃有刺激作用,现代常将药末装入胶囊服用;四是本方不可连续服用多次,若病情确须服用多次者,亦应间断服用,并在间隔期服用扶正药物。《金匮要略》载以本方治悬饮。《外台秘要》以本方加大枣至十二枚,治久病癖饮及支饮。《方脉正宗》用本方治五种饮证。综合近年文献报道,十枣汤虽药性峻烈,但临床运用疗效确实,常用于以下疾病的治疗:①胸膜炎,本方用于胸膜炎、胸腔积液效果显著,一般服药后 11 天胸腔积液开始减少,平均消失时间约为 16 天左右;②腹水,十枣汤用于多种原因所致的腹水有效;③水肿,本方用于阴水、阳水之属实者,可迅速消除水肿,但肿消后应及时根据病因进行治疗;④胃酸过多症,本方用于胃酸过多症有效;⑤肺炎,有人用本方加醋煮干研末,以大枣 10 枚煎汤送服 0.2~2 克,治疗小儿肺炎 45 例,除 1 例外,全部治愈⑥取本方煎液多次饮服,治疗尿频症有效;⑦本方还可用于神经官能症导致的巨饮症,良性颅内压增高,痰浊内阻的精神分裂症等。

白散方具有温散寒邪、攻逐痰水的功效。《伤寒论》中用之治疗寒实结胸。病机为寒邪与痰水相结于胸,可出现胸胁或心下硬满疼痛等证。本方由桔梗、巴豆、贝母三物组成,因其药色皆白,故名为"三物白散"。方中巴豆辛热,攻逐寒水,泻下冷结,其作用十分峻猛,为主药。贝母化痰开结,桔梗开提肺气,既可散结化痰,又可载药上行,使药力作用于上。三药合用,可将寒水痰饮一举排出体外。因其药性均猛,故用白饮(米汤)和服,既能保养胃气,又能监制巴豆之毒性。服药后的反应,病在膈上者可能会呕吐,病在膈下者可能出现下利。钱天来《伤寒溯源集》说:"寒实结于胸中,水寒伤肺,必有喘咳气逆,故以苦梗开之,贝母入肺解结,又以巴豆之辛热有毒,斩关夺门之将,以破胸中之坚结。盖非热不足以开其水寒,非峻不足以破其实结矣。"本方属温下寒实之剂,其性热。如果为了加强其泻下作用,可进服热粥,以促进药物的吸收;如果下利太过,又可进冷粥以抑制其辛热毒性。无论是热粥还是冷粥,都有养胃作用。所以服粥体现了张仲景保胃气的原则。本方虽峻,在临床也有一定的适应范围。《外台秘要》记载,仲景桔梗白散(即三物白散)治肺痈,其证见咳而胸满、振寒脉数、咽干不渴、时出浊唾腥臭、久久吐脓如米粥等。现代本方用于治疗支气管炎、支气管哮喘、肺炎等呼吸系统疾病而属于寒实者;寒实性胃痛、肠梗阻、腹水肿胀等,病机属寒实结滞者。

调胃承气汤具有泻热和胃、润燥软坚的功效。在《伤寒论》中主要用于治疗热邪偏盛为主的阳明腑实证。其见证有蒸蒸发热,但热不寒,心烦,谵语,腹胀满,腹微满等。方中大黄苦寒,攻积导滞,荡涤肠胃,推陈致新,泻热去实。芒硝咸寒辛苦,润燥软坚,泻热导滞。硝黄合用,正合《内经》"热淫于内,治以咸寒,佐以辛苦"的原则,清胃热,和胃燥,泻热通便。妙在甘草一味,甘缓和中,既可缓硝黄峻下之力,使之作用于胃,又可护胃和中,使燥热邪气去而不损中州正气。王子接《绛雪园古方选注》说:"调胃承气者,以甘草缓大黄、芒硝留中泄热,故调胃,非恶硝黄伤胃而用甘草也。泄尽胃中无形热结,而阴气亦得上承,故亦曰承气。其义亦用制胜,甘草制芒硝,甘胜咸也;芒硝制大黄,咸胜苦也;去枳实、厚朴者,热邪结胃劫津,恐辛燥重劫胃津也。"强调甘草能使硝黄留中的作用,实为中的之言。《伤寒论》本方两种服法:一是"少少温服之",取其微和胃气,治疗使用温热药物后所见的胃热谵语;二是取一升顿服之,泻阳明实热以和胃除烦。临床上可根据具体情况选择。《外台秘要》载本方加生地黄、大枣,名"生地黄汤",疗伤寒有热,虚羸少气,心下满、胃中有宿食、大便不利。《和剂局方》用本方加黄芩、栀子、连翘、薄荷,名"凉膈散",治上、中二焦热邪炽盛,或胃热发狂及小儿急惊、痘疮黑陷等证。《卫生宝鉴》用本方加犀角(现用水牛角代)、黄连,治面部燎热证。《医垒元戎》载本方加牛蒡子、寒水石,治大头病;又以本方加当归,名"涤毒散",治时气疙瘩、五发疮疡、喉闭雷头。《东垣试效方》以本方治消中,渴而饮食多。《经验良方》用本方治热留胃中、发斑及服热药过多亦发斑。《温病条辨》导赤承气汤,即本方去甘草、加生地、赤芍、黄连、黄柏,治阳明温病,小便赤痛、大便秘结、时烦渴甚;新加黄龙汤,即本方加生地、人参、元参、麦冬、当归、海参、姜汁,治阳明温病,应下失下,正虚不能运药;增液承气汤,即本方去甘草,加玉竹、生地、麦冬、沙参、冰糖,治津液不足,无水停舟,间服增液,再不下者。本方现代临床常用于治疗如下病证:①中消(糖尿病)。②膈肌痉挛、习惯性便秘,腹胀。③湿疹,荨麻疹。④急性扁桃体炎,慢性复发性口疮。⑤齿龈出血。⑥功能性低热。⑦酌情配合清热解毒或抗生素,治疗急性感染性疾病,如急性肺炎、上呼吸道感染,急性菌痢、急性胰腺炎、泌尿系感染、金黄色葡萄球菌败血症,成人急性呼吸窘迫综合征等病,辨证符合里、热、实、阳证,全身症状有发热、咽干舌燥、渴思冷饮、不欲食、面红耳赤;神志症状有烦躁、谵语或昏迷;胸部症状有呼吸急促、胸满胁痛、气喘痰多;腹部症状有腹胀、腹痛拒按;小便短赤灼热、大便秘结不畅或自利清水;舌象见舌红绛起刺,苔黄厚燥或黄棕及白厚;脉象见实数有力及滑数或沉伏有力、濡数等。凡符合以上临证辨治要点的急性感染性疾病,不论男女老幼,皆可应用。

　　大陷胸汤具有泻热逐水的功效,为泻热逐水之峻剂。治疗水热互结于胸胁的大结胸证,以心下硬痛为主证,典型的大结胸证,临床表现是"脉沉而紧,心下痛,按之石硬",称为"结胸三证",反映了大结胸证热实之特点。根据结聚的范围与程度,疼痛可能只限于心下,也可能牵连整个腹部。疼痛部位触之有坚硬紧张之感,且疼痛拒按。此外,当有便秘、心中懊侬、短气烦躁、但头汗出等。治当峻下逐水,泄热破结,方用大陷胸汤。甘遂辛苦而寒,既能泻热,又能逐水,长于泻胸腹之积水。大黄、芒硝均能泻热荡实,与甘遂配合,而成泻热逐水之峻剂,能使水热之结从大便泻出。因其泻下之力峻猛,稍过则易伤正,故方后注云"得快利,止后服"。此外,本方的煎煮必须注意各药的先后顺序:先煮大黄,去滓后,纳芒硝,最后入甘遂末。甘遂泻下之有效成分难溶于水,只有以末冲服,才能充分发挥药效,所以不必煮;芒硝易溶,只煮一两沸即可。因此只有先煮大黄。至于有关大黄后下则下走肠道通腑泻实之力多,先下则随甘遂而去水之力多等说法,则恐依据不足。本方泻下峻猛,应中病即止,不可过服,以免伤正。本方为峻下逐水剂,临床应用范围比较局限。不过,有些病症也非本方不治。《伤寒来苏集》指出本方较大承气汤力量峻猛,可用于水肿、痢疾初期的治疗,使用时必视其人之壮实者,乃可用之。若患者平素虚弱,或病后不任攻伐者,当念虚虚之祸。现代临床上可用于治疗急性肠梗阻、急性胰腺炎、胸膜炎、腹膜炎、消化道穿孔所导致的弥漫性腹膜炎、腹水、水肿等。

大陷胸丸是泻热逐水、峻药缓攻之剂。治疗水热互结,病位偏高的大结胸证。本方在组成上由大陷胸汤加杏仁、葶苈子、白蜜而成。方中大黄、芒硝、甘遂合用,既可泻热破结,亦能攻逐水饮,为本方主药。因本证病位偏上,故用杏仁宣利肺气,葶苈子泻肺利水,务使肺气宣达,药力能走行于上,水之上源畅通,则高处之邪亦可去之。本方药物的作用虽猛,但由于采用煮丸之法,硝、黄、葶、杏四药合研,又仅仅取如弹丸大一枚,用量较小,而且方中还有白蜜,味甘而缓,能使泻下之力缓缓发出,不至于一掠而过,这样便有利于去上部之邪。如果单纯用大陷胸汤,由于其泻下之力太猛,就有可能遗邪于上。所以,本方体现了峻药缓攻之法。方后注说:"一宿乃下。如不下,更服,取下为效。"而服大陷胸汤方后注说:"得快利,止后服",由此也可见本方较大陷胸汤之力为缓。在临床应用方面,由于本方为丸剂,其力量较为缓和,故适合于水热互结而其人身体虚弱者。如《伤寒总病论》即说:"虚弱家,不耐大陷胸汤,则以大陷胸丸下之。"《医宗金鉴》谓,大陷胸丸治水肿肠澼初起,形气俱实者。这些经验可以作为临床应用的参考。此外,《千金要方》还记载,本方不用甘遂,丸如梧子大,每服七丸,主治宿食不消,大便难。

小陷胸汤具有清热、化痰、开结的功效。《伤寒论》用之治疗小结胸证。小结胸证是热实结胸轻证,为痰热互结心下所致。相对于大结胸证,病势较轻,病位较局限,证见正在心下,按之则痛,脉浮滑。本方由三味药物组成。黄连苦寒,泻心下热结;半夏辛温,化心下痰饮;瓜蒌实甘寒滑利,既能助黄连清热泻火,又能助半夏化痰开结,同时还有润便导下的作用,使痰热从大便而出。三药合用,辛开苦降、清热化痰而开结。本方药性缓,远不如大陷胸汤峻猛,故命名为小陷胸汤。本方在现代临床上可用于治疗急慢性胃炎、胃溃疡或十二指肠溃疡、急慢性呼吸系统炎症、心脏病、乳腺炎、肋软骨炎等,但凡属痰热互结于中上焦者,皆可使用。此外,瓜蒌一药,不仅能清热涤痰,而且还有活血化瘀、通痹止痛的作用。因此用小陷胸汤治疗证属痰热凝结、脉络瘀滞的心血管病,又每每可以收到满意的疗效。

【附方】

**64. 十枣汤**(《伤寒论》)

大枣 10 枚　芫花(熬[1])　甘遂　大戟各等分

三药分别捣为散,以水 300 毫升,先煮大枣,取 160 毫升去滓,内药末。强人[2]服 1 克,羸人[3]服 0.5 克,平旦[4]温服之,不下者明日更服,加 0.5 克,得快下利后,糜粥[5]自养。

【注释】 [1]熬:即炒。

[2]强人:身体高大肥壮的人。

[3]羸人:身体矮小瘦弱的人。

[4]平旦:早晨,进饮食之前。

[5]糜粥:把米粥煮成烂熟时,叫做“糜粥”,容易消化,能补养胃气。

**65. 白散方**(《伤寒论》)

桔梗 12 克　巴豆(去皮心熬黑、研如脂)4 克　贝母 12 克

上三味为散,内巴豆,更于白[1]中杵[2]之,以白饮和服,强人0.5 克,羸者减之。病在膈[3]上必吐,在膈下必利。不利进热粥一杯,利过不止进冷粥一杯。

【注释】 [1]白:古时的一种捣药用具,多以石头或金属做成。

[2]杵:捣药叫杵。

[3]膈:即横膈膜,其部位前齐鸠尾,后齐第十一椎,为心肺与胃肠的分界。

**66. 调胃承气汤**（《伤寒论》）

大黄（酒洗）60 克　甘草（蜜炙）30 克　芒硝 125 克

以水 600 毫升煮二物至 200 毫升，去滓，内芒硝，更上微火一、二沸，温顿服之，以调胃气。

**67. 大陷胸汤**（《伤寒论》）

大黄 90 克　芒硝 200 毫升　甘遂（为末）1 克

以水 1200 毫升，先煮大黄，取 400 毫升去滓，内芒硝，煮一沸，内甘遂末，温服 200 毫升，得快利，止后服。

**68. 大陷胸丸**（《伤寒论》）

大黄 125 克　葶苈子（熬）100 毫升　芒硝 100 毫升　杏仁 100 毫升

上四味捣筛二味，内杏仁、芒硝合研如脂[1]，和散，取如弹丸一枚，别捣甘遂末 1 克，白蜜 40 毫升，水 400 毫升，煮取 200 毫升，温顿服之，一宿[2]乃下，如不下更服，取下为效。

**【注释】**　[1]如脂：研的极细成为油脂的样子。

[2]一宿：一夜的时间。

**69. 小陷胸汤**（《伤寒论》）

黄连 15 克　半夏 50 克　栝蒌实（大者）一枚

上三味，以水 1200 毫升，先煮栝蒌实，取 600 毫升，去滓，内诸药煮取 400 毫升，去滓，分温三服。

## 小承气汤　大承气汤　麻仁丸　桃仁承气汤
## 抵当汤丸　三一承气汤　黄龙汤

**【原文】**　小承大黄同枳朴　　加硝即是大承方
　　　　　麻仁小承麻杏芍　　桃仁调胃桂枝长
　　　　　抵当汤丸[1]分微甚　　俱用桃黄水蛭䗪
　　　　　三承合一名三一　　加参归桔黄龙汤

**【提要】**　论小承气汤、大承气汤、麻仁丸、桃仁承气汤、抵当

汤、抵当丸、三一承气汤、黄龙汤的组方规律。

**【注释】** [1]抵当汤丸:即抵当汤与抵当丸。两方药味相同,但其剂型与剂量不同,抵当汤是治瘀血之重剂,抵当丸是治瘀血之缓剂。

**【白话解】** 小承气汤由大黄、枳实、厚朴组成,此方治阳明腑实,痞满重而燥实轻者。若本方加芒硝,就是峻下的大承气汤,治阳明腑实,痞满燥实俱重等证。麻仁丸具有润肠通便作用,此方在小承气汤的基础上,加麻仁、杏仁、芍药,故能润燥通便,对脾约证的便秘疗效颇佳。桃仁承气汤治蓄血初起实热较重之证,此方是调胃承气汤(大黄、朴硝、甘草)加桃仁、桂枝。抵当汤主治蓄血久瘀的重证。抵当丸药物于抵当汤相同,都是由水蛭、虻虫、桃仁、大黄组成的,抵当丸亦主治蓄血,不用汤而用丸剂,取其久病缓攻之义。蓄血证是因太阳随经瘀热在里,热与血瘀而成,此证分新久轻重,治当有别。三一承气汤,就是调胃承气汤、小承气汤、大承气汤三个承气汤的合剂,其功用可以同于三个承气汤。依三一承气汤加人参、当归、桔梗,即名黄龙汤(方内应有生姜、大枣二药),此方既能攻下又兼扶正,适用于体虚之人而有阳明实热之证。

**【按语】** 小承气汤具有通便导滞、行气除满的功效。在《伤寒论》中用于治疗阳明燥实结滞于腑者。方中大黄苦寒,泻热去实、推陈致新。厚朴苦辛而温,行气除满。枳实苦而微寒,理气消痞。三药合用,共成通便导滞之剂。本方不用芒硝而用枳、朴,泻热之力较调胃承气为弱,但通腑之力又较调胃承气为强。但所用枳、朴之量,较大承气汤为小,又无芒硝,故泻热或通腑之力,逊于大承气汤,因此名曰小承气。柯韵伯对大小承气汤的用药区别颇有见地,他在《伤寒来苏集》中说:"厚朴倍大黄,是气药为君,名大承气;大黄倍厚朴,是气药为臣,名小承气。味多性猛,制大其服,欲令泄下也,因名曰大;味少性缓,制小其服,欲微和胃气也,故名曰小。二方煎法不同,更有妙义,大承气用水一斗,先煮枳朴,煮取五升,内大黄,煮取三升,内硝者,以药之为性,生者气锐而先行,熟者气钝而和缓,仲景欲使芒硝先化燥屎,大黄继通地道,而后枳朴除其痞满,缓于制剂者,正以急于攻下也。若小承气三物同煮,不分次第,而服只四合,(当为六合)此求地道之通,故不用芒硝之峻,且远于大黄之锐矣,故称为微和之剂。"方后所言"初服当更衣",而不言泻下,可见其通下之力较缓。"若更衣者,勿服之",是言中病即止,不可过用,以免损伤正气。本方的临床应用较为广泛:《素问玄机气宜保命集》中的三化汤,即本方加羌活,治中风邪气实,二便不通之证。《医学纲目》中的顺利散,即本方,治消谷善饥之中消证,指出此方治中热在胃而能食,小便赤黄,微利。至不欲食为效,不可多利。《入门良方》记载本方治痢初发,精气甚盛,腹痛难忍,或作胀闷,里急后重,数至圊而不能通,窘迫甚者。《幼科发挥》中的三化丸,即本方,治胸中宿食、宛莝之热。《温疫论》承气养营汤,即本方合四物汤去川芎,加陈皮,治里热未净,血燥之证。现代临床本方多用于治疗胃肠实热性便秘、蛔虫性肠梗阻、急性胰腺炎、胆囊炎、胆石症、传染性肝炎、细菌性痢疾、手术后肠麻痹等属阳明燥实内结,腹满腹痛、便秘或里急后重、下利脓血、潮热不退者。对于儿科的多种疾患,如积滞、水肿、黄疸、咳喘、惊风、痫证、目疾、衄血等病证,也有较好的疗效。还可用于 X 线腹部诊断前的肠道清洁剂。

大承气汤具有攻下实热、荡涤燥结的功效。在《伤寒论》中主治阳明腑实证及急下证。方中大黄苦寒,攻积导滞,荡涤肠胃,推陈致新,泻热去实。芒硝咸寒辛苦,润燥软坚,泻热导滞。枳实辛而微寒,理气消痞。厚朴苦辛而温,利气消满。四味相结合,而为攻下实热之峻剂。调胃承气汤、小承气汤、大承气汤皆治阳明腑实证。但调胃承气汤重在泻热,故燥热邪气偏盛者宜用;小承气汤重在通腑,故腑气不通为主者宜用;而大承气汤泻热与通腑之力俱重,故燥热内结、腑气不通皆重者宜用之。刘渡舟等《伤寒论诠解》说:"调胃承气汤治燥热在胃,证以燥热为主,故以甘草缓恋硝、黄于上,以使胃气调和,且有护正之义,而为和下之法;小承气汤治大便成硬在肠,腑气不顺,证以腹部痞满为主,但未到燥屎内结,肠气闭阻的程度,故用朴、实、黄而不用芒硝,与大承气汤相较,则为缓下之法;大承气汤治燥屎凝结在肠、腑气闭阻,证则以痞、满、燥、实俱备,故方中行气、软坚、泻下并用,以荡涤肠中燥屎,为峻下之法。"大承气汤是临床上泻下剂的代表方剂,《卫生宝鉴》用本方加黄连,治发狂,触冒寒邪,因失解利,转属阳明证,胃实谵语。《古今医统》用本方治癫狂热壅,大便秘结。《伤寒绪论》用本方治病人热甚,脉来数实,欲登高弃衣,狂言骂詈,不避亲疏。《直指方》用本方治热厥,其人畏热,扬手掷足,烦躁饮水,头汗,大便秘,小便赤,闷郁昏愦。《外台秘要》崔氏承气汤即本方去厚朴,加杏仁、生姜,治十余日不大便者。《医经会解》用本方加黄连、木香、皂角刺,治痢疾邪毒在里。《宣明论方》三一承气汤即本方加甘草,治伤寒、杂病邪热内盛,积滞不去,证见腹满实痛,烦渴便秘者;或湿热下痢,以及目痛、口疮、喉痹、疮疡等症。本方在现代临床上,只要抓住痞、满、燥、实这一特征性病机,可用于治疗如下病证:①传染性和感染性疾病:如乙型脑炎神昏抽搐、急性菌痢、急性重症肝炎、肝昏迷、流行性出血热、伤寒、副伤寒、流行性感冒、破伤风、急性阑尾炎、急性胆道感染、胆囊炎、急性肠胃炎、肺炎、猩红热、疟疾、麻疹等等。②消化系统疾病:如急性肠梗阻、急性胰腺炎、胆石症、肝硬化腹水、胃痛、呃逆等等。③泌尿系统疾病:如泌尿系统结石、尿毒症等。④其他疾病:如产后腹痛、食物中毒、风火牙痛、中风、癫狂、痫症等等。近代药理研究证明:大承气汤能改善胃肠的血液循环,降低毛细血管的通透性,可减少内毒素进入血液循环,加强胃肠道蠕动和扩大肠容积,有利于把淤滞在肠道内的有害物质排出体外,促进胆囊收缩,增加胆液分泌,从而增加肝脏解毒能力。

麻仁丸具有润肠通便的功效。《伤寒论》中用之治疗脾约证。其主证是大便硬,小便数。其病机是脾阴亏损,肠胃干燥,里热未清,治以润肠通便兼清里热,方用麻子仁丸。本方由小承气汤加麻仁、杏仁、芍药组成。用小承气汤为底方,旨在去实泄热,行气导滞,取麻仁滋燥润肠、通利大便为主药,配杏仁降肺气、润肠道,用芍药缓急解痉、和营养血,共成润肠通便之剂。而且制成蜜丸、用量渐加,皆取缓润通下之义。在临床应用方面,本方是润下剂的代表方剂。《活人书》脾约丸(即本方),治老人津液少、大便涩;又治脚气有风,大便燥结者。《济生方》脾约麻仁丸(即本方),治水肿人肾肿水气不可行者,三服神验。《证治准绳》麻仁丸,即本方去芍药、厚朴、杏仁,枳壳易枳实,加人参为蜜丸,治虚人及产后便秘。本方现代临床应用于产后、手术后、老年人或素体阴津不足所致的大便困难,习惯性便秘等。病人常表现为大便干结难下,小便数多,腹满,伴有烦躁、口臭、口干、口渴、口疮、头晕、不寐、惊悸、咳喘、潮热、消瘦、舌红少津、脉细数等等。也可用于肛肠疾患手术后,防止大便干燥而引起的疼痛或出血。还可加减用于治疗蛔虫性肠梗阻等等。一些高血压、脑血管疾病的患者,可用本方保持大便通畅。本方虽为润下剂,但毕竟含有小承气汤之破泄,故老年体虚、久病津枯血燥之便秘应慎用,孕妇则不宜用。

桃仁承气汤具有通下瘀热、活血化瘀的功效。《伤寒论》中用之治疗太阳蓄血证,热重而瘀血初成者。太阳表邪不解,邪气循经入腑而化热,内陷下焦血分,瘀热互结而见少腹急结、其人如狂。治宜通下瘀热,活血化瘀。本方由调胃承气汤加桃仁、桂枝而成。大黄苦寒、芒硝咸寒,功能泻热破结。大黄去瘀生新,更加桃仁则可活血化瘀以破蓄血。桂枝辛温通阳行气,用于本方意不在解表,而在理气通阳,通阳即可行阴,理气则能行血,血行而结散,故有开结气的功效。甘草调和诸药,且防伤正。可见,在寒凉药中酌加温热药,在血分药中稍配气分药,确实有其妙用。《医方考》谓:"桃仁润物也,能润肠滑血;大黄行药也,能推陈而致新;芒硝咸物也,能软坚而润燥;甘草平剂也,能调胃而和中;桂枝辛物也,能利血而行滞。"本方煎服法应注意以下三点:其一,先煎诸药,后纳芒硝。其二,"先食温服"即先服药物,后进饮食。即空腹服药。此根据古人经验,病在膈以上者,应先进食后服药;病在心腹以下者,当先服药后进食。由于本病位在下焦,故先食而服。其三,本方通下瘀热,服药后病人可见轻度腹泻,即"当微利"之意。在临床应用方面,《伤寒总病论》载桃仁承气汤治产后恶露不下,喘胀欲死。《妇人良方大全》以本方治瘀血,少腹急痛,大便不利或谵语,口干水不咽,遍身黄色,小便自利,或血结胸中,手不敢近腹,或寒热昏迷,其人如狂。《类证治裁》用本方治血结胸膈,燥渴谵语。《直指方》以本方治下焦蓄血,漱水迷妄,小腹急痛,内外有热,加生蒲黄。《儒门事亲》以本方加当归,治妇人月事不行。《证治大还》用本方加减治胸中气塞,上吐紫黑血,属瘀血内热盛者,或打扑内损,有瘀血者。《伤寒论诠解》谓:本方临床运用并不局限于"热结膀胱"的蓄血证,而有着较多的适应证,特别是妇科疾病尤为常用。如瘀热闭经者,证见少腹硬痛,心情烦躁甚至如狂,投之每验。此方也可用于产后恶露不下,而见喘胀欲死或精神狂妄者。若以本方和桂枝茯苓丸交替服用,则可以治疗子宫肌瘤病。……凡是痛在两胁或胸腹两侧而属气血凝滞的实证,无论其部位在上在下,皆能获效,甚至冠心病、阑尾炎等都可治疗。另据文献报道,本方可应用于以下疾病的治疗:①精神病,本方加减化裁治疗女性精神分裂症疗效满意,若加大剂量对男性精神分裂症亦有良效;另有报道,本方对月经不行,瘀热上冲之精神失常及农药中毒所致的精神失常有良好效果。②脑外伤,本方治疗脑震荡,脑外伤后遗症,脑挫伤,脑外伤性瘫痪,脑外伤性癫痫等有满意疗效。头痛剧烈者加川芎、红花、葛根;头重不欲举,昏沉闷痛者加白芷、藁本、蔓荆子;心烦不眠者加栀子、淡豆豉。③肺结核中偏火热盛者可用此方,但须注意中病即止。④肠梗阻,以本方去桂枝加厚朴、番泻叶治疗胸腰椎骨折并发肠麻痹收到满意疗效,用本方加半夏等治疗粘连性肠梗阻也有良效。⑤妇产科疾病,以本方治疗瘀血所致或瘀热互结所致的痛经、闭经、崩漏、经行鼻衄、难产、产后发狂、子宫肌瘤、亚急性盆腔炎、子宫外孕等疗效确实。⑥传染性疾病,用本方加黄连、黄芩、马齿苋治疗暴发性痢疾,加白芍、双花、菊花、泽泻等治疗流行性出血热少尿期有效。⑦糖尿病,用本方加玄参、生地、麦冬、黄芪对2型糖尿病有效,同时还有降血脂,防治并发症的作用。⑧皮肤病,用本方加清热利湿之品,对急性湿疹,面部痤疮,脂溢性皮炎,毛囊炎有较好的疗效。⑨此外,亦可加减用于酒糟鼻、结节性红斑、不明原因血尿、高血压等病症。

抵当汤具有破血逐瘀的功效。治疗下焦蓄血重证。临床上以少腹硬满疼痛、小便自利、身热口渴、谵语躁扰、如狂发狂、舌绛脉涩为主要见证。治宜破血逐瘀,泄热去实。方中大黄、桃仁为植物药,水蛭、虻虫为动物药,其遣药组方可谓集活血化瘀之大成,非一般活血剂所能比拟。水蛭味咸,虻虫味苦,二药相配,破血之力尤峻,又得大黄泻热逐瘀以推荡,桃仁行血化瘀以滑利,四药相合,血行瘀下,诸证得愈。从服汤后"不下更服"可以推知,服药后当以下利为取效之征。另外,也可反推,得下则止后服,以免药过伤正。《金匮要略》以本方治妇人经水不利,亦治男子膀胱满急有瘀血者。《血证论》治实证经闭,小腹结痛,大便黑色。亦治癥瘕、跌打折伤。现代临床主要应用于瘀血证。如癥瘕积聚、月经不调或闭经、痛经，证见少腹硬满，甚则疼痛，喜忘烦躁者；瘀血或瘀热互结所引起的精神分裂症，癫痫，顽固性偏头痛，脑外伤后遗症等；跌打损伤后瘀血凝滞者。

抵当汤丸具有缓攻瘀结的功效。治疗蓄血重证而病势相对较缓者。本方即抵当汤原方，减其剂量，改作丸剂而成。虽药性峻烈，但一剂分为四丸，每服一丸，而成峻药缓攻之法，又连渣煮服，而无余药，故云"不可余药"。因丸药性缓，其攻下瘀血之力和缓，药力绵长，消磨瘀滞而缓缓收功。故服药后"晬时当下血"。晬时，即一昼夜。若血不下者可再服。另考抵当汤方后注云"不下更服"，可见汤剂服后，不待晬时即可泻下。抵当丸在临床上，可用于治疗闭经、癥瘕积聚、跌打损伤等。近代也有用于治疗大动脉炎、子宫肌瘤、脏器纤维化等的报道。

三一承气汤就是大、小、调胃承气汤合而为一，因此得名。《宣明论方》记载本方治疗伤寒杂病，内外所伤，腹满咽干，烦渴谵妄，心下按之硬痛，小便赤涩，大便结滞。因本方包含三个承气汤，所以适用范围很广。湿热内滞；热甚咳喘；惊悸癫狂；肠痈；阳明胃热发斑；暴伤酒食；阳热卒中，暴暗不语；里热亢极，阳极似阴，反为寒战等等，均可酌情选用。

黄龙汤是三一承气汤加人参、当归、桔梗、生姜、大枣而成，具有扶正攻下的功效。方中三一承气汤泻热通便，荡涤热实积滞，急下以存正气。人参、当归气血双补，扶正以利祛邪，使下不伤正。辅以桔梗开肺气而通肠胃，生姜、大枣扶胃气并调和诸药，共成攻下扶正之剂。本方在临床上，用于治疗阳明实证而气血两虚者。《伤寒六书》原注："老年气血虚者，去芒硝。"示人以护正气之意。《温病条辨》新加黄龙汤，以本方去枳实、厚朴、大枣、桔梗，加麦冬、生地、玄参、海参，主治腹满，便秘，口干咽燥，唇裂舌焦，倦怠少气，苔黄或黑焦，脉沉弱或沉涩者。

【附方】

235

**70. 小承气汤**（《伤寒论》）

大黄(酒洗)60 克　厚朴(炙,去皮)30 克　枳实(大者炙)54克

上三味,以水 800 毫升,煮取 240 毫升,去滓,分温二服,初服汤,当更衣[1],不尔[2]者尽饮之,若更衣者,勿服之。

**【注释】** [1]更衣:古人大便时有更换衣服的习惯,所以"更衣"则成为解大便的婉词。

[2]不尔:犹言不如此。

**71. 大承气汤**（《伤寒论》）

枳实(炙)90 克　厚朴(去皮,炙)125 克　大黄(酒洗)60 克芒硝 60 毫升

上四味,以水 2000 毫升,先煮二味,取 1000 毫升,去滓,内大黄,更煮取 400 毫升,去滓,内芒硝,更上火,令一两沸,分温再服,一服得利,止后服。

**72. 麻仁丸**（《伤寒论》）

麻子仁 400 毫升　芍药 125 克　枳实(炙)125 克　大黄(去皮)250 克　厚朴(炙,去皮)15 克　杏仁(去皮尖、熬、别作脂)200 毫升

上六味、蜜和丸,如梧桐子大,饮服十丸,日三服,渐加,以知为度。

**73. 桃核承气汤**（《伤寒论》）

桃仁(去皮尖)15 克　大黄 60 克　桂枝(去皮)30 克　甘草(炙)30 克　芒硝 30 克

上五味,以水 1400 毫升,煮取 500 毫升,去滓,内芒硝,更上火微沸,下火,先食[1]温服 100 毫升,日三服,当微利。

**【注释】** [1]先食:在吃饭以前服药,也就是空腹服的意思。

**74. 抵当汤**（《伤寒论》）

水蛭(熬)　虻虫(去翅足、先熬)各三十个　桃仁(去皮尖)9

克　大黄(酒洗)45克

上四味,以水1000毫升,煮取600毫升,去滓,温服200毫升,不下更服。

### 75. 抵当丸(《伤寒论》)

水蛭(熬)20个　虻虫(去翅足、熬)20个　桃仁(去皮尖)8克　大黄45克

上四味,捣分四服,以水200毫升,煮一丸,取140毫升服之,晬时[1]当下血,若不下者更服。

**【注释】**　[1]晬时:即周时,对头二十四小时。

### 76. 三一承气汤(《宣明论方》)

锦纹大黄[1](去粗皮)　芒硝　厚朴(去皮、姜制)　生枳实各15克　甘草(去皮炙)30克

水一钟半,生姜三片,煎至七分,内硝,煎二沸,去滓,不拘时温服,以利为度。

**【注释】**　[1]锦纹大黄:大黄上有红黄绵绣纹理的,叫做绵纹大黄,为优良品种。

### 77. 黄龙汤(《伤寒六书》)

大黄9克　芒硝12克　枳实6克　厚朴3克　甘草3克当归9克　人参6克

水二盅,姜三片,枣二枚,煎之,后再入桔梗一撮(3克),热沸为度,老年气血虚者,去芒硝。

(李宇航　王　丹)

## 小柴胡汤　大柴胡汤　柴胡加芒硝汤
### 柴胡桂枝汤

**【原文】**　小柴芩半人参草　大柴芩半枳芍黄
　　　　　小柴胡加芒硝入　合桂柴胡桂枝汤

**【提要】**　论小柴胡汤、大柴胡汤、柴胡加芒硝汤和柴胡桂枝

汤的药物组成。

**【白话解】** 小柴胡汤由柴胡、黄芩、半夏、人参、甘草、生姜、大枣组成。大柴胡汤的组成药物是柴胡、黄芩、半夏、枳实、芍药、大黄、生姜、大枣。小柴胡加芒硝汤,即小柴胡汤加一味芒硝。柴胡桂枝汤即小柴胡汤与桂枝汤的合方。

**【按语】** 小柴胡汤是治疗少阳病的主方,其主要作用是和解少阳,解郁利枢。少阳病是少阳经腑受邪,枢机不利的证候,证见口苦,咽干,目眩,往来寒热,胸胁苦满,默默不欲饮食,心烦喜呕,脉弦或沉等等。其病机有四大特点,一是易经腑同病,二是易气郁、易化火,三是易生痰、生饮、生水,四是易伴发太阳、阳明、太阴不和。小柴胡汤中,柴胡解经邪、舒气郁,黄芩清腑热、除郁火,二者相配,经、腑同治,郁、火同除;生姜与半夏相配,既能和胃降逆止呕,又能借其辛散的作用而帮助柴胡解郁利枢,还能化痰消饮去水;人参、大枣和炙甘草,补助少阳一阳之气,增进少阳枢转之力,还可以补太阴脾气,以防止少阳之邪内传太阴。所以,小柴胡汤是针对少阳病基本特点的对证之方,也是治疗少阳病兼变证的基础方剂。小柴胡汤被广泛应用于临床各科病证。《苏沈良方》曰,此药虽主数十证,大要其间有五证最的当,服之必愈:一者,身热,心中逆而吐;二者,寒热往来者;三者,发潮热者;四者,心烦胸胁下满者,或渴或不渴;五者,伤寒已差后,更发热者。综合近代报道及笔者经验,本方之应用范围如下:①流感发热,无名低热;②十二指肠壅积症,胃肠神经官能症;③肝炎,肝脾肿大,肋软骨炎,胸膜炎,胆囊炎,胆石症,胆道功能紊乱;④痢疾,便秘,呕吐,胸胁满痛,脘腹胀痛;⑤百日咳,支气管炎,肺炎,扁桃体炎;⑥肾小球肾炎,肾盂肾炎,尿道结石;⑦高血压,心律失常,心肌梗死,冠心病;⑧坐骨神经痛,末梢神经炎,面神经麻痹,面肌痉挛;⑨偏头痛,半身疼痛,半身麻木,半身出汗,眩晕;⑩复视,斜视,中心性视网膜炎,中耳炎,鼻窦炎,牙龈炎;⑪产褥热,热入血室,痛经,乳腺炎,乳腺增生症;⑫阳痿,睾丸炎。以上病证,凡见有小柴胡汤证表现,并经辨证认为系少阳枢机不利,或肝胆气郁,或胆火内郁者,均可以小柴胡汤加减化裁治之。

　　大柴胡汤是治少阳病兼阳明里实之剂,具有解郁利枢、通腑泄热的作用,所以在小柴胡汤的基础上去人参、甘草,以防甘温助热,而加上大黄、枳实、芍药,以通腑泄热,临床运用是在少阳证的基础上出现阳明腑实证,如潮热、腹痛、大便硬、心下拘急疼痛、呕不止、郁郁微烦等。经大量临床实践证实,大柴胡汤的临床应用很广且效果可靠。《类聚方广义》谓治小柴胡汤证,而腹满拘挛,呕剧者;治麻疹,胸胁苦满,心下硬塞,呕吐,腹满痛,脉沉者;治狂证,心下硬塞,腹拘挛,膻中动甚者,加铁粉有奇效。《直指方附遗》用本方治下利,舌黄燥,胸满作渴,身热腹胀,谵语,此必有燥屎,宜下,后服木香、黄连坚之;治疟热多寒少,目痛易汗,脉大,以此汤微利为度。《伤寒绪论》谓,伤寒发斑已尽,外势已退,内实不大便,谵语者,小剂凉膈散或大柴胡汤下之。《蕉窗杂话》眼疾,肝实者,可用大柴胡汤。综合近年研究报道,本方可用于肠伤寒、流行性感冒、猩红热、丹毒、疟疾、肺炎等疾病中出现少阳兼阳明病,证见往来寒热、胸胁苦满,或恶心呕吐、食欲不振、便秘、舌苔干而黄、脉弦,腹诊腹肌有力者;支气管喘息、支气管扩张、肺气肿、胸膜炎,证见发热或无热、咳嗽咯痰、胸胁苦满、胸痛、食欲不振、便秘、体力尚佳者;心脏瓣膜病、心肌梗死、心包炎、心源性哮喘见有心下有压迫感、便秘、胸中苦满、心动悸、呼吸困难等;高血压、动脉硬化、脑出血、脑软化、见有心下部硬满紧张、便秘、不寐、肩酸痛者;胃炎、胃酸过多症、溃疡病、肠炎、结肠炎、胆结石、肝炎、胆囊炎、胰腺炎、肝硬化、习惯性便秘、口臭等其证属实,脉诊、腹诊均有力者;急慢性肾炎、肾病综合征、肾萎缩、肾结石、阳痿等证见便秘、脉弦、腹诊腹肌有力者;肥胖症、糖尿病、肋间神经痛、癫痫、失眠等脉弦、腹诊属实而伴有胸胁苦满者。

柴胡加芒硝汤也治疗少阳病而兼阳明实热证,但此方作用比大柴胡汤为小,而且方中仍用人参与炙甘草,只是加上芒硝以泄阳明之热。在《伤寒论》中治疗大柴胡汤证误用辛热丸剂泻下药后,大便虽通,而少阳邪气不解,阳明里热未去者。现代临床应用的报道不多,大体用于少阳病兼有里实热证而热邪较盛、里实不甚者,或兼有正气偏虚者;小柴胡汤证兼有潮热下利,腹有坚块,苦满难解之里实证者;热入血室,寒热如疟状,胸腹胀满,大便不通或坚硬者;见大柴胡汤证,但正气较虚而里实不甚者等。

柴胡桂枝汤是小柴胡汤与桂枝汤的合方,并减少药物剂量而成的复合方剂。既具有小柴胡汤和解少阳、解郁利枢的作用,又有桂枝汤调和营卫、滋阴和阳的功效。张仲景用其治疗太阳与少阳同病,证见发热,微恶寒,肢节烦疼,微呕,心下支结等。临床除了用以治疗太阳、少阳同病之外,凡具有少阳枢机不利及营卫虚弱而失和之特点的各种病变,皆可以用此治疗。如《外台秘要》用本方治疗寒疝腹中痛。《三因方》用本方治少阳伤风四五日,身热恶风,颈项强,胁下满,手足温,口苦而渴,自汗,其脉阳浮阴弦。《类聚方广义》谓,发汗失期,胸胁满而呕,头疼身痛,往来寒热,累日不愈,心下支撑,饮食不进者;或汗下之后,病犹不解,又不致加重,但热气缠绕不去,胸满微恶寒,呕不欲食,过数日而如愈不愈者,间亦有之,当先发热之期用此方,重复取汗;治疝家腰腹拘急,痛连胸胁,寒热休作,心下痞硬而呕者;妇人无故憎寒壮热,头痛眩晕,心下支结,呕吐恶心,肢体酸软,或痿痹,郁郁恶对人,或频频欠伸者,俗谓之血道,宜此方,或兼服泻心汤。综合现代研究报道和笔者临床经验,本方可用于外感或缠绵不愈之胸部疾患,如感冒、流感、肺炎、肺结核、胸膜炎等见有低热、时时寒热头痛、自汗出、微呕、食欲减退,全身乏力者;胃肠或肝胆疾病,如胃酸过多症、十二指肠溃疡、胃溃疡、慢性阑尾炎、结肠炎、慢性肝炎、胆囊炎等见有心下支结、胃痛、腹痛、背部放射性疼痛,恶心呕吐、食欲不振者;精神神经系统疾病,如神经官能症、神经衰弱、癫痫、癔病、更年期精神心理障碍等见有自觉身热、头痛、疲劳倦怠,并伴有食欲减退者。郝万山教授用其和温胆汤、千金定志丸合方并加减,名柴桂温胆定志汤,治疗精神躁狂抑郁症的抑郁型,辨证属于心与肝胆阳虚气弱,无力疏泄,气机失调,痰浊内生,神窍痰蒙者,有较好的疗效。

需要注意的是,少阳为一阳,医家也称之谓小阳、幼阳、稚阳、嫩阳,其抗邪能力较弱,所以原则上有少阳病的存在,就应当禁汗、禁吐、禁下,以防伤损少阳的正气。故在一般情况下,出现少阳病而兼有太阳表证或阳明腑实时,可以先用小柴胡汤治疗。可以通过小柴胡汤的和解少阳,解郁利枢作用,使少阳枢机运转,进而就可以促使太阳和阳明之气调达,从而就能达到解表、通里的目的。但是如果由于邪气壅滞在表或里比较严重,单独使用小柴胡汤则难以达到理想的治疗目的,则应该选用柴胡桂枝汤、大柴胡汤或柴胡加芒硝汤等进行治疗。这是在小柴胡汤和解少阳,解郁利枢的基础上,兼用汗法及下法,也是汗下两法,在少阳病中的变通运用。

**【附方】**

**78. 小柴胡汤**《伤寒论》

柴胡 125 克　黄芩 45 克　半夏(洗)50 克　人参 45 克甘草(炙)　生姜(切)各 45 克　大枣(擘)12 枚

以上七味,以水 2400 毫升,煮取 1200 毫升,去滓,再煎取600 毫升,温服 200 毫升,日三服。

**79. 大柴胡汤**《伤寒论》

柴胡 125 克　黄芩 45 克　半夏 50 克　芍药 45 克　枳实

72 克　大黄 30 克　生姜 75 克　大枣 12 枚

上八味,以水 2400 毫升,煮取 1200 毫升,去滓,再煎,温服 200 毫升,日三服。

**80. 柴胡加芒硝汤**(《伤寒论》)

柴胡 40 克　黄芩 15 克　人参 15 克　甘草(炙)15 克　生姜 15 克　半夏 18 克　大枣 4 枚　芒硝 30 克

上八味,以水 800 毫升,煮取 400 毫升,去滓,内芒硝,更煮微沸,分温再服,不解更作。

**81. 柴胡桂枝汤**(《伤寒论》)

柴胡 60 克　桂枝 23 克　人参 23 克　甘草 15 克　半夏 25 克　黄芩 23 克　芍药 23 克　大枣 6 枚　生姜 23 克

上九味,以水 1400 毫升,煮取 600 毫升,去滓,温服 200 毫升。

# 猪苓汤　白虎汤　竹叶石膏汤

【原文】　猪苓二苓胶滑泽　白虎膏知甘草粳
　　　　　竹叶石膏除知母　加参半竹麦门冬

【提要】　论猪苓汤、白虎汤及竹叶石膏汤的药物组成。

【白话解】　猪苓汤由猪苓、茯苓、泽泻、滑石、阿胶组成。白虎汤由石膏、知母、甘草、粳米组成。白虎汤去知母加人参、半夏、竹叶、麦门冬即是竹叶石膏汤。

【按语】　猪苓汤中阿胶滋补肾阴,猪苓、茯苓、泽泻共奏利水之功,滑石既能利水,又能清热,使全方具有育阴利水清热的作用,主治少阴阴虚水热互结之证,证见小便不利、渴欲饮水、心烦不得眠、或咳、或利或呕等证。在《伤寒论》中,这种阴虚水热互结的证候,既可因阳明经热,误下伤阴,热与水结而成,也可以因素体少阴阴虚阳旺,邪气直犯少阴,然后从阳化热,热与水结所引起。所以《伤寒论》将其与白虎加人参汤证放在一起讨论,以表明这两个证候在发病过程中的内在联系。叶天士曾说："热邪不伤胃津,必耗肾液",也是此意。《类聚方广义》载本方治淋病点滴不通,阴头肿痛,少腹膨胀作痛者。《医方集解》谓本方通治湿热,黄疸,口渴,尿赤。现今临床上常用治慢性肾炎,泌尿道感染、肾结核、肾盂积水、肾结石、乳糜尿、血尿等病证,伴见有小便不利、微热或低热、舌红少苔或少津、脉细数等症状。临床应用时,可随证加减,如阴虚明显而伴见腰酸、潮热、舌红少苔者,可配用知柏地黄丸;若水湿明显而伴见少腹胀满,服猪苓汤后仍小便不利者,可加苡仁、车前子等淡渗利湿之品;若热邪明显而伴见心烦不眠、发热、渴欲饮水者,可配合导赤散。如血尿明显或尿液检查红细胞多者,酌加旱莲草、大小蓟、白茅根、三七粉;小便有热感或尿液检查有白细胞、脓细胞者,酌加黄柏、竹叶、银花、蒲公英、紫花地丁等;肾结核者,可酌加百合、鱼腥草、百部;肾结石者,可加酌鸡内金、金钱草、海金沙等等。

白虎汤是治疗阳明胃热弥漫之剂,就《伤寒论》原文来看,其适应证的主要临床表现是,表里俱热、烦渴、多汗、脉浮滑或脉滑等。但若因热甚汗多,气随汗泄,终至胃热弥漫,津气两伤时,其证尤见大烦渴不解,甚至出现时时恶风或背微恶风寒,则可在白虎汤中加人参以益气生津,这就是白虎加人参汤了。所以后世所说的四大症状,就《伤寒论》原文来看,实际是指白虎加人参汤证,而不是白虎汤证。白虎汤现代主要应用于:①急性传染性和感染性疾病:如乙型脑炎、流行性出血热、中暑、大叶性肺炎、钩端螺旋体病、流行性脑脊髓膜炎、流行性感冒、肠伤寒、急性菌痢、疟疾、麻疹、败血症、原因不明的高热等等,表现为气分热炽者,用本方皆可获效。②新陈代谢疾病:本方加减应用于糖尿病,对表现为多饮、多食、多尿者有效。③五官科疾病:如加减应用于急性口腔炎、牙龈炎、眼结合膜炎、巩膜炎、角膜炎、虹膜炎、交感性眼炎、视神经乳头炎等等,辨证属胃热上攻者有效。④关节疾病:合桂枝汤治疗活动性风湿性关节炎,辨证属热痹者有效。⑤过敏性疾病:对皮肤瘙痒症、过敏性皮炎、药疹、夏季皮炎、过敏性紫癜等等,辨证属血热或血燥生风者,用本方加减应用有效。⑥其他疾病:如脑血管意外、癫证、产后高热、小儿哮喘等等属阳明热炽所致者,用本方加减有效。

竹叶石膏汤药物组成虽然与白虎汤或白虎加人参汤相近,但本方在用竹叶、石膏、人参、粳米等清热益气生津的基础上,用麦门冬养阴生津,用半夏和胃降逆,主要运用于伤寒热病之后,津气不足,余热未尽而肺胃之气上逆之证,张仲景对此用"虚羸少气,气逆欲吐"八个字加以概括。本方现代临床主要用于治疗以下病证:①急性感染性热病恢复期及无名低热的治疗,且疗效颇佳;②胃阴不足、胃火上炎所致之口舌糜烂;③胆道术后之呕吐属内热上逆,阴液不足者;④糖尿病属气阴两虚有热者或属胃热津亏者,以本方去半夏加知母、花粉、沙参、天冬;⑤小儿夏季热;⑥麻疹合并肺炎,咳重者加黄芩、枇杷叶,午后热重者加银柴胡、青蒿,咽痛者加玄参、赤芍,气虚自汗者加黄芪、牡蛎等;⑦流行性出血热;⑧红斑狼疮,本方加黄连、石斛、玄参、水牛角等;⑨治口腔溃疡、牙周炎、齿槽脓肿以及鹅口疮、口臭等属阴虚胃火上炎者,以本方加莲子心、升麻、知母、黄芩等为佳。

**【附方】**

**82. 猪苓汤**(《伤寒论》)

猪苓　茯苓　泽泻　阿胶　滑石(碎)各 15 克

以水 800 毫升,先煮四味,取 400 毫升,去滓,内阿胶,烊消[1],温服 140 毫升,日三服。

**【注释】**　[1]烊消:使阿胶在热药液中由固态溶化为液态的过程。

**83. 白虎汤**(《伤寒论》)

石膏(碎)250克　　知母 90 克　　甘草(炙)30 克　　粳米 108

克

上四味,以水 2000 毫升,煮米熟,汤成,去滓,温服 200 毫升,日三服。

**84. 竹叶石膏汤**(《伤寒论》)

竹叶二把　生石膏 250 克　半夏 125 克　人参 45 克　麦门冬 200 毫升　甘草 30 克　粳米 90 克

以水 2000 毫升,煮取 1200 毫升,去滓,内粳米,煮米熟汤成,去米。温服 200 毫升,日三服。

# 炙 甘 草 汤

【原文】　汗下烦悸小建[1]治　水悸茯苓甘草[2]君

虚悸肺痿[3]炙甘草　地阿桂酒麦酸参

【提要】　论炙甘草汤的药物组成及治疗。

【注释】　[1]小建:指小建中汤,见汇方第 2。

[2]茯苓甘草:指茯苓甘草汤,见汇方第 14。

[3]肺痿:病名,以肺气虚弱,不能布化津液而口中唾涎沫为主要临床特点。

【白话解】　发汗、攻下后,伤及气血而出现心烦、心悸者,可用小建中汤治疗。心下悸若是由于饮水多而小便少所引起的,则用茯苓甘草汤治疗。若因发汗、攻下后气血阴阳俱虚而出现心动悸,脉见结代者,称为"虚悸",则应该用炙甘草汤治疗。本方由炙甘草、生地、阿胶、桂枝、麦冬、酸枣仁、人参、生姜、大枣,用酒水合煎。

【按语】　心悸是一种较为常见的病证,而引发心悸的原因很多,其治疗方法也不同。这里所讨论是三种治疗心悸的不同方剂。

茯苓甘草汤由茯苓、桂枝、生姜、炙甘草组成,简称"苓桂姜甘汤"。此方具有温胃散水的作用,主要用治于胃阳不足,不能布散水液,而使水液停留于胃中所造成的中焦蓄水证。其临床特点是心下悸,小便利而口不渴。若水饮甚者,也可以困遏阳气之敷布而出现手足厥冷。因为这是水饮所致,所以称其为"水悸"。

在伤寒病中,若因误汗、误下而伤及气血,或素体气血不足之人而外感风寒邪气,即"虚人伤寒",皆可出现心悸。若外邪已去,自然需要补益气血之虚;即使外邪尚在,也不能贸然用汗法发散。虚弱之人而复有外邪,必须也先固护其内虚。小建中汤以桂枝汤为基础,倍用芍药,加饴糖而成,具有健脾益胃,益气生血,滋阴和阳之功,用治于一般性的气血不足,心失所养所致的心悸。

炙甘草汤有益阴补阳,通阳续脉以助气血之行的功效,用于治疗气血阴阳俱虚,心脏失养,脉搏不续,不但表现为心动悸,而且出现脉象结代者。至于肺痿之病,其本属虚,或阴虚,或阳虚,或阴阳俱虚。肺痿属阳虚者,用甘草干姜汤治疗;属阴虚者,用麦门冬汤治疗。而炙甘草汤所治之肺痿则属于阴阳俱虚。《外台秘要》用本方治肺痿,涎唾多出血,心中温温液液。《张氏医通》用本方治酒色过度,虚劳,少血液,液内耗,心火自炎,致令燥热乘肺,咯唾脓血,上气涎潮,其咳连续不已者。《类聚方广义》用本方治骨蒸劳嗽,抬肩喘息,多梦不寐,盗汗,痰中血丝,寒热交往,颊红赤,巨里动甚。若下利者,去麻仁加干姜,水煮为佳。现代临床上常用本方治疗多种心脏疾病所导致的心律失常,如风湿性心脏病、冠心病、病毒性心肌炎、肺源性心脏病、病态窦房结综合征等,临床观察发现,在用本方治疗这些心律失常的同时,对纠正心衰,缓解心绞痛,抗心源性休克等方面,和西药同用,有较好的协同效果。还有不少报道,用其治疗支气管炎、咽喉炎、老年性肺炎、支气管哮喘、慢性胃炎、红斑性肢痛、大动脉炎、脑外伤后遗症、肩关节周围炎、功能性子宫出血、更年期综合征、胎漏、多种眼科疾病等等,辨证属于气血两虚者。柯韵伯认为本方应去麻子仁加酸枣仁。其实对于心脏病患者,特别是重症心脏病患者,最怕大便秘结,因大便秘结,用力排便而导致意外的,临床并不鲜见。所以炙甘草汤中用麻子仁滋阴润便,自有其重要的临床意义。当然如果患者大便偏溏,又有失眠,去麻子仁,加酸枣仁,则在情理之中。又《医宗金鉴》认为治肺痿用麻子仁,而治心动悸、脉结代则用酸枣仁,也可以参考。根据临床用药观察,若于本方中加五味子,取生脉散之义,更能提高疗效。

【附方】

**85. 炙甘草汤**(《伤寒论》)

甘草(炙)60 克　生姜(切)45 克　桂枝(去皮)45 克　麦冬(去心)100 毫升　人参 30 克　阿胶 30 克　生地 250 克　大枣(擘)30 枚　麻子仁 100 毫升

上九味,以清酒 1400 毫升,水 1600 毫升,先煮八味,取 600 毫升,去滓,内胶烊消后,温服 200 毫升,日三服。一名复脉汤。

## 桃花汤　赤石脂禹余粮汤
## 黄芩汤　白头翁汤

【原文】　桃花干姜石脂糯[1]　　石脂禹粮固脱功
　　　　　黄芩甘草芍大枣　　连柏秦皮白头翁

【提要】　论桃花汤、赤石脂禹余粮汤、黄芩汤和白头翁汤的药物组成。

【注释】　[1]糯:糯米,是一种粘稻米。《伤寒论》原用粳米,即旱地生长的一种稻米。

【白话解】　桃花汤方内有干姜、赤石脂、糯米。赤石脂禹余粮汤,药仅赤石脂、禹余粮二味,有涩肠固脱的功效。黄芩汤由黄芩、白芍、甘草、大枣组成。白头翁汤由黄连、黄柏、秦皮、白头翁组成。

【按语】 桃花汤、赤石脂禹余粮汤、黄芩汤及白头翁汤四方皆治下利,《要诀》放在一条歌诀中讨论,提示临床应用时当注意区别。

桃花汤治少阴病阳虚下利滑脱证,少阴阳虚气虚,不能固涩气血,以致下利滑脱,大便脓血,由于阳虚寒凝可伴见腹痛、下利伤阴,化源不足,可见小便少等症。本方用干姜、糯米(《伤寒论》原用粳米)温补中阳,借脾阳以助肾阳;用赤石脂涩肠固脱以止泻。《和剂局方》用桃花汤治冷痢腹痛,下白冻如鱼脑,用赤石脂煅,干姜炮,蒸饼丸。《斗门方》治小儿疳泻,赤石脂末,米汤调服半钱,立瘥。《外台秘要》载崔氏疗伤寒后赤白滞下无度,阮氏桃花汤,即本方。本方现今临床上常用于以下病证的治疗:①虚寒滑脱之久泄、久痢;②虚寒性吐血、便血;③伤寒肠出血;④妇女崩漏、带下。

赤石脂禹余粮汤中也用赤石脂,其作用和目的与桃花汤中之赤石脂同。但本方又用禹余粮,以增强赤石脂之涩肠固脱作用。药仅二味,专以涩肠止泻固脱为主。其所治病变的特点是下利日久,滑脱不禁。古代医家除了用赤石脂禹余粮汤治疗久泻滑脱以外,还用本方治疗久咳不止、邪气已去而肺气不收者;现代本方亦用于治疗崩中漏下、脱肛、慢性肠炎、慢性痢疾等属于滑脱不禁者。

以上二方皆有涩肠止泻之功,但桃花汤为治阳虚便脓血之方,故方中之赤石脂一半入药煎煮,再配以赤石脂末直接饮服;而赤石脂禹余粮汤则为专治阳虚而滑脱失禁之方,故方中之赤石脂全部入药同煮。

黄芩汤与白头翁汤皆治下利而属热者。

黄芩汤治太阳、少阳合病之下利,其重点在于少阳热郁,枢机不利,胆热下迫胃肠,升降失和而致下利。所以方中以黄芩清少阳之热为主,用芍药、甘草、大枣益脾胃而缓拘急,共成清热止利的基础方剂。若因胃气上逆而又有呕逆者,则可在黄芩汤中加半夏、生姜,名曰黄芩加半夏生姜汤,在清热止利的基础上兼以和胃降逆止呕。《活人书》记载,黄芩汤去大枣名黄芩芍药汤,治火升鼻衄及热痢。《济生拔萃方》以本方治泄痢腹痛,或里急后重,身热久不愈,脉洪疾及下痢脓血稠粘。《保命集》治利名方芍药汤,即本方加当归、黄连、槟榔、木香、大黄、官桂而成,用于治疗湿热痢,证见腹痛便脓血,赤白相间,里急后重,肛门灼热,小便短赤,舌苔黄腻等。现代多将黄芩汤加减应用于治疗胃肠炎、痢疾等,也加减应用于胆囊炎等。

白头翁汤则主治厥阴湿热下迫大肠所导致的湿热下利,证见里急后重,大便脓血,渴欲饮水,腹中疼痛。方中白头翁苦寒,善清肠热而治毒痢,又能疏肝凉血,是治疗热毒赤痢之要药。秦皮苦寒,能清肝胆及大肠湿热,与白头翁配伍清热解毒,凉血止痢。黄连、黄柏清热燥湿,坚阴厚肠。四药相合,共奏清热燥湿,凉肝解毒,坚阴止利之功,为临床治疗热利下重的主要方剂。现代临床用于治急慢性细菌性痢疾、阿米巴痢疾,既可口服,也可用煎液保留灌肠,笔者临床应用时,常加马齿苋,疗效颇佳。另外有报道,将其加减用于治疗瘰疬、痈疽,乳腺炎,带状疱疹,泌尿系感染,盆腔炎,前列腺炎,目赤肿痛,急性肝炎、胆囊炎等等,而这些病证的部位,皆为肝经所过。由此可见凡属肝脏或肝经湿热所致的各种病证,皆可应用本方。

## 【附方】

### 86. 桃花汤(《伤寒论》)

赤石脂 250 克(一半全用,一半筛末)    干姜 15 克    粳米 180 克

上三味,以水 1400 毫升,煮米令熟,去滓,温服 140 毫升,内

赤石脂末 6 克,日三服。若一服愈,余勿服。

**87. 赤石脂禹余粮汤**(《伤寒论》)

赤石脂碎 250 克　太一禹余粮[1](碎)250 克

上二味,以水 1200 毫升,煮取 400 毫升,分温三服。

**【注释】** [1]太一禹余粮:即禹余粮之产于山谷中者。

**88. 黄芩汤**(《伤寒论》)

黄芩 45 克　芍药 30 克　甘草(炙)30 克　大枣(擘)12 枚

上四味,以水 2000 毫升,煮取 600 毫升,去滓,温服 200 毫升,日再夜一服。

**89. 白头翁汤**(《伤寒论》)

白头翁 30 克　黄柏 45 克　黄连 45 克　秦皮 45 克

上四味,以水 1200 毫升,煮取 400 毫升,去滓,温服 200 毫升。不愈,更服 200 毫升。

## 葛根黄连黄芩汤　干姜黄连黄芩汤
## 黄连汤　黄连阿胶汤

**【原文】**　葛根连芩汤[1]甘草　干姜连芩汤[2]人参
　　　　连参桂草干半枣　　连胶芩芍卵黄新

**【提要】**　论葛根黄芩黄连汤、干姜黄芩黄连人参汤、黄连汤和黄连阿胶汤的药物组成。

**【注释】**　[1]葛根连芩汤:《伤寒论》中原方名为"葛根黄芩黄连汤"。

[2]干姜连芩汤:《伤寒论》中原方名为"干姜黄芩黄连人参汤"

**【白话解】**　葛根黄连黄芩汤,即葛根、黄连、黄芩三味药加上甘草而成。干姜黄连黄芩汤,即干姜、黄连、黄芩三味药加上人参而成。黄连汤,由黄连、人参、桂枝、甘草、干姜、半夏、大枣组成。黄连阿胶汤,是由黄连、阿胶、黄芩、芍药、鸡子黄组成。

**【按语】** 葛根黄连黄芩汤具有解表清里的作用,方中葛根升阳发表,升清止利;黄芩、黄连苦寒清热;炙甘草益气和中。本方在《伤寒论》中治疗太阳表证兼里热所致的协热下利,证见下利不止,脉促,喘而汗出等。当代常用于治疗痢疾初起,发热恶寒,内有郁热,外有表邪者;根据临床经验,对肠道感染,只要属于里热所致,无论有无表证,皆可应用。若有宿食,酌加枳实、厚朴行气导滞;若兼腹痛,酌加白芍、木香缓急止痛;若兼呕吐,酌加半夏、陈皮、竹茹以降逆止呕;若热邪上攻于心,以致神识昏糊,酌加安宫牛黄丸或苏合香丸清热解毒、芳香逐秽、开窍醒神。

干姜黄连黄芩人参汤具有清热温中的作用,主治脾胃气虚而寒热邪气相格的吐逆证,其特点是下利兼"饮食入口即吐"。《伤寒附翼》载有"呕家夹热者,不利于香砂橘半,服此方而晏如"。《方函口诀》认为此方治膈有热,吐逆不受食者,与半夏、生姜诸呕吐药无寸效者有特效。又治噤口痢。

黄连汤具有清上温下,交通上下的作用,方中黄连清上热;干姜温中阳。二药寒热并用,起到清上温下的作用。人参、半夏、大枣、炙甘草补益脾胃以和中焦。除此之外,桂枝在方中起到交通上下阳气的作用,从而在恢复脾胃升降功能的基础上,达到沟通上下阴阳、协调上下寒热的目的。主治胃热脾寒所致的腹中痛,欲呕吐等证。《保赤全书》用本方治痘疮热毒在胃中,以致腹痛,甚则呕吐。《类聚方广义》治霍乱疝瘕攻心腹痛,发热上逆,心悸欲呕吐,及妇人血气痛,呕而心烦,发热头痛者。现代临床上,本方可用于治疗急慢性胃炎、急慢性胃肠炎、胃及十二指肠溃疡、急慢性胆道感染、复发性口疮、痢疾等,属于上热下寒或寒热错杂者。

黄连阿胶汤有滋阴清热,交通心肾的作用,治疗少阴病阴虚热化,肾水不能上济心火,而使心火亢盛所致的"心中烦,不得卧"。方中黄连、黄芩清热泻火;阿胶滋补肾阴,鸡子黄滋补心阴,白芍与阿胶、鸡子黄相配,酸甘化阴,更好的起到滋阴的效果。全方滋阴清热,交通心肾,对阴虚阳亢,水火未济,心肾不交者,有很好的治疗作用。临床上本方可以用来治疗:①阴虚火旺失眠;②高热昏迷;③躁狂症;④甲状腺功能亢进症;⑤室性早搏、心律失常;⑥神经衰弱、梦遗、早泄、阳痿;⑦肝硬化、肝昏迷,本方合百合地黄汤;⑧温毒下痢脓血;⑨支气管扩张出血;⑩肠伤寒出血;⑪慢性溃疡性口腔炎;⑫顽固性失音;⑬眼结膜出血症;⑭手足心烦热;⑮阴虚火旺所致之咳血、咯血、齿衄。以上病证凡辨证为阴虚火旺,伴见舌红或舌红绛,少苔或无苔,脉细数者,均可用此方加减化裁而治之。

**【附方】**

**90. 葛根黄连黄芩汤**(《伤寒论》)

葛根 125 克　甘草(炙)30 克　黄芩 45 克　黄连 45 克

上四味,以水 1600 毫升,先煮葛根,减 400 毫升,内诸药,煮取 400 毫升,去滓,分温再服。

**91. 干姜黄连黄芩人参汤**(《伤寒论》)

干姜　黄连　黄芩　人参各 45 克

上四味,以水 1200 毫升,煮取 400 毫升,去滓,分温再服。

**92. 黄连汤**(《伤寒论》)

黄连 45 克　甘草(炙)45 克　干姜 45 克　桂枝(去皮)45 克　人参 30 克　大枣(擘)12 枚　半夏(洗)50 克

上七味,以水 2000 毫升,煮取 1200 毫升,去滓,温服,昼三夜二。

**93. 黄连阿胶汤**(《伤寒论》)

黄连 60 克　黄芩 30 克　芍药 30 克　阿胶 45 克　鸡子黄 2 枚

上五味,以水 1200 毫升,先煮三物,取 400 毫升,去滓,内胶烊尽,小冷,内鸡子黄,搅令相得,温服 140 毫升,日三服。

## 四逆散　吴茱萸汤　乌梅丸

**【原文】**　柴芍枳草四逆散　　人参姜枣吴茱萸
乌梅参归连柏细　　椒姜桂附苦酒需

**【提要】**　论四逆散、吴茱萸汤和乌梅丸的药物组成。

**【白话解】**　四逆散由柴胡、白芍、枳实、甘草四药组成。吴茱萸汤,即人参、生姜、大枣、吴茱萸四药。乌梅丸由乌梅、人参、当归、黄连、黄柏、细辛、川椒、干椒、干姜、桂枝、附子组成,其中乌梅需用苦酒浸泡一宿,共研细末,蒸饭调和为丸。

**【按语】**　四逆散为治疗少阴气郁,枢机不利而阳气不达四肢所致的手足厥冷而设。方中柴胡、枳实疏气解郁以利枢机;芍药配甘草,酸甘化阴以和阳;芍药配枳实,则于破气之中有理血之功。所以全方具有理气解郁,利少阴枢机以和阴阳的作用。六经之中,少阳为枢,少阴亦为枢。少阳气郁而枢机不利时,则从阳而化火;少阴气郁而枢机不利时,则从阴而化寒。所以在《伤寒论》四逆散方后各加减法中,或加五味子、干姜以治咳;或加桂枝以治悸;或加茯苓以治小便不利;或加附子以治腹中痛;或加薤白以治泄利下重,均以温阳或通阳为本。四逆散为疏理气机的祖方,历代应用十分广泛。如《医学入门》载:周身骨节疼痛,胸腹胀满,目闭肢厥,爪甲青紫,医以伤寒治之,七日昏沉弗效。公曰,此得之怒火与痰相搏,予四逆散加芩连泻三焦火而愈。《皇汉医学》载和田东郭曰:疫病兼痫,甚则谵语烦躁发呃逆等证,用陶氏散火汤之类无效者,用本方即验,固不必用呃逆之药也,即用四逆散方。《类聚方广义》用本方治痢疾累日,下利不止,胸胁苦满,心下痞塞,腹中结实而痛,里急后重者。《资生篇》云,气上冲胸,心中疼热,惊悸不宁,是谓火逆,四逆散主之。综合近年来的文献报道和笔者临床经验,本方加减后,常用于治疗以下疾病:①急性肝炎、慢性迁延性肝炎;②胰腺炎、胆道蛔虫症、急慢性胆囊炎；③急性阑尾炎、肠梗阻；④胃炎、胃或十二指肠溃疡；⑤月经不调、经前乳房胀痛、乳痈、输卵管阻塞、慢性附件炎、慢性盆腔炎；⑥阳痿、肋间神经痛。以上病证凡辨证属肝郁气滞或阳气郁闭所致者，以本方为主而加减化裁，均可取得较好的疗效。

吴茱萸汤是治疗胃家虚寒之主方。吴茱萸之辛热可以温胃，也可以暖肝；人参、生姜、大枣三药相配，既能温补胃气，又能和胃降逆。在《伤寒论》中一方面用以治疗胃家虚寒或厥阴内寒，肝胃之寒气上逆所致的干呕、吐涎沫、巅顶头痛等证，另一方面又借其温中益胃之功，存胃气以救少阴阳虚寒盛之危证。《肘后方》用吴茱萸汤治人食毕噫醋及醋心。《圣济总录》所载人参汤，即本方，可治心痛。《兰室秘藏》用本方治厥阴头顶痛，或吐涎沫，厥冷，其脉浮缓。《医方集解》本方加附子，名吴茱萸加附子汤，治寒疝腰痛，牵引睾丸，尺脉沉迟。当代有报道在急性肠胃炎、慢性胃溃疡、心脏病、肝炎、疝气痛、过敏性紫癜及血小板减少性紫癜等病的过程，凡出现中焦虚寒者，应用本方亦能收效。郝万山用本方加减治疗数例上消化道恶性肿瘤的患者手术之后，口中频频泛吐涎沫，如果吞下这些涎沫就会感到胃脘寒凉如冰者，皆获得一定的疗效。

乌梅丸中既有乌梅之酸，黄连、黄柏之苦，蜀椒、细辛、附子之辛，人参、当归之甘；又有黄连、黄柏之寒，蜀椒、细辛、附子、桂枝之热，人参、当归之补，黄连、黄柏之泻。本方集酸苦辛甘、寒热补泻之药为一体，是治疗厥阴病寒热错杂，虚实交错的主方。其适应证包括三个方面：一是厥阴病的消渴，气上撞心，心中疼热，饥而不欲食等寒热错杂、上热下寒证；二是病人经常吐蛔，时烦时止，得食而烦，须臾复止的手足厥冷之蛔厥证；三是脾胃虚弱，寒热错杂而夹有肝气之慢性下利。《圣济总录》中用乌梅丸治产后冷热痢，久下不止。《伤寒论类方汇参》用来治腹痛饮冷，睾丸肿痛,巅顶痛。叶天士将本方化裁,用于呕吐、胃痛、泄泻、痢疾、久疟、痞证以及温病等。现代临床用其治疗胆道蛔虫症疗效肯定。对钩虫病、血吸虫病以及胆囊鞭毛虫症也有一定的效果。化裁治疗慢性泄泻、慢性痢疾、胃或十二指肠溃疡、霉菌性肠炎、溃疡性结肠炎、胃肠神经官能症、五更泄等也有较好的疗效。本方还可以治疗神经衰弱之厥阴头痛、七情内伤;伤及心包及肝而呈虚实寒热错杂,气血阴阳失调之癔病;流产后失于调养而致冲任虚损,寒热错杂之自主神经功能紊乱等。

**【附方】**

**94. 四逆散**(《伤寒论》)

甘草(炙)  枳实(破,水渍、炙干)  柴胡  芍药

上四味,各十分[1],捣筛,白饮和 5 克,日三服。

**【注释】** [1]分,fēn,音份,指药量比例。

**95. 吴茱萸汤**(《伤寒论》)

吴茱萸(汤洗 7 遍)100 毫升  人参 45 克  大枣(擘)12 枚
生姜(切)90 克

上四味,以水 1400 毫升,煮取 400 毫升,去滓,温服 140 毫升,日三服。

**96. 乌梅丸**(《伤寒论》)

乌梅 300 枚  细辛 90 克  干姜 150 克  黄连 250 克  当归 60 克  附子(炮、去皮)90 克  蜀椒(出汗[1])60 克  桂枝(去皮)90 克  人参 90 克  黄柏 90 克

上十味,异捣筛[2],合治[3]之,以苦酒[4]渍乌梅一宿,去核,蒸之 10000 毫升米下,饭熟捣成泥,和药令相得,内臼中,与蜜杵二千下,丸如梧桐子大。先食[5]饮服十丸,日三服,稍加至二十丸。禁生冷滑物[6]臭食[7]等。

**【注释】** [1]出汗:指在炮炙蜀椒过程中,去其油质。

[2]异捣筛:分别予以捣碎细筛。

［3］合治：合在一起。

［4］苦酒：即米醋。

［5］先食：即进食前。

［6］滑物：能滑肠的食物，如含油质多的食物。

［7］臭食：香味浓烈的食物，如煎炸烹烤的食物。

# 伤 寒 附 法

说明：(《要诀》原书"伤寒附法"标题之下，有一段附入此项内容的"说明"，这里将这段"说明"译为白话如下)有关伤寒病的传变及治疗已经在《伤寒论注》及《伤寒心法要诀》中作了详细的论述。但近代人治疗四时之外感热病，用刘河间的表里双解之法，往往也都能取得良好的效果，看起来它确实也是可以治疗这类病的一条捷径。所以，在这里将双解散、防风通圣散等已被临床证实确有效验的名方编为歌诀，汇集在《要诀》之后。希望后来的学者在治疗伤寒热病的时候，也知道有所变通。知常而能达变，有所遵循，才能使治疗伤寒的大法不致有所遗漏。

## 双解散完素[1]解利初法

【原文】　双解通圣合六一　　四时温热正伤寒[2]
　　　　　两许为剂葱姜豉　　汗下兼行表里宣
　　　　　强者加倍弱减半　　不解连进自然安
　　　　　若因汗少麻倍入　　便硬硝黄加倍添

【提要】　论双解散的药物组成、治疗及加减变化。

【注释】　［1］完素：即刘完素，字守真，号河间居士，为金元四大家之一，因善用寒凉药物，故有寒凉派之称。

　　［2］正伤寒：正令伤寒，是冬令感受风寒所致的伤寒病。

【白话解】　称之为"双解散"，是因为该方具有发表攻里的作用，即防风通圣散与六一散的合方。刘河间创制本方，用来治疗四时之温热病,如冬温、春温、夏热、秋热以及冬令之伤寒病。凡邪气在三阳经而表里不解者,以 30 克左右为一剂,并加大葱、生姜、淡豆豉同煎。服药后,只要汗出而大便得通,就能达到表里两解的目的。体质强壮之人,剂量可用至 45 克;而体质较弱的人,最好先服 15 克。若初次服药后因为汗出太少而病证不解,是因为表气过于壅实,则宜倍用麻黄的剂量,以加强发汗的力量;若因大便不下而不解者,则可以重用芒硝及大黄的剂量,以加强攻下的力量。本方可连续服至两三剂,一定要达到汗出而大便通利的效果,病证则会解除。现在的人不知道这个方剂的奥妙,总认为刘河间的方法过于寒凉,而张仲景对于伤寒初起是不用下法的,所以摒弃此方而不用,确实令人感到可惜。其实,此法表里双解,作用快捷而有效,很少有导致中焦寒冷而变为心下痞结等变证的。虽然有时候也有无效的情况,但那并不是因为本方之治法不完善,而是因为邪气已经全部传入于阳明之里,所以才会无效。

【按语】 防风通圣散是表里双解的复方,具有解表通里,疏风清热的作用。方中防风、麻黄、荆芥薄荷疏风解表,使风邪从汗而解;大黄、芒硝泄热于下,配以栀子、滑石泻火利湿,使里热从二便分消;更以桔梗、石膏、黄芩、连翘清肺胃之热,上下同治;当归、川芎、芍药和血以祛风,寓有"治风先治血,血行风自灭"之意;白术、甘草健脾以和中。所以,本方多用于外感风热而表里俱实之证。

双解散即防风通圣散与六一散的合方。其中以防风通圣散解表通里,疏风清热为主,两解表里;合六一散通过利小便以加强清利内热的作用。本方的治疗目的在于使汗、下和小便皆通畅,表里之气畅通无阻,从而邪热有路可出。其法用之颇验,后世医家极为重视。

【附方】

**97. 双解散**(刘完素)

六一散 210 克(见 99 方)　防风通圣散 210 克(见 98 方)

搅匀,每服 9 克,水一盏半,入葱白 16.5 厘米,盐豉 50 粒,生姜 3 片,煎至一盏,温服。

**98. 防风通圣散**(《宣明论方》)

防风　荆芥　川芎　当归　芍药　白术　栀子　大黄　薄荷叶　麻黄　连翘　芒硝(朴硝是者[1])各 15 克　石膏　黄芩　桔梗各 30 克　滑石 90 克　甘草 30 克

上为末,每服 6 克,水一大盏,生姜三片,煎至六分,温服。

**【注释】**　[1]朴硝是者:朴硝就是芒硝。朴硝结晶在上面形似细芒如锋的,就叫芒硝。

**99. 六一散**(即益元散、天水散)(《伤寒标本》)

滑石 180 克　生甘草 30 克

上为末,每服 9 克,蜜少许,温水调下,日三服。

# 河间[1]解利后法

**【原文】**　汗下已通仍不解　皆因不彻已传经
内热烦渴甘露饮　甚用白虎解毒清
有表热烦柴葛解　表实大热三黄宁
里热尿赤凉天水　胃实不便大柴承

**【提要】**　论邪气入里诸热证之证治。

**【注释】**　[1]河间:即刘完素,因为他是河间人,所以后人称他为刘河间。

**【白话解】**　服双解散后,已经汗出而大便已通,可是病仍不愈,这是因为汗出不透,或者邪气已经传经的缘故。若表邪已解而邪入太阳之里,有内热者,表现为心烦、口渴等,可用桂苓甘露饮治疗;如果传至阳明而内热甚重,证见大热,烦渴不解者,可以用白虎汤合黄连解毒汤以清阳明之里热;若邪气已传阳明之里,但表证仍未解者,其证见发热而烦,可以用柴葛解肌汤以解太阳、阳明两经之邪;若表实无汗而又高热、心烦者,可用三黄石膏汤以清表里之热;若里有热而兼见小便不利、黄赤短少的,可用凉膈散与天水散的合方以清利其热;若阳明胃实,证见潮热不大便,而仍兼有太阳表证者,可用大柴胡汤攻下兼以透表;若不兼表证者,可以选用三承气汤,以攻下阳明里实之邪。

【按语】 桂苓甘露饮出自刘河间所著《宣明论方》,由茯苓、泽泻、猪苓、白术、甘草、肉桂、生石膏、寒水石、滑石组成。其中取五苓散以化气利水;用六一散合石膏、寒水石以清热利湿,共成清暑泄热,化气利湿之剂。是治疗暑热夹湿而见头痛发热、心烦、口渴引饮,小便不利或见呕吐泄泻之良方。现代较常用于治疗小儿湿热腹泻。

凉膈散由调胃承气汤(大黄、芒硝、甘草)加上栀子、黄芩、连翘、薄荷而成。方中连翘、黄芩、栀子合调胃承气汤以泄胃肠之火热,用薄荷疏散风热邪气。本方是治疗上焦郁热,中焦燥实的主方,具有良好的疏风、清热、泄热的作用。《和剂局方》原用其治疗腑脏积热,烦躁多渴,面热头昏,唇焦咽燥,舌肿喉闭,目赤鼻衄,颌颊结硬,口舌生疮,痰实不利,涕唾粘稠,睡卧不宁,谵语狂妄,肠胃燥涩,便溺秘结,一切风壅等。

天水散即六一散。本方与凉膈散同用,可以增加清利湿热的作用,从而共同达到清利三焦热邪的目的。有临床报道两方合用后治疗急性胆囊炎及胆石症,如见黄疸,加茵陈、郁金;见胸胁胀痛加柴胡、川楝子、延胡索;有胆结石时加金钱草、虎杖、枳实等。也可用来治疗乙脑、流脑,而当兼见有便秘、烦躁时,可于本方中加入大青叶、板蓝根、蒲公英等。而六一散加减又可以用于治疗尿路结石,尿道炎,新生儿腹泻,百日咳等。

【附方】

**100. 凉膈散**(《和剂局方》)

连翘 120 克　大黄(酒浸)　芒硝　甘草各 60 克　栀子(炒黑)　黄芩(酒炒)　薄荷各 30 克

为末,每服 6 克,加竹叶、生蜜煎。

# 防风通圣散

【原文】　防风通圣治风热　郁在三焦表里中
　　　　　气血不宣经络壅　栀翘芩薄草归芎
　　　　　硝黄芍术膏滑石　麻黄桔梗共防荆
　　　　　利减硝黄呕姜半　自汗麻去桂枝增

【提要】　论防风通圣散之药物组成、证治及加减法。

【白话解】　防风通圣散主治一切因风热之邪入侵人体,而使上、中、下三焦、表里内外各个部分的经络气血壅塞不通之证。无论邪气初起或已传经,而见发热、头痛,皮肤痒疹,甚而发斑、烦渴、不眠、便秘、尿赤涩短、四肢抽搐等,都可服用,并且效果也很好。这个方子是由栀子、连翘、黄芩、薄荷、甘草、当归、川芎、芒硝、大黄、芍药、白术、生石膏、滑石、麻黄、桔梗、防风、荆芥组成的。若是病人大便溏泻者,需减去芒硝、大黄;若是兼见呕吐者,可以加用生姜、半夏以降逆止呕;若是病人自汗出者,应减去麻黄而加用桂枝。

【按语】　防风通圣散是疏风解表,泻热通便,表里同治的一张名方,原用于治疗风热壅盛,表里俱实,表现为憎寒壮热,头目昏眩,目赤睛痛,口苦口干,咽喉不利,胸膈痞闷,咳嗽喘满,涕唾稠粘,大便秘结,小便赤涩等,并治疮疡肿毒,肠风痔漏,惊狂谵语,手足瘛疭,丹斑瘾疹,瘰疬初起,风疹、湿疹等病症。现代临床主要用于治疗荨麻疹,扁平疣,血管神经性头痛,急性乳腺炎,急性结膜炎,肥胖,老年瘙痒症,过敏性鼻炎,丹毒等病症,还有报道用于治疗流脑后遗症额部头痛等。使用时如属表证严重,风火蕴郁于中上二焦而见头痛如裂,面红目赤,口渴口臭时,还可加入羌活、牛蒡子等,而当归、白芍、白术等可以不用;如无便秘,可用制大黄而去芒硝;恶寒、头痛等表证不明显时,解表诸药也可酌减。现有防风通圣丸成药被临床广泛应用。

【附方】

**防风通圣散**(见汇方第98)

# 柴葛解肌汤

【原文】 四时合病在三阳　柴葛解肌柴葛羌
　　　　　白芷桔芩膏芍草　利减石膏呕半姜

【提要】 论柴葛解肌汤的药物组成、证治及加减法。

【白话解】 凡四时之中,太阳、阳明、少阳之三阳合病而证情较轻者,都可以用柴葛解肌汤加减治疗。本方由柴胡、葛根、羌活、白芷、桔梗、黄芩、生石膏、芍药、甘草组成。其加减变化的规律是:无太阳证者,可减去羌活;无少阳证者,可减去柴胡;大便溏泄者,可减去石膏;兼有呕逆者,可以加入生姜、半夏以降胃逆。

【按语】 柴葛解肌汤原名"干葛解肌汤",是陶节庵创制的方剂,以此来取代葛根汤,用以治疗外感风寒而部分邪气又入里化热,所导致的表寒里热之证,这与葛根汤所治疗的阳明经表证是不同的。柴葛解肌汤证的临床表现,以发热,恶寒,无汗,头痛,目痛鼻干之表证,而又有心烦口渴,或口苦,咽干之里证为特点。方中柴胡、葛根解肌散邪为主;白芷、羌活之辛温,以增强解表散邪的作用;黄芩、石膏寒以清热;桔梗宣肺利咽,芍药敛阴和血以防发散太过,甘草和诸药而护脾胃。本方既可外散太阳之邪,又能内清少阳、阳明之热,所以用于治疗三阳合病而内无燥结者甚佳。

临床运用本方时,如热盛伤津而见舌苔干燥者,可加天花粉、知母等生津润燥;夹热下利者,可去石膏而加黄连以清热燥湿止利;如恶寒不明显而里热炽盛,舌质偏红者,可去羌活、白芷,而加金银花、连翘以清热解毒。临床常用于治疗流行性感冒、呼吸道感染、沙门氏菌属感染、鼻窦炎、三叉神经痛、荨麻疹等。

**【附方】**

**101. 柴葛解肌汤**(《伤寒六书》)

柴胡 2.4 克　葛根 6 克　羌活　白芷　黄芩　芍药各 4.5 克　桔梗 2.4 克　甘草 3 克　石膏 9 克

水二盅,姜三片,枣二枚,煎之热服。

# 黄连解毒汤　栀子金花汤　三黄石膏汤

**【原文】**　阳毒热极疹斑呕　烦渴呻吟谵语狂
　　　　　　下后便软热不已　连芩栀柏解毒汤
　　　　　　里实便硬当攻下　栀子金花加大黄
　　　　　　表实膏麻葱豆豉　下利除膏入葛良

**【提要】**　论黄连解毒汤、栀子金花汤和三黄石膏汤的药物组成及证治特点。

**【白话解】**　凡阳毒热极都可以导致疹、斑、呕吐、心烦、口渴、或呻吟不已,或神识昏乱、谵语、发狂等证。即使攻下后大便稀溏,而仍壮热不止者,也属于热毒未除,此时都可以用黄连解毒汤治疗。黄连解毒汤由黄连、黄芩、黄柏、栀子四药组成。如果属于阳明里实而大便成硬者,则可以在黄连解毒汤中加大黄,这就是栀子金花汤。若兼表实无汗,则应该用发汗的方法治疗,可于黄连解毒汤中加石膏、麻黄、淡豆豉、葱白,这就是三黄石膏汤。但是如果有下利时,则应该从三黄石膏汤中除去石膏而加葛根以避开里气之虚。

**【按语】**　黄连解毒汤所用之药皆为苦寒之品,泻火解毒而用于治疗一切实热火证。但苦寒之品也容易化燥而伤阴,所以,本方只能用于火热亢盛而津液未伤者。黄连、黄芩、黄柏、栀子四物皆有清热泻火的作用。但分而言之,黄芩清上焦之热,黄连清中焦之热,黄柏清下焦之热,栀子则清三焦之热。所以,凡三焦火热亢盛之证,津液未伤者,即可用本方之苦寒以清其亢盛之内热。黄连解毒汤在临床上常用于治疗败血症、脓毒血症、痢疾、肺炎等属于火热毒甚者。对于痈疮疔毒,除内服外,亦可研末外敷。为了增强本方清热解毒的作用,大多常与银花、连翘同用。治疗血热而吐血、衄血者,可以加入生地、玄参、白茅根、丹皮;治疗黄疸时,可以加入茵陈;治疗下利脓血而有里急后重者,可以加入木香、槟榔;治疗痈肿疡毒,疔疮走黄时,可以加入蒲公英、紫花地丁等。若内有燥热成实而大便不通者,则加大黄(即栀子金花汤)。现代主要应用于急性肠炎,急性细菌性痢疾,急性黄疸型肝炎,乙脑,流脑,败血症,脓毒血症,肾盂肾炎,高血压,丹毒,中耳炎,盆腔炎等各科感染性疾病,此外,也有用于治疗脑血管意外和老年性精神病者。

栀子金花汤由黄连解毒汤加大黄而成,治疗内热成实而有大便燥结之变,用大黄的目的,在于通腑泄热,其应用范围和黄连解毒汤相同。

三黄石膏汤出《外台秘要》所引《深师方》,原名石膏汤,《伤寒六书》更名为三黄石膏汤。本方是在黄连解毒汤的基础上加麻黄、淡豆豉、葱白、石膏而成,既有清热解毒之功,又有发汗解表之能,用治于伤寒表证未解而里热已炽,证见壮热无汗,身体沉重拘急,烦躁口渴,面目红赤,或鼻衄发斑,或神昏谵语等。本方在临床上多用于重症感冒、流感、斑疹伤寒等热病过程中而见高热无汗者;亦可加茵陈、龙胆草等,用于治疗急性肝炎而身热发黄者。

【附方】

**102. 黄连解毒汤**(《外台秘要》引崔氏方)

黄连 45 克　黄芩　黄柏各 30 克　栀子 14 枚(擘)

以水 1200 毫升,煮取 400 毫升,分二服。

**103. 栀子金花汤**(《宣明论方》)

栀子(炒)　黄连　黄芩　黄柏　大黄各 15 克

上为末,滴水丸,如小豆大,每服三、二十丸。

**104. 三黄石膏汤**(《外台秘要》)

石膏　黄连　黄柏　黄芩各 30 克　香豉 200 毫升(绵裹)
栀子 10 枚(擘)　麻黄 45 克(去节)

上七味,切,以水 2000 毫升,煮取 600 毫升,分为三服。

# 消毒犀角饮

**【原文】**　消毒犀角表疹斑　毒壅咽喉肿痛难
犀角牛蒡荆防草　热盛加薄翘芩连

**【提要】**　论消毒犀角饮的药物组成及证治。

**【白话解】**　消毒犀角饮能内清毒热,外透斑疹,并能治毒热壅聚咽喉而引起的咽喉红肿疼痛、难于吞咽食物等证。本方是由消毒饮的防风、荆芥、牛蒡子、甘草加入犀角(现用水牛角代)所组成。如果热势极盛的,又可再加黄连、黄芩、连翘、薄荷,以增其清热解毒的作用。

**【按语】**　消毒犀角饮出《和剂局方》。方名消毒犀角饮,但原书方内却无犀角。当依《医宗金鉴》增入犀角为是。犀角今用羚羊角或水牛角代替。原用于治疗大人、小儿内蕴邪热,咽膈不利,痰涎壅嗽,眼赤睑肿,腮项结核,痈肿毒聚,遍身风疹,瘅毒赤瘰,及疮疹已出或未出,不能快透等。方用防风、荆芥、牛蒡子辛温透表;犀角(现用水牛角代)清热凉血,解毒定惊;甘草调和诸药,和中护正。但如热势盛者,则需再加寒凉清热解毒之药。

**【附方】**

**105. 消毒犀角饮**(《和剂局方》)

防风(去苗)250 克　荆芥穗　甘草(炙)各 500 克　鼠粘子[1](炒)2000 克

上为粗末,每服 9 克,水一盏,煎至七分,去滓,食后,温温服之。

**【注释】**　[1]鼠粘子:即牛蒡子。

## 消斑青黛饮

**【原文】**　消斑青黛消斑毒　参虎柴犀栀地元
黄连热实减参去　苦酒加入大黄煎

**【提要】**　论消斑青黛饮的药物组成及证治。

**【白话解】**　消斑青黛饮主治温毒发斑。其方由白虎加人参汤(人参、石膏、知母、粳米、甘草)加青黛、柴胡、犀角(现用水牛角代)、栀子、生地、元参、黄连,用米醋合水煎服。如果兼见热甚而大便秘结的,可以减去人参而加大黄。

**【按语】**　消斑青黛饮出《伤寒六书》,用于治疗热邪入营,身热不退,皮肤红斑,口渴引饮,烦躁不寐等。方用白虎加人参汤清热益气生津,用青黛、犀角(现用水牛角代)、栀子、黄连、生地、玄参增强泻火解毒、凉血化斑、养阴生津之效。方中犀角今用羚羊角或水牛角代替。

**【附方】**

**106. 消斑青黛饮**(《伤寒六书》)

青黛　黄连　犀角(现用水牛角代)　石膏　知母　元参
栀子　生地　柴胡　人参　甘草

上,水二盅、姜一片、枣二枚煎之,临服入苦酒一些调服。

## 普济消毒饮

**【原文】**　普济大头[1]天行[2]病　无里[3]邪热客高巅[4]

芩连薄翘柴升桔　　　蚕草陈勃蒡蓝元

**【提要】** 论普济消毒饮的药物组成及证治。

**【注释】** 〔1〕大头:即大头瘟。是一种以头面肿胀疼痛为主要特征的传染性或感染性疾病。

〔2〕天行:指传染病。古人认为传染病是天地疠气流行所致。

〔3〕无里:即无里证。

〔4〕高巅:此指头面而言。

**【白话解】** 普济消毒饮主治大头瘟疫及各种传染疾病。由于邪气所犯多在头面高处,故不见可下之里证。本方由黄芩、黄连、薄荷、连翘、柴胡、升麻、桔梗、僵蚕、甘草、陈皮、马勃、牛蒡子、板蓝根、元参组成。

**【按语】** 普济消毒饮原治大头瘟。大头瘟是因风热疫毒之邪,壅于上焦心肺而上攻头面所致。证见恶寒发热,头面红肿焮痛,目不能开,喉咽不利,舌燥口渴,舌红苔黄,脉数有力等。从证候表现看,很类似头面部丹毒。本方以黄连、黄芩清泻心肺热毒为主,辅以牛蒡子、连翘、薄荷、僵蚕疏散上焦头面之风热;佐以玄参、马勃、板蓝根、桔梗、甘草,清热解毒而利咽喉;陈皮理气通滞,升麻、柴胡升阳散火。全方具有清热解毒,疏风消肿的作用,现代除治疗头面丹毒外,还常用于治疗流行性腮腺炎,流行性出血热,口腔急性感染,急性扁桃体炎,头面痈疮,扁平疣等。

**【附方】**

**107. 普济消毒饮**(《东垣十书》)

黄芩(酒炒)　黄连(酒炒)各 15 克　陈皮(去白)　甘草(生用)元参各 6 克　连翘　板蓝根　马勃　鼠粘子　薄荷各 3 克　僵蚕　升麻各 2.1 克　柴胡　桔梗各 6 克

为末,汤调,时时服之;或拌蜜为丸,噙化[1]。

**【注释】** 〔1〕噙化:即口中含化。

# 连翘败毒散

【原文】　连翘败毒散发颐[1]　　高肿焮[2]红痛可除
　　　　　花粉连翘柴胡蒡　　荆防升草桔羌独
　　　　　红花苏木芎归尾　　肿面还加芷漏芦
　　　　　肿坚皂刺穿山甲　　便燥应添大黄疏

【提要】　论连翘败毒散的药物组成及证治。

【注释】　[1]发颐：证名。颐，即颊部。发颐，以颊部肿胀疼痛为主要特征的病证。

[2]焮：灼热。

【白话解】　连翘败毒散能治四时毒热引起的"发颐"，其证两颊红肿，灼热而痛。本方由天花粉、连翘、柴胡、牛蒡子、荆芥、防风、升麻、甘草、桔梗、羌活、独活、红花、苏木、川芎、当归尾组成。若肿势连及面部时，加白芷、漏芦；若肿块坚硬难消，可加皂角刺、穿山甲；若大便干燥，则加大黄。

【按语】　连翘败毒散是荆防败毒散的一个变方。由荆防败毒散中去茯苓、前胡、枳壳、薄荷等，加上连翘、升麻、牛蒡子、红花、川芎、当归尾、天花粉、苏木而成。主要用治于外感四时热毒，毒热壅聚于头面而血气郁滞所致的两颊红肿热痛。除了疏风散热诸药外，本方最大的一个特点是用红花、川芎、苏木、当归尾等活血化瘀药物，以达到消肿止痛的效果。若肿势连及面部时，加白芷、漏芦，以解阳明毒气；若坚硬而气血滞塞不能消散的，可加皂角刺、穿山甲，排脓解毒，疏通气血；若大便干燥，里热壅塞的，应加大黄，通利疏导，使毒气消除。

【附方】

**108. 连翘败毒散**《证治准绳》

连翘　羌活　独活　荆芥　防风　柴胡　升麻　桔梗　甘草　川芎　牛蒡子（新瓦上炒，研碎）　当归尾（酒洗）　藏红花

（酒洗）　苏木　天花粉

清水、好酒各一杯,同煎至一杯,去滓,徐徐温服。

## 都气汤　橘皮竹茹汤

**【原文】**　呃逆肾虚都气汤　六味肉桂五味方

　　　　　　橘皮竹茹虚热主　橘竹参草枣生姜

**【提要】**　论都气汤及橘皮竹茹汤的药物组成及不同证治。

**【白话解】**　都气汤治疗肾虚所致呃逆。本方即六味地黄汤(山药、茯苓、山萸、泽泻、丹皮、熟地)加肉桂、五味子。橘皮竹茹汤由橘红、竹茹、人参、甘草、大枣、生姜组成,治疗虚热所致的呃逆。

**【按语】**　都气汤由六味地黄汤加五味子、肉桂而成。常用于肾虚不能纳气所致的气喘或咳嗽。也用于治疗呃逆由于肾虚不能摄纳,而使气机上逆者。

橘皮竹茹汤治疗胃气虚弱而内有虚热所致的呃逆证。方中橘皮、竹茹、生姜能和胃气以降逆,人参、甘草、大枣益气和中以补虚。临床上常用橘皮竹茹汤来治疗妊娠恶阻的恶心、呕吐,幽门不完全性梗阻的呕吐,以及腹部手术后呃逆不止属胃虚有热者。若呕吐、呃逆而见口渴、舌红苔少而干,脉细数者,可加麦门冬、枇杷叶、石斛等以滋养胃阴;若兼痰盛者,可加半夏、茯苓等以化痰;若兼痰火者,可加竹沥、栝楼仁以化痰降火。

**【附方】**

### 109. 都气汤

熟地黄(砂仁酒拌)240克　山萸肉　山药各120克　茯苓丹皮　泽泻各90克　五味子90克　肉桂30克

蜜丸,空心[1]盐汤下。冬,酒下。

**【注释】**　[1]空心:即空腹。

### 110. 橘皮竹茹汤(《金匮要略》)

橘皮 500 克　竹茹三升　甘草 75 克　人参 15 克　生姜 125 克　大枣 30 枚

上六味,以水 2000 毫升,煮取 600 毫升,温服 200 毫升,日三服。

# 葳　蕤　汤

【原文】　风温浮盛葳蕤汤　羌麻葛芷青木香
　　　　　芎草石膏葳蕤杏　里实热甚入硝黄

【提要】　论葳蕤汤的药物组成及证治。

【白话解】　风温初起,六脉浮盛有力,表实而壮热汗少者,可以用葳蕤汤治疗以发散风邪。本方由葳蕤、羌活、麻黄、葛根、白芷、青木香、川芎、甘草、石膏、杏仁组成。若里热成实而汗出多者,须加芒硝、大黄以攻下其里热。

【按语】　葳蕤汤是滋阴解表发散风温的方子。方中以葳蕤(即玉竹)滋阴清热为主,配麻黄、羌活、白芷、葛根、杏仁发表散邪,石膏清热,川芎、木香理气和血,甘草和诸药而护中。本方虽有葳蕤之滋阴,但麻黄、羌活等过于发散,石膏之大寒又不利于邪气之外散,所以似乎不十分适宜于阴虚之风温表证。俞根初《通俗伤寒论》对此进行了化裁,由本方去麻黄、独活、杏仁、川芎、木香、石膏,仍用白薇,加上葱白、豆豉、薄荷、桔梗、大枣而命名为"加减葳蕤汤",更适宜于阴虚之风温表证。除此之外,加减葳蕤汤还可用治于冬温咳嗽,咽干痰结,以及肺结核患者又患外感,具有阴伤之象者。

【附方】

**111. 葳蕤汤**《千金方》

葳蕤　白薇[1]　麻黄　独活[2]　杏仁　川芎　甘草　青木香　葛根各 45 克　石膏 90 克

上㕮咀,以水 1600 毫升,煮取 600 毫升,去滓,分三服,取汗。

**【注释】** [1]原方中有白薇,《医宗金鉴》没有收入。

[2]原方用独活,《医宗金鉴》改为羌活。

## 桂枝白虎汤

**【原文】** 风温虚热汗出多　难任葳蕤可奈何

须是鼾睡而燥渴　方宜桂枝虎参合

**【提要】** 论桂枝白虎汤的药物组成及证治。

**【白话解】** 风温初起,脉浮有力,汗少壮热,宜用葳蕤汤。若风温病,脉虚无力,身热汗多而不能用葳蕤汤时,则应该用桂枝白虎加人参汤。但必须见到鼾睡,烦躁,口渴等热证,才可使用。若不渴不烦,不见鼾睡,虽有身热,汗多,脉浮盛等证,乃属阳气外亡,并非风温,则不能用桂枝白虎加人参汤。

**【按语】** 桂枝白虎汤原名"白虎加桂枝汤",方出《金匮要略》。原方并无人参,但歌诀中提到"方宜桂枝虎参合",说明桂枝白虎加人参汤对于治疗此病更为有利。临床治疗风温病时,可以按其症状的轻重,分别选用桂枝白虎汤,白虎加人参汤和桂枝白虎加人参汤,但必须是以发热、汗出、口渴而不恶寒为前提。若有表证而见恶寒或恶风时,用之过早,则有冰伏表寒,甚至引邪气入里的后患。

**【附方】**

**112. 桂枝白虎汤**(《金匮要略》)

知母30克　甘草(炙)30克　石膏250克　粳米36克桂枝(去皮)45克

上剉,每15克,水一盏半,煎至八分,去滓,温服,汗出愈。

## 泻心导赤各半汤

**【原文】** 越经[1]无证如醉热　脉和导赤各半汤

芩连栀子神参麦　　知滑犀草枣灯姜

**【提要】** 论泻心导赤各半汤的药物组成和证治。

**【注释】** [1]越经:指邪气已经传经。

**【白话解】** 邪气已经传经,却没有明显的表里证,脉象平和,但身热始终不解,样子像是醉酒的人,宜用泻心导赤各半汤治疗。本方由黄连、黄芩、栀子、茯神、人参、麦冬、知母、滑石、犀角(现用水牛角代)、甘草、灯心、生姜、大枣组成。

**【按语】** 泻心导赤各半汤用黄连、黄芩、栀子、知母、犀角(现用水牛角代),清热泻火、燥湿、凉血、畅达三焦;滑石、甘草、灯心利窍通淋导赤,使热邪从下窍而出;人参、麦冬、茯神益气阴、宁神志;生姜、大枣和脾胃,护中州。共成清热导赤,护正宁神之剂。用于热郁三焦,表里之证皆不明显,但身热不解,神志不爽,形如醉人者,有较好的效果。

**【附方】**

**113. 泻心导赤各半汤**(《伤寒六书》)

黄连　黄芩　甘草　犀角　麦门冬　滑石　山栀　茯神
知母　人参

水二盅,姜、枣煎之,加灯心一握,煎汤热服。

# 大羌活汤

**【原文】** 两感伤寒病二经　大羌活汤草川芎
　　　　　二防二术二活细　生地芩连知母同

**【提要】** 论大羌活汤的药物组成及证治。

**【白话解】** "两感"是指表里两经同时感邪而发病,如太阳与少阴,阳明与太阴,少阳与厥阴两经同病。张洁古创制大羌活汤治疗两感,主要是用于治疗太阳与少阴两感的,其方由甘草、防风、川芎、防己、苍术、白术、羌活、独活、细辛、生地、黄芩、黄连、知母组成。

**【按语】** 大羌活汤方中羌活、独活、防风发汗解表为主,辅以细辛、川芎、苍术、防己以增其散寒除湿之功;黄连、黄芩苦寒以清里热,佐以生地、知母清热并生津;白术、甘草顾护脾胃以助人体之正气。临床主要用于治疗外感风寒湿邪气之表证而兼有里热者,发热头痛、恶寒项强、口渴而心烦等。

**【附方】**

**114. 大羌活汤**(《此事难知》)

羌活　独活　防风　细辛　防己　黄芩　黄连　苍术　白术　甘草(炙)各9克　知母　川芎　生地各30克

上药㕮咀,每服15克,水二盏,煎至一盏半,去柤[1]得清药一大盏,热饮之;不解,再服三、四盏解之亦可,病愈则止。

**【注释】** [1]柤:zha音渣。同渣。

# 还阳散　退阴散　黑奴丸

**【原文】**　阴毒还阳硫黄末　　退阴炮乌干姜均

　　　　　　阳毒黑奴小麦疸[1]　苓麻硝黄釜[2]灶[3]尘

**【提要】**　论还阳散、退阴散及黑奴丸的药物组成及证治。

**【注释】**　[1]小麦疸:即小麦将熟时,染有黑霉病的,又称小麦奴。

[2]釜:此处指锅底煤烟。

[3]灶:即灶突中煤烟。

**【白话解】**　治疗阴毒病可用还阳散或退阴散。还阳散,即一味硫黄,研末,每服6克,用新汲井水调服。服药之后,如果仍然恶寒发热而汗不出者,可再服6克,使汗出则愈。退阴散,即炮川乌、干姜微炒,等分为末,每服3克,用盐汤滚开数沸送服。四肢不温者,可连服三次即温。此药热服而发生呕吐者,可改用冷服。

治疗阳毒病可用黑奴丸,此丸是用小麦奴、黄芩、麻黄、芒

硝、大黄、釜底烟、灶突烟及梁上尘,研成细末,和蜜为丸,重 12
克,用新汲井水送下。服药后,若病人渴而饮冷水者,可由其随
意饮之,不久病人便会寒战汗出,腹中作响,微见腹泻而愈。若
服药后,病人不渴者,可能是阴盛似阳之证,就绝对不能再服了。
服之不但没有好处,反为有害。

**【按语】** 还阳散、退阴散和黑奴丸,当代临床运用不多,研
究报道也较少见。

**【附方】**

**115. 还阳散**(《沈氏尊生方》)

硫黄

为末,每服 6 克,新汲水调下。良久或寒一起,热一起[1],再
服汗出而瘥。

**【注释】** [1]寒一起,热一起:即冷一阵、热一阵,寒热交作
的意思。

**116. 退阴散**(《证治准绳》)

干姜　川乌头各等分

研为粗末,炒金黄色,候冷,捣为末,每服 3 克,清水一盏,加
盐一捻,去渣温服,连进三剂而愈。

**117. 黑奴丸**(《千金方》)

麻黄　大黄各30克　黄芩　釜底煤　芒硝　灶突黑　梁
上尘　小麦奴各15克

共研细末,炼蜜为丸,如弹子大,每服一丸,新汲水化服。

# 九味羌活汤

**【原文】** 九味羌活即冲和[1]　四时不正气为疴
洁古[2]制此代麻桂　羌防苍细芷芎合
生地草芩喘加杏　无汗加麻有桂多
胸满去地加枳桔　烦渴知膏热自瘥

【提要】 论九味羌活汤的药物组成、证治及加减法。

【注释】 [1]冲和:指冲和汤。

[2]洁古:张元素,字洁古,金元时代人,是李东垣的老师。

【白话解】 九味羌活汤又叫冲和汤,是张洁古所制,用来代替麻黄汤、桂枝汤二方,治疗四时气候反常而引起的外感疾患。本方由羌活、防风、苍术、细辛、白芷、川芎、生地、甘草、黄芩组成。若肺气不利而兼喘,则加杏仁;表实无汗,则加麻黄;有汗,则加桂枝;若膈气不利而胸中满闷,则去生地,而加枳壳、桔梗以利胸膈之气;若烦渴欲饮,则加知母、石膏,其热自愈。

【按语】 九味羌活汤与大羌活汤在组方上相似,均是张洁古针对外感风湿所致表证而设立的方剂。有发汗祛湿,兼清里热的功用。所治也是外感风寒湿邪而兼有里热,证见发热恶寒,无汗,头痛项强,肢体酸楚疼痛,口苦而渴等。但从药物组成来看,本方清里热之力不如大羌活汤,所以应该更偏重于以表证为主。现代临床主要用于治疗感冒,风湿性关节炎,坐骨神经痛等病证。

【附方】

**118. 九味羌活汤**(《此事难知》)

羌活　防风　苍术各 4.5 克　细辛 1.5 克　川芎　白芷　生地　黄芩　甘草各 3 克

加生姜、葱白煎服。

# 十　神　汤

【原文】 十神外感寒气病　功在温经利气殊

升葛芎麻甘草芍　姜葱香附芷陈苏

【提要】 论十神汤的药物组成及证治。

【白话解】 十神汤由升麻、葛根、川芎、麻黄、甘草、芍药、香附、白芷、陈皮、苏叶、生姜、葱白组成,能外散寒邪,内利气机,所治之证为外感寒邪,内夹气郁。

**【按语】** 十神汤出《和剂局方》原书云:治时令不正,瘟疫妄行,人多疾病。此药不问阴阳两感,或风寒湿痹,皆可服之。方中升麻、葛根、川芎、麻黄、白芷、苏叶、生姜、葱白,解表邪,散风寒;甘草、芍药柔筋脉,缓痉急、止痹痛;香附、陈皮行气解郁。共成祛风寒,行气滞之剂。

**【附方】**

**119. 十神汤**(《和剂局方》)

川芎　甘草(炙)　麻黄(去根节)　升麻各 120 克　干葛 420 克　赤芍药　白芷　陈皮(去瓤)　紫苏(去粗梗)　香附子(杵去毛)各 120 克

上为细末,每服 9 克,水一盏半,生姜五片,煎至七分,去滓,热服。

## 人参败毒散　荆防败毒散　仓廪散

**【原文】**　
人参败毒虚感冒　　　发散时毒[1]疹痢良
参苓枳桔芎草共　　　柴前薄荷与独羌
时毒减参加翘蒡　　　血风[2]时疹[3]入荆防
表热噤痢[4]加仓米　　　温热芩连实硝黄

**【提要】**　论人参败毒散,荆防败毒散及仓廪散的药物组成及证治。

**【注释】**　[1]时毒:气候不正常所发生的种种毒邪之病。

[2]血风:风邪入于血分而遍身出疹,瘙痒难忍。

[3]时疹:感受时邪而引起的皮疹。

[4]噤痢:即噤口痢,其特点是下利赤白而饮食不下。

**【白话解】**　人参败毒散治疗正气虚弱之人外感邪气为病。对发散时毒,时疹,痢疾等病,很有疗效。本方由人参、茯苓、枳壳、桔梗、川芎、甘草、柴胡、前胡、薄荷、羌活、独活组成。所谓

"时毒",是指四时不正常之气候变化而言,其病或两腮肿痛、或发颐、或咽喉肿痛的,可依据本方而减去人参,加入牛蒡子、连翘治疗。所谓"时疹",是指初感外邪即引发皮疹。所谓"血风",是指遍身瘙痒之皮疹。可依据本方而去人参,加荆芥、防风治疗,名曰"荆防败毒散"。若噤口痢复见表热无汗者,可依据本方加入陈仓米治之,名为"仓廪散"。若温热病热势严重者,可依据本方加黄芩、黄连。若胃肠腑实而大便成硬者,可在本方中加芒硝、大黄。

**【按语】** 人参败毒散是益气扶正解表的方剂,适用于外感风寒湿邪而体虚不耐发散之证。方中羌活、独活、川芎、生姜散寒除湿,又善治头痛、身痛;柴胡、薄荷升阳发表;前胡、枳壳、桔梗行气化痰;人参、茯苓、甘草益气健脾以固护其正气,使散邪而不伤正。前人认为外感病为时行疫毒所致,所以取"败毒"为方名。临床上可用于时疫、痢疾、疟疾、疮疡等而见有风寒湿邪表证者。

荆防败毒散用荆芥穗、防风、羌活、独活、前胡、桔梗、薄荷发汗解表,散风祛湿;枳壳、川芎行气和血;人参、茯苓、甘草益气护正。用于治疗外感风寒湿邪,证见发热恶寒,头痛项强,无汗,鼻塞身重,舌苔薄白,脉浮。以及时疫疟疾,疮疡、疮肿初起等具有风寒湿表证者。当代报道有用于治疗感冒,高热,荨麻疹,女性外阴皮炎,破伤风等病证者。

仓廪散从药物组成看为人参败毒散加陈仓米而成,原用于治疗噤口痢,毒气冲心,有热作吐等。当代有报道用其加减治疗小儿秋季腹泻 60 例,痊愈 49 例,总有效率 95%,平均治愈天数为 2 天。

**【附方】**

**120. 人参败毒散**(《小儿药证直诀》)

人参　羌活　独活　柴胡　前胡　川芎　枳壳　桔梗　茯

苓各 30 克　甘草 15 克

为末,每服 6 克,入生姜、薄荷煎。

### 121. 荆防败毒散(《医学正传》)

荆芥穗 3 克　防风 4.5 克　羌活　独活　前胡　桔梗　枳
壳　赤茯苓　川芎各 3 克　人参　甘草各 1.5 克

剉细,加薄荷五叶,清水煎,去滓,食远[1]缓缓温服。

【注释】　[1]食远:即错开进食时间。

### 122. 仓廪散(《普济方》)

即人参败毒散加陈仓米。

## 五　积　散

【原文】　内伤生冷外感寒　五积平胃半苓攒

麻桂枳桔归芎芍　姜芷加附逐阴寒

腹痛呕逆吴萸入　有汗除麻桂枝添

虚加参术除枳桔　妇人经痛艾醋煎

【提要】　论五积散的药物组成、证治及加减法。

【白话解】　吃了生冷寒凉的食物,而又外感寒邪,内外皆
病,可用五积散治疗。五积散即平胃散(苍术、甘草、陈皮、厚朴)
加半夏、茯苓、麻黄、桂枝、枳壳、桔梗、当归、川芎、白芍、生姜、白
芷组成。表证重者用桂枝;里证重者用官桂;阴寒盛而肢体发冷
者加附子;腹痛呕吐者加吴茱萸;有汗者去麻黄加桂枝;气虚者
去枳壳、桔梗,加人参、白术;妇人因寒气而痛经者,可加艾叶,用
醋煎服。

【按语】　五积散能消寒、食、气、血、痰五积,故名五积散。
外感风寒,邪束肌表,故见发热无汗,头身疼痛,项背拘急等;内
伤生冷,脾胃阳气受损,运化失常,痰湿内停,故见胸闷腹痛,恶
心呕逆。方中用麻黄、白芷、葱白、生姜以发汗解表;用平胃散健
胃燥湿;配以二陈汤(半夏、茯苓、陈皮、甘草)祛湿化痰;并用桔

梗、枳壳以升降气机;当归、川芎、白芍养血和血;干姜、肉桂温中散寒。《和剂局方》言其"调中理气,除风冷,化痰饮。治脾胃宿冷,腹胁胀痛,胸膈停痰,呕逆恶心,或外感风寒,内伤生冷,心腹痞闷,头目昏痛,肩背拘急,肢体怠惰,寒热往来,饮食不进,及妇人血气不调,心腹撮痛,经候不调,或闭不通,并宜服之"。当代临床上可用于治疗感冒、风湿性腰腿疼痛、急慢性胃肠炎、妇女带下、痛经及月经失调等属于外寒内积者。

【附方】

**123. 五积散**(《局方》)

白芷　川芎　甘草(炙)　茯苓(去皮)　当归(去芦)　肉桂(去粗皮)　芍药　半夏(汤洗七次)各 90 克　陈皮(去白)　枳壳(去瓤炒)　麻黄(去根节)各 240 克　苍术(米泔浸去皮)720克　干姜 120 克　桔梗(去芦头)360 克　厚朴(去粗皮)120 克

上除肉桂、枳壳二味别为粗末外,一十三味同为粗末,慢火炒令色转,摊冷,次入桂、枳壳末令匀。每服 9 克,水一盏半,入生姜三片,煎至一中盏,去滓,稍热服。

# 升麻葛根汤

【原文】　升葛芍草表阳明[1]　下利斑疹两收功
　　　　　麻黄太阳无汗入　柴芩同病少阳经

【提要】　论升麻葛根汤的药物组成及证治。

【注释】　[1]表阳明:即阳明经表病变,其临床特点是头痛、身痛、发热、恶寒、无汗、目痛、鼻干等。

【白话解】　升麻葛根汤由升麻、葛根、白芍、甘草组成,治阳明表邪不解之证,或兼下利,或兼斑疹不透者,皆可用之。若兼太阳表证而无汗时,则加麻黄。若兼见少阳病之口苦、耳聋、往来寒热等半表半里证时,则加柴胡,黄芩。

【按语】　升麻葛根汤原用于痘疹未发,或发而不透,而有恶寒发热、头痛、肢体疼痛等证者。方中升麻、葛根解肌清热,透疹,使邪毒透发外出;升麻与甘草配合,善于升发解毒;白芍和营泄热,与甘草配合,酸甘合化为阴,能滋养阴血以助汗源。共成解肌透疹,和营解毒之剂。临床应用时,除酌加麻黄、柴胡、黄芩外,亦可加薄荷、蝉衣、牛蒡子以增强透表之力;如兼见咽痛者,可加桔梗;斑疹出不透,可加紫草茸。当然如果斑疹已经全透,就不宜再用本方了。此外,本方还可以用于治疗外感表热而兼下利的证候。

**【附方】**

**124. 升麻葛根汤**(《阎氏小儿方论》)

干葛(细剉)　升麻　芍药　甘草(炙)各等分

上药为粗末,每服 12 克,水一盏半,煎至一盏,量大小[1]与之,温服无时[2]。

**【注释】**　[1]大小:指年岁大小。

[2]无时:不拘什么时间。

# 二圣救苦丹

**【原文】**　初起时疫温热病　救苦汗吐下俱全

热实百发而百中　大黄皂角水为丸

**【提要】**　论二圣救苦丹的药物组成及证治。

**【白话解】**　二圣救苦丹即用大黄、皂角,为末,泛为水丸而成。每服 9 克,用无根水送服。体质虚弱、或年老年幼而体弱者,应适当减少剂量。对于时疫传染、伤寒、温病、热病等初起者,凡是热势很盛而体质强壮者,用本方治疗,都有很好的疗效。服后或从汗解,或从吐解,或从下解,三法俱全,因势利导,而能达到驱邪外出之目的。

**【按语】**　二圣救苦丹为《医宗金鉴》方,用于治疗春疫多热者,方中用皂角开窍而发表,又有催吐祛痰作用;大黄泻火而攻里,使毒邪从汗下而出,汗吐下三法皆备。以其作用较猛烈,当代临床应用报道较少。

**【附方】**

**125. 二圣救苦丹**(《医宗金鉴》)

生大黄 500 克　猪牙皂角[1](去皮弦,微炒)120 克

上为末,和匀,水泛为丸,每服 9 克,无根水[2]送下,弱者减服。

**【注释】**　[1]猪牙皂角:皂角有大小两种,其中小的状似猪牙,为猪牙皂角。

[2]无根水:麻九畴《水解》云:"出甃未放谓无根",(见《儒门事亲》)就是从人工用砖石甃(zhòu,音皱,垒砌)成井壁的井里打上来的水,不要放置,叫做无根水。民间也有将雨水未落地或花枝树叶上的露水,用器物承接而得者,称无根水。

## 温 胆 汤

**【原文】**　伤寒病后液津干　　虚烦呕渴不成眠
　　　　　　乃是竹叶石膏[1]证　胆经饮热[2]此方先
　　　　　　口苦呕涎烦惊悸　　半苓橘草枳竹煎
　　　　　　气虚加参渴去半　　再加麦粉热芩连

**【提要】**　论温胆汤的药物组成、证治及加减法。

**【注释】**　[1]竹叶石膏:指竹叶石膏汤,见汇方第84。

[2]饮热:饮分寒饮与热饮。饮热,即指热性痰饮而言。

**【白话解】**　伤寒热病愈后,身体虚弱,津液不足,而出现虚烦、欲呕、口渴、不眠等证,可以用竹叶石膏汤治之。温胆汤则是治疗少阳胆经的热饮病变的,其适应证有心烦不得眠,但还有口苦、呕吐痰涎、心神惊悸不安等特点,与竹叶石膏汤证是不相同的。温胆汤由半夏、茯苓、橘皮、枳实、竹茹、甘草组成。若汗、吐、下后而兼有气虚不足者,加人参;若口渴者,去半夏,加入麦

冬、花粉以生津止渴;若有里热者,加入黄芩、黄连以清热。

【按语】 温胆汤从药物组成看,即二陈汤加竹茹、枳实而成,但温胆汤方名出唐代《千金要方》,二陈汤方名后见宋代《和剂局方》。方中以二陈汤化湿和中以清生痰之源为主,加上竹茹清热化痰,枳实理气行气,共成理气化痰,清胆和胃之剂。原治胆胃不和,痰热内扰,证见虚烦不寐、或呕吐呃逆,以及惊悸不宁,胸闷、口苦、癫痫等。临床上多用于肝胆脾胃失和而见有痰热证者,据临床报道诸如神经官能症、神经衰弱、精神分裂症、自主神经功能紊乱、失眠、偏头痛、中风、颅脑损伤后遗症、高血压、心脏病、心律失常、胃脘痛、胆汁反流性胃炎、胆囊炎、妊娠恶阻、慢性肾功能衰竭、肺炎、哮喘、糖尿病、眩晕、有机磷中毒、多发性硬化、颈椎病等等,皆有选其加减应用,而取得理想疗效者。可以说本方是中医临床应用范围最广泛的方剂之一。

【附方】

**126. 温胆汤**(《千金方》)

半夏　生竹茹　枳实各45克　橘皮45克　茯苓30克
甘草15克

上六味,哎咀,以水1600毫升,煮取600毫升,分三服。

(姜元安)

# 【附一】 增 辑 各 方

## 蜜煎导法　猪胆汁导法

**【原文】**　蜜煎导法使便通　或将胆汁灌肠中
　　　　　不欲硝黄伤胃府　阳明无热莫轻攻

**【提要】**　论蜜煎方和猪胆汁汤的组成和适应证。

**【白话解】**　蜜煎方属于导便法,有使大便通畅的作用。或者将猪胆汁灌入肠道,也有同样的效果。对于阳明胃肠没有实热的大便秘结证,不要轻易使用大黄、芒硝一类药物来攻下,以避免损伤胃肠之气。

**【按语】**　蜜煎方用一味蜂蜜,蜂蜜甘平润滑,经加热浓缩,制成栓剂,用时塞入肛门,可润滑肠道,软化结粪,利于干结燥粪的排出,对老幼、产妇、体弱、病后所见津亏便结者,皆可使用。猪胆汁苦寒清热,和入少许食醋灌肠,可润燥清热导便,又可调节肠道功能,为治津伤便结的佳方。上述肛门栓剂及灌肠剂的应用,在世界医学史上是最早的。

蜜煎方的古代临床应用如:《丹溪心法》治诸秘,服药不通,或兼它证,又或老弱虚极不可用药者,用蜜熬,入皂角末少许作兑,以导之。冷秘,生姜兑亦可。《类聚方广义》治伤寒热气炽盛,汗出多,小便自利,津液耗竭,肛门干燥,便硬不得通者;诸病大便不通,呕吐而药汁不入者;老人血液枯燥,大便每秘闭,小腹满痛者,共用此方。蜜一合,温之,以唧筒射入肛中,尤为简捷。《吴仪洛方论》云,海藏法用蜜煎盐相合,或草乌头末相合亦可。盖盐能软坚润燥,草乌能化寒消结,可随证阴阳所宜而用之。现代临床主要用于老年性便秘、习惯性便秘、某些疾病所导致的体弱性便秘和幼儿便秘等等。

用猪胆汁灌肠,治疗肠燥有热的便秘最为适宜。但因其苦寒,对老年性便秘、习惯性便秘、某些疾病所导致的体弱性便秘等均应慎用。亦有灌肠治疗粘连性肠梗阻以及蛔虫病等的报道。

【附方】

### 127. 蜜煎导方(《伤寒论》)

食蜜 140 毫升

上一味,于铜器内,微火煎[1],当须凝如饴状[2],搅[3]之勿令焦著[4],欲可丸[5],并手捻作梃[6],令头锐[7],大如指,长 4.5 厘米许,当热时急作,冷则硬,以内谷道[8]中,以手急抱[9],欲大便时乃去之。

【注释】 [1]煎:将液体加热浓缩的过程。西汉·扬雄《方言》云:"有汁而干谓之煎"。

[2]凝如饴状:浓缩凝结的如饴糖一样粘稠。

[3]搅:搅拌。

[4]焦著:干焦粘着。

[5]欲可丸:能够团成丸的时候。

[6]并手捻作梃:两手将药搓捻成梃子。

[7]锐:尖锐。

[8]谷道:指肛门内,包括直肠的部位。

[9]以手急抱:将梃子送进肛门内后,急用手顶住肛门。

### 128. 猪胆汁导法(《伤寒论》)

大猪胆一枚,泻汁[1],和少许法醋[2],以灌谷道内,如一食顷[3],当大便宿食[4]及恶物[5],甚效。

【注释】 [1]排汁:将胆汁排出。

[2]法醋:如法酿制的食醋。

[3]一食顷:吃一顿饭的时间。

[4]宿食：蓄积停留在肠道的糟粕。

[5]恶物：秽浊的粪便。

# 瓜 蒂 散

**【原文】** 瓜蒂散中赤小豆　香豉和调酸苦凑
　　　　　宿食痰涎填上脘　逐邪涌吐功能奏

**【提要】** 论瓜蒂散的组成和适应证。

**【白话解】** 瓜蒂散由瓜蒂、赤小豆和香豉组成，酸味与苦味同用，对于宿食、痰涎填塞上脘、胸中的实证，可以用本方涌吐的作用，来达到祛除有形痰食邪气的效果。

**【按语】** 瓜蒂散中瓜蒂味苦，性升有催吐之功，为方中主药；赤小豆味苦酸，取酸苦涌泄之意；配豆豉清宣胸膈，载药上行，共奏涌吐之效。《素问·阴阳应象大论》云："其高者，因而越之。"本方即宗此旨而成。对于有形邪气在上焦者，用之因势利导，吐之则解。

本方涌吐之力甚猛，用之恰当，取效甚捷，然用之不当，也易伤人，因此体虚、失血之人，应当慎用，故方后云："诸亡血虚家，不可与瓜蒂散。"

临床使用本方需注意：瓜蒂以新鲜者为佳，炒黄，与赤小豆等分，分别捣细末和匀，每服 1～1.5 克，用淡豆豉 20 克左右煎汤送服，如需急吐，尚可配合探吐法。若药后吐不止者，可酌用姜汁内服，或针刺合谷、内关、足三里穴以止之。现代药理证明，瓜蒂所含甜瓜蒂毒素，能使狗中毒致呼吸中枢麻痹而死，临床亦有成人以 50 克甜瓜蒂煎服后中毒死亡的报道，因此在使用本方时，必须在审证无疑的情况下方可使用，而且药量不宜过大。

本方现代临床应用的报道不多，民间主要用于治疗精神分裂症和癫痫等，而辨证属于痰浊阻滞胸膈的。也有用一味瓜蒂 5 克煎液口服或用瓜蒂粉吹入鼻腔以治疗传染性黄疸型肝炎而获效的。

**【附方】**

**129. 瓜蒂散**(《伤寒论》)

瓜蒂(熬黄)一分[1]　赤小豆一分

上二味,分别捣筛,为散已,取 1～1.5 克,以香豉 20 克,用热汤 140 毫升,煮作稀糜[2],去滓,取汁和散,温顿服之。不吐者,少少[3]加,得快吐乃止,诸亡血虚家[4],不可与瓜蒂散。

**【注释】** [1]分:fēn,音份。此指剂量比例,而不是具体重量。

[2]稀糜:稀烂的粥状。

[3]少少:渐渐。

[4]诸亡血虚家:各种失血及体虚的人。

# 葛根加半夏汤

**【原文】** 二阳[1]下利葛根[2]夸　不利旋看呕逆嗟
　　　　　须取原方[3]照分两　半升半夏洗来加

**【提要】** 论葛根加半夏汤的组成和适应证。

**【注释】** [1]二阳:指太阳与阳明合病

[2]葛根:指葛根汤,见汇方第 16。

[3]原方:指葛根汤原方。

**【白话解】** 对于太阳与阳明合病而见下利的病证,用葛根汤治疗是很有效验的。如果不下利,而转变为只见呕吐的,就须要在葛根汤原方中加入半升洗过的半夏。

**【按语】** 太阳与阳明合病,是指太阳与阳明二阳经表受邪,由于正气抗邪于表而不能固护于里,于是就出现了里气升降失常的下利或呕吐等症状。如果只兼见下利,则用葛根汤解太阳与阳明经表之邪,而其中的葛根又有升阳止泻的作用,亦如前述;如果不下利而只见呕吐,则用葛根加半夏汤,解二阳经表之邪,兼以和胃降逆止呕。

**【附方】**

**130. 葛根加半夏汤**(《伤寒论》)

葛根 60 克　麻黄(去节)45 克　甘草(炙)30 克　芍药 30 克　桂枝(去皮)30 克　生姜(切)30 克　半夏(洗)50 克　大枣(擘)12 枚

上八味,以水 2000 毫升,先煮葛根、麻黄,减 200 毫升,去白沫,内诸药,煮取 600 毫升,去滓,温服 200 毫升,复取微似汗。

# 黄芩加生姜半夏汤

**【原文】** 黄芩汤用甘芍枣　太少合利此方好

若加半夏与生姜　和胃降逆呕吐宝

**【提要】** 论黄芩加生姜半夏汤的组成和适应证。

**【白话解】** 黄芩汤由黄芩、甘草、芍药、大枣组成,治疗太阳与少阳合病而见下利的证候,有很好的疗效。如果加入生姜和半夏,就是黄芩加生姜半夏汤,兼有和胃降逆止呕的作用,是治疗太阳和少阳合病而兼有呕吐的宝贵方剂。

**【按语】** 太阳与少阳合病,少阳胆热内迫胃肠,则可见下利或呕吐。黄芩汤中黄芩苦寒,清解少阳及内犯胃肠之邪热;芍药酸寒、泄热敛阴和营,并于土中伐木而缓急止痛;甘草、大枣益气和中。四药合用,共奏清热坚阴止利之功。若呕者,加半夏、生姜,为黄芩加生姜半夏汤,以清热止利,和胃降逆止呕。后世张洁古的芍药汤即是由黄芩汤加减而来,治疗湿热下利有很好的疗效。

《活人书》载,黄芩汤去大枣名黄芩芍药汤,治火升鼻衄及热痢。《济生拔萃方》以本方治泄痢腹痛,或里急后重,身热久不愈,脉洪疾及下痢脓血稠粘。现代加味后多用于治疗泄泻、痢疾等。

**【附方】**

**131. 黄芩加生姜半夏汤**（《伤寒论》）

黄芩 45 克　芍药 30 克　甘草(炙)30 克　大枣(擘)12 枚
半夏(洗)50 克　生姜(切)45 克

上六味,以水 2000 毫升,煮取 400 毫升,去滓,温服 200 毫升,日再夜一服。

# 白虎人参汤

**【原文】**　身热渴烦大汗倾　　液亡肌腠涸阳明
　　　　　　膏斤知六参三两　　二草六粳米熟成

**【提要】**　论白虎人参汤的组成和适应证。

**【白话解】**　白虎人参汤的适应证,可以见到身大热,大烦渴,汗大出,于是导致津液从肌腠外亡,阳明津液涸竭。方用石膏一斤、知母六两、人参三两、甘草二两、粳米六合,共煮至粳米熟后,就可以取药汤服用了。

**【按语】**　白虎加人参汤在《伤寒论》中是治疗阳明胃热弥漫,津气两伤证的主方,其证可见热结在里,表里俱热;由于热邪逼迫津液外越,故见大汗出;由于热盛伤津,引水自救,也由于热盛耗气,气不化津,故见大烦渴不解;邪热弥漫周身,充斥内外,鼓动气血,气盛血涌,故见脉洪大。此外,由于汗出肌腠疏松,也由于热盛耗气,气不固表,故可见时时恶风或背微恶风寒等证。方中用生石膏辛甘大寒,清肺胃气分之热;知母苦寒,清热滋阴。二药合用,清热而不伤津,滋阴而不恋邪。炙甘草、粳米滋养胃气,以防石膏过寒伤胃。人参益气生津。诸药合用,共奏清热、益气、生津之功。

本方适用于以身大热、汗大出、口大渴、脉洪大为临床特点的各种急性病证,凡热盛于里而气津两伤者,即可用本方治之。如各种病原微生物感染(如细菌、病毒、原虫感染所致的流行性感冒、大叶性肺炎、乙型脑炎、流行性脑脊髓膜炎等)、物理因素引起的发热(如暑热)、内分泌紊乱和结缔组织疾病(如风湿热、糖尿病、红斑狼疮)等,只要辨证属于热盛而气津两伤者,皆可用本方治疗。

【附方】

**132. 白虎加人参汤**(《伤寒论》)

知母 90 克    石膏(碎,绵裹)250 克    甘草(炙)30 克    粳米 108 克    人参 45 克

上五味,以水 2000 毫升,煮米熟,汤成去滓,温服 200 毫升,日三服。

# 桂枝加芍药汤    桂枝加大黄汤

【原文】    桂枝倍芍转输脾    泄满升邪止痛宜
　　　　　大实痛因反下误    黄加二两下无疑

【提要】    论桂枝加芍药汤和桂枝加大黄汤的组成和适应证。

【白话解】    桂枝加芍药汤是由桂枝汤倍用芍药而组成的,有转输脾经气血,除满止痛的功效。桂枝加大黄汤则由桂枝加芍药汤再加大黄二两而组成,可以治疗太阳病因误用下法而导致邪陷脾经,出现腹部的大实痛。

【按语】    桂枝加芍药汤证和桂枝加大黄汤证出《伤寒论》第 279 条:"本太阳病,医反下之,因尔腹满时痛者,属太阴也,桂枝加芍药汤主之;大实痛者,桂枝加大黄汤主之。"是太阳误下,邪陷太阴脾经,致使太阴经脉气血失和,气不和则气机壅滞而腹满,血不和则经脉拘急而腹痛。本证用桂枝加芍药汤,倍用芍药,其义在于养血柔筋,缓急止痛。因其病在太阴经脉,而非脾脏阳虚有寒,故虽有腹满腹痛,但是并不伴有吐利。"大实痛"是腹痛剧烈、并且疼痛拒按,是由于太阴经脉受邪,进而气滞血瘀,

不通则痛所致。故在桂枝加芍药汤中加少量大黄,以增强化瘀止痛的功效。

《类聚方广义》用桂枝加芍药汤治疗桂枝证而腹中拘挛甚者。当代则有人用之治疗腹直肌痉挛性疼痛、肠痉挛、慢性痢疾腹满腹痛、肠痈、脑病后上肢震颤等。

《类证活人书》用桂枝加大黄汤治疗关脉实,腹满,大便秘,按之而痛者。《济阴纲目》用桂枝加大黄汤,治腹中寒热不调而大痛。当代有人用桂枝加大黄汤治疗结肠溃疡见大便脓血,腹痛后重者,也有用之治疗慢性细菌性痢疾见腹痛、大便带脓血者,还有用之治疗慢性荨麻疹伴见腹痛便秘者。

【附方】

### 133. 桂枝加芍药汤(《伤寒论》)

桂枝(去皮)45克　芍药90克　甘草(炙)30克　大枣(擘)12枚　生姜(切)45克

上五味,以水1400毫升,煮取600毫升,去滓,温分三服。本云,桂枝汤,今加芍药。

### 134. 桂枝加大黄汤(《伤寒论》)

桂枝(去皮)45克　大黄30克　芍药90克　生姜45克甘草(炙)30克　大枣(擘)12枚

上六味,以水1400毫升,煮取600毫升,去滓,温服200毫升,日三服。

# 厚姜半甘参汤

【原文】　厚朴半斤姜半斤　一参二草亦须分
　　　　　半升夏最除虚满　汗后调和法出群

【提要】　论厚姜半甘参汤的组成和适应证。

【白话解】　厚姜半甘参汤由厚朴半斤、生姜半斤、人参一两、甘草二两、半夏半升所组成,能治疗脾虚痰湿阻滞的腹满证,是汗后变证的调和法中,疗效显著的方剂。

【按语】 厚姜半甘参汤的适应证,见《伤寒论》第 66 条"发汗后,腹胀满者,厚朴生姜半夏甘草人参汤主之"。为病人素体脾虚,发汗太过,使脾气进一步虚衰。脾气虚,运化无力,致使痰湿内生,进而塞滞气机,从而出现了腹胀满的症状。其腹满的临床特点,常是上午轻下午重,腹满发作的时候,并不喜温按,甚至有按之疼痛的感觉。这既和腹满不减,减不足言,按之痛的实满不同;也和时满时减,喜温喜按,得温得按则腹满可减的虚满不同。可见本证是以脾虚为本,痰湿阻滞、气机不利为标,属虚实夹杂、虚中夹实之证。治用厚朴生姜半夏甘草人参汤,健脾除湿,宽中消满。

方中厚朴苦温,行气除湿、宽中消满;生姜、半夏辛温,行气散结、化痰导滞。人参、甘草甘温,补益脾气而助运化。诸药配合,补而不滞,消而无损,为消补兼施的典型方剂。因本证的腹胀满,毕竟是因湿痰阻结、气机壅滞为主要病机,故治疗应当以攻邪为主,扶正次之,这就是本方行气消满之药量大大多于补脾益气之药量的道理所在,后世称其为消七补三之法。

《张氏医通》言本方可治胃虚呕逆,痞满不食。《伤寒尚论篇》用本方治泻后腹胀。《类聚方广义》言本方治霍乱吐泻之后,腹犹满痛,有呕气者。现代临床上用本方除治脾虚夹湿的胃肠病之外,亦治黄疸型肝炎或迁延性肝炎的腹胀满,以及肝炎后的顽固性腹胀满。还有用其治疗过敏性结肠炎、慢性胃炎、胃扭转、呕吐、老年便秘等,辨证属于脾虚痰阻者。

【附方】

**135. 厚姜半甘参汤**《伤寒论》

厚朴(炙,去皮)125 克  生姜(切)125 克  半夏(洗)50 克 甘草 30 克  人参 15 克

上五味,以水 2000 毫升,煮取 600 毫升,去滓,温服 200 毫

升,日三服。

# 独　参　汤

【原文】　独参功擅得嘉名　　血脱脉微可返生
　　　　　一味人参浓取汁　　应知专任力方宏

【提要】　论独参汤的功效。

【白话解】　独参汤有益气固脱的好名声,一味人参浓煮取汁,药简力专效力宏大,对大失血时出现血脱、脉微的,有起死回生的效果。

【按语】　独参汤是益气固脱的首选方,人参是补气圣药,《景岳全书》原用其治元气大亏,阳气暴脱,证见面色苍白,神情淡漠,肢冷多汗,呼吸微弱,脉微细欲绝等,当代也常用于治疗心力衰竭。本条歌诀用其治疗血脱脉微,这是基于"气为血帅,血为血母"的观点,并在临床观察到大失血的情况下,常常会气随血脱,而导致气血两脱的危证。又因"有形之血不能速生,无形之气所当急固",故用独参汤益气固脱,则是治疗血脱、脉微的首选急救手段之一。

【附方】

**136. 独参汤**(《景岳全书》)

人参30克

水200毫升,煮取80毫升,乘热顿服[1],日再进之[2]。兼以人参煮粥,食之尤妙。

【注释】　[1]顿服:一次服下。

[2]日再进之:一日服两次。

# 解毒白虎汤　解毒承气汤

【附方】

**137. 解毒白虎汤**

即黄连解毒汤合白虎汤

黄连解毒汤见汇方第 102 方,白虎汤见汇方第 83 方。

### 138. 解毒承气汤

即黄连解毒汤合承气汤

黄连解毒汤见汇方第 102 方,承气汤见汇方第 66、70、71 方。

# 栝蒌桂枝汤

【原文】 太阳证备脉沉迟　　身体几几[1]欲痉[2]时
三两蒌根姜芍桂　　二甘十二枣枚宜

【提要】 论栝蒌桂枝汤的组成和适应证。

【注释】 [1]身体几几:几几,jǐn jǐn,音紧紧。身体几几,形容全身拘紧不柔和的感觉。

[2]痉:痉病,以项背拘急,角弓反张,卧不着席,四肢抽搐,牙关紧急,口噤不开为主要特征。

【白话解】 栝蒌桂枝汤的组成是,栝蒌根、生姜、芍药、桂枝各三两。甘草二两、大枣十二枚,它的适应证是,太阳表证都具备,又见脉沉迟,身体拘紧不柔和的痉病。

【按语】 栝蒌桂枝汤证出《金匮要略·痉湿暍病脉证治》,该篇有“太阳病,其证备,身体强几几然,脉反沉迟,此为痉,栝蒌桂枝汤主之。”太阳病,其证备,指头项强痛、发热、汗出、恶风等表证俱备。身体强几几然,是由于筋脉强急所致,为痉病的主证。太阳病汗出而恶风的,脉象当见浮缓,今反沉迟,可知本证津液不足,而导致气血运行迟滞。津液不足,不能濡养筋脉,故造成了身体强几几的痉病。因此用栝蒌根清热生津,滋养筋脉,解痉缓急,合桂枝汤调和营卫,以解太阳表邪。

痉病伴有汗出的称柔痉;伴有无汗的称刚痉。本条虽未明言柔痉,但从用桂枝汤调和营卫,解太阳表邪,栝蒌根清热生津,滋养筋脉的功用来看,完全可以体会到本证是属于柔痉的,因此《三因极一病证方论》直接言其治柔痉。此外,《方极》用其治疗桂枝汤证而兼见口渴者。当代有用其治疗小儿抽搐、癔病性抽搐、外感病兼颈项拘紧疼痛等,皆有良效。

【附方】

**139. 栝蒌桂枝汤**(《金匮要略》)

栝蒌根 45 克　桂枝(去皮)45 克　芍药 45 克　甘草(炙) 45 克　生姜(切)45 克　大枣 12 枚

上六味,以水 1800 毫升,煮取 600 毫升,分温三服,取微汗。汗不出,食顷,啜热粥发之。

# 桂枝附子汤

【原文】　三姜二草附枚三　四桂同投是指南

　　　　　大枣方中十二粒　痛难转侧此方探

【提要】　论桂枝附子汤的组成和适应证。

【白话解】　桂枝附子汤由三两生姜、二两甘草、三枚附子、四两桂枝、十二枚大枣所组成,用于治疗身体疼痛难以转侧的病证。

【按语】　桂枝附子汤的适应证出《金匮要略·痉湿暍病脉证治》,原文云:"伤寒八九日,风湿相搏,身体疼烦,不能自转侧,不呕不渴,脉浮虚而涩者,桂枝附子汤主之。"可见其原是用于风寒湿痹而兼表阳虚证的。由于风、寒、湿三气合邪,互相抟聚,痹着肌表,经脉不利,故见身体疼烦,不能自转侧。不呕不渴,表明湿邪并未传入少阳、阳明。脉浮虚而涩,浮虚主表阳已虚,涩主风寒湿邪滞留肌表。桂枝附子汤中,重用桂枝祛风,伍附子温经助阳,是为表阳虚风寒湿盛者而设;甘草、姜、枣,调和营卫,以治表虚。共成温经助阳,祛风散寒化湿之剂。当代临床,常有人将其用于治疗坐骨神经痛、风湿及类风湿性关节炎、腰膝关节痛、糖尿病性神经病变、产后痹痛，乃至寒疝等，辨证属于阳虚而风寒湿盛者，皆有一定疗效。当代还有用其治疗冠心病心绞痛、肺心病心衰水肿、输尿管结石等的报道。

**【附方】**

**140. 桂枝附子汤**（《金匮要略》）

桂枝（去皮）60 克　附子（炮去皮、破八片）60 克　生姜（切）45 克　甘草（炙）30 克　大枣（擘）12 枚

上五味，以水 1200 毫升，煮取 400 毫升，去滓，分温三服。

# 甘　草　汤

**【原文】**　甘草名汤咽痛求　方教二两不多收
后人只认中焦药　谁识少阴主治优

**【提要】**　论甘草汤的适应证。

**【白话解】**　甘草汤是治疗咽痛的，方中只用二两甘草。后人只认为甘草是入中焦的药物，有谁能认识到它还有主治少阴咽痛证的优良效果呢？

**【按语】**　甘草汤的适应证，见《伤寒论》第 310 条"少阴病，二三日，咽痛者，可与甘草汤。"生甘草有清解阴经毒热的功效，此所言咽痛，是毒热客于少阴经脉，故用一味生甘草以清解少阴经脉的毒热，以消痈肿而利咽喉。

《千金要方》用本方治肺痿涎唾多，心中温温液液者。又凡服汤呕逆不入腹者，先以甘草煮水服之。消息定，然后服余汤，即流利，更不吐也。《圣济总录》甘草汤，治热毒肿；也治舌卒肿起，满口塞喉，气息不通，顷刻杀人。甘草煎浓汤热漱频吐。《方极》用本方治病急迫，及咽急痛者。《得效方》治小儿遗尿。《至宝方》治小儿尿血。《直指方》治诸痛和大便秘结。近代使用单味甘草汤治疗疾病国内报道甚少，但日本汉方医根据甘草能直接作用于平滑肌及皮肤粘膜，对炎症轻，红肿疼痛不明显的急迫

294

性疼痛和痉挛性疼痛有卓效的临床药理特点,常用于治疗下列疾病:①口腔内痛,如口腔炎、牙痛、咽喉痛、食管痛等;②声哑、失音;③胃痛、腹痛,以腹肌紧张为应用指征;④溃疡病服镇痛剂无效者宜此方;⑤反射性或痉挛性咳嗽⑥食物中毒,如菌类中毒等;⑦药物过敏;⑧排尿痛、尿闭;⑨外用于痔核、脱肛等引起的肛周疼痛;阴部瘙痒肿痛;跌打损伤、刺伤、虫螫引起的疼痛。主要采用浓缩液湿布外敷。

**【附方】**

**141. 甘草汤**(《伤寒论》)

甘草 30 克

上一味,以水 600 毫升,煮取 300 毫升,去滓,温服 140 毫升,日二服。

# 桔 梗 汤

**【原文】** 甘草汤投痛未瘥　桔加一两莫轻过
清热解毒开喉痹　药少力专亦可说

**【提要】** 论桔梗汤的组成和适应证。

**【注释】** 咽喉疼痛的病人,用过甘草汤后咽痛未愈,再加一两桔梗就是桔梗汤。桔梗汤药少力专,有清热解毒开喉痹的良好功效,是颇值得一说的。

**【白话解】** 桔梗汤适应证与甘草汤同出《伤寒论》311 条:"少阴病,二三日,咽痛者,可与甘草汤。不差,与桔梗汤。"证为毒热闭塞咽喉。桔梗辛散苦泄,开宣肺气,能利胸膈而畅咽喉。与甘草相伍,甘平能合阴阳,清客热;苦辛而任舟楫,专主咽伤。后世易名甘桔汤,通治咽喉口舌诸病,因此成为治疗咽喉疼痛之基本方。《肘后方》喉痹专用神效方:桔梗、甘草煮服即消,有脓即出。《千金要方》治喉痹及毒气方:桔梗二两,水三升,煮一升,顿服之。《和剂局方》如圣汤,即本方,治风热毒气上攻咽喉,肿塞窒闷,及肺痈咳嗽,咯唾脓血,胸满振寒,咽干不咳,时出浊沫气息腥臭,久久吐脓状如米粥。《兰室秘藏》桔梗汤治斑已出,时时与之,快咽喉,宽利胸膈咽。《务预百要方》用本方治喉闭,饮食不通,欲死者。桔梗汤现代主要用于治疗咽喉炎、扁桃体炎、食管炎、肺脓疡等疾病。

**【附方】**

**142. 桔梗汤**(《伤寒论》)

桔梗 15 克　甘草 30 克

上二味,以水 600 毫升,煮取 200 毫升,去滓,温分再服。

# 半夏散及汤

**【原文】**　半夏桂甘等分施　散须寸匕饮调宜
　　　　　　若煎少与当微冷　咽痛求枢法亦奇

**【提要】**　论半夏散及汤的组成和适应证。

**【白话解】**　半夏散及汤由半夏、桂枝、甘草各等份组成。如作散剂服用,须要用白米汤调和一方寸匕(5～6 克)服下,如作煎剂服用,应当在药液微冷后,慢慢咽下。这是从枢转气机的方法来治疗咽痛的一种奇特思路。

**【按语】**　半夏散及汤的适应证出《伤寒论》313 条"少阴病,咽中痛,半夏散及汤主之",然以方测证,可知本证咽痛当属客寒与痰涎阻于咽喉所致,其咽喉疼痛较甚,但一般不见红肿,同时伴有恶寒,痰涎缠喉,咳吐不利,舌苔白而润等表现。治以半夏散及汤散寒通咽,涤痰开结。半夏散及汤用桂枝通阳散寒,半夏涤痰开结,甘草和中缓急,解毒止痛。三药合用,共奏散寒涤痰,开结止痛之功。白饮即白米汤,其性甘温,和药内服,取其健脾胃,益津气,且可制半夏、桂枝之辛燥,以防劫阴。本方为散剂,若不能服散者,亦可作汤剂服,即为半夏汤。煮汤服时,应注意少少含咽,使药物持续作用于咽喉,以收内外同治之效。

《类方准绳》半夏桂枝甘草汤,治暴寒中人咽痛,即本方。《外台寿世方》暴寒中人,伏于少阴经,旬日始发为咽痛者,俗名肾伤寒,用半夏、桂枝、甘草,姜汁调涂颈上及脐内,再用附子片贴足心。本方现代临床应用的报道较少,仅见以本方为基础加减化裁用于治疗慢性咽炎、声带水肿、扁桃体炎、扁桃体周围炎及口腔溃疡的个案报道。

【附方】

### 143. 半夏散及汤(《伤寒论》)

半夏(洗)　桂枝(去皮)　甘草(炙)

上三味,等分,分别捣筛已,合治之,白饮和服 5 克,日三服。若不能散服者,以水 200 毫升 ,煎七沸,内散 10 克 ,更煮三沸,下火令小冷,少少咽之。

# 苦 酒 汤

【原文】　半夏一枚十四开　鸡清苦酒搅几回
　　　　　刀环捧壳煎三沸　咽痛少少含咽之

【提要】　论苦酒汤的组成和适应证。

【白话解】　苦酒汤中用一枚半夏,破成十四粒,放入鸡蛋壳中,和鸡蛋清、米醋混合在一起。将蛋壳架在刀环上,放在火上煮三个开,慢慢含咽,可以治疗咽痛。

【按语】　苦酒汤的适应证出《伤寒论》312 条“少阴病,咽中伤,生疮,不能语言,声不出者,苦酒汤主之。”本证属邪热内蕴,灼伤咽喉,以致咽喉肿痛,溃破生疮;邪热痰浊,壅结咽部,阻塞气道,使声门不利,加之局部肿胀疼痛,则不能语言,声不出。苦酒汤以半夏涤痰散结,佐以鸡子清之甘寒,润燥止痛,更以苦酒散瘀止痛,解热毒,消痈肿,敛咽疮。半夏得鸡子清,有利咽通声之功,无燥津涸液之弊,半夏得苦酒,辛开苦泄,能加强劫痰敛疮的作用。共成消肿散结,敛疮止痛之剂。

本方煎法系以鸡子一枚,去黄留清,加入半夏、苦酒,将鸡子壳置刀环上微火煎三沸,去滓备用。服法是少少含咽,意在使药物直接、持续作用于咽部而提高疗效。

《外台秘要》用本方治喉痹。《太平圣惠方》用本方治咽喉中如有物咽唾不得。《曹氏伤寒发微》载,喉内戳伤,饮食不下,鸡蛋一个,钻一小孔,去黄留白,入半夏一个,微火煨熟,将蛋白服之,伤处即愈。现代用本方主要治疗口腔溃疡、咽炎、扁桃体炎、小儿重舌等病证,以痰热郁闭导致口腔、咽喉部溃疡为使用指征。

【附方】

**144. 苦酒汤**(《伤寒论》)

半夏(洗,破如枣核)十四枚　鸡子(一枚,去黄,内上苦酒[1],着[2]鸡子壳中)

上二味,内半夏,着苦酒中,以鸡子壳置刀环[3]中,安火上令三沸,去滓。少少含咽之。不差,更作三剂。

【注释】　[1]苦酒:米醋。

[2]着:放置。

[3]刀环:刀柄端之圆环。

# 猪 肤 汤

【原文】　斤许猪肤斗水煎　水煎减半滓须捐
再投粉蜜熬香服　烦利咽疼胸满痊

【提要】　论猪肤汤的组成和适应证。

【白话解】　猪肤汤用一斤猪皮,放入一斗水中煎煮,煮至水减少到一半的时候,去掉药渣,再加入蜂蜜和炒香的米粉,混合均匀,慢慢含服,可以治疗胸满、心烦、下利、咽痛的病证。

【按语】　猪肤汤的适应证出《伤寒论》第310条:"少阴病,下利,咽痛,胸满心烦,猪肤汤主之。"此所言少阴下利,是素体少阴阴虚阳旺,邪气从阳化热,虚热迫肠则下利,下利则阴气更伤,津亏液耗,以致肾阴不足,虚热更甚。足少阴之脉,循喉咙,夹舌本,少阴虚热上浮,循经熏于咽喉则咽痛。因本证之咽痛为虚火上炎,故咽部红肿不甚,痛势亦轻,并伴有干痛失润之感。少阴之脉,其支者从肺出而络心,注于胸中,少阴虚热循经上扰,经气不利,故见胸满、心烦。治用猪肤汤滋肾润肺,清虚热,降浮火,堪合病情。

猪肤汤为甘润平补之剂。猪肤滋肺肾之阴,清少阴浮游之火;白蜜生津润燥,益气除烦;白粉即白米粉,炒香则有和胃补脾之效,可补下利之虚。诸药相合,滋肾润肺而清虚热,补脾和中而止下利。下利止,阴液复,虚火降,则咽痛、胸满、心烦之证可除。本方清虚热而不伤阴,润肺肾而不滋腻,是治疗少阴有热,津液下泄,虚火上炎咽痛之良方。

本方现代临床应用不多,仅见散在报道。刘渡舟治一例连续腹泻数日后,出现咽痛作痒,不时咳嗽,心烦少力,不欲饮食者,以本方原方治疗,两剂而愈。又治一例因唱歌而致咽喉疼痛,声音嘶哑,舌红少苔,脉细者,以猪肤一味熬汤,调鸡子白,徐徐呷服,尽 1 剂而咽痛止音哑除。还有报道用猪皮胶治疗原发性血小板减少性紫癜 20 例,再生障碍性贫血 7 例,脾功能亢进 3 例,均收到了较好的效果。

**【附方】**

**145. 猪肤汤**(《伤寒论》)

猪肤[1]250 克

上一味,以水 2000 毫升,煮取 1000 毫升,去滓,加白蜜 200 毫升,白粉[2]100 毫升,熬[3]香,和令相得[4],温分六服。

**【注释】** [1]猪肤:猪的皮肤,刮去毛垢和脂肪后入药。

[2]白粉:白米粉。

[3]熬:炒、焙。《说文解字》云:"熬,干煎也。"《方言》云:"凡

以火而干五谷之类,自山而东,齐楚以往谓之熬,关西陇冀以往谓之焙,秦晋之间或谓之炒。"

[4]和令相得:调和均匀。

# 八 正 散

【原文】 八正木通与车前　萹蓄大黄滑石研
草梢瞿麦兼栀子　煎加灯草痛淋[1]瘳

【提要】 论八正散的组成和适应证。

【注释】 [1]痛淋:以小便淋漓,尿道涩痛,小腹胀急或兼见腰腹拘急疼痛为主要症状的病证。

【白话解】 八正散由木通、车前子、萹蓄、大黄、滑石、甘草梢、瞿麦、栀子、灯心草组成,用于治疗痛淋。

【按语】 八正散主要用于治疗湿热郁结下焦的痛淋和尿血之证,其证常见小便淋涩不通,或排尿时可见血尿并伴有尿痛,小腹胀急,或兼见腰腹拘急疼痛,口渴咽干等。方中用木通、瞿麦、灯心草降心火,清小肠,利小便,去湿热;栀子、大黄、车前子、滑石清泻上中下三焦之火,清肺利膀胱,滑窍通小便,凉血止血尿;萹蓄利水通淋;甘草梢止阴茎中的疼痛。共成清热渗湿、利尿通淋、凉血止血、滑窍止痛之剂。

当代用本方主要治疗急性泌尿系感染、泌尿系统结石等。

应当注意的是,方中的木通最好不用关木通。因关木通为马兜铃科的植物,其所含马兜铃酸,对有一些人,可能会导致肾脏的毒害,进而造成肾功能的受损。

【附方】

**146. 八正散**(《和剂局方》)

车前子　木通　瞿麦　萹蓄　滑石　甘草梢(炙)　栀子仁大黄(面裹煨)各等分为末,每服 6～9 克,清水一盏,加灯心煎服。

# 六味地黄汤

**【原文】** 地黄丸为补法先　三阴[1]亏损病相兼
地黄八两萸药四　苓泽丹皮三数添

**【提要】** 论六味地黄汤(丸)的组成和适应证。

**【注释】** [1]三阴:指少阴肾、厥阴肝、太阴脾。

**【白话解】** 六味地黄丸是补法中最有代表性的方剂,可以治疗肝脾肾三阴亏损的病证,由地黄八两,山萸肉、山药各四两,茯苓、泽泻、丹皮各三两所组成。

**【按语】** 六味地黄汤是宋代的钱仲阳从《金匮要略》的肾气丸中,减去桂、附而成的一张名方,是补阴的主要方剂之一。《医方论》说:"此方非但治肝肾不足,实三阴并治之剂。有熟地之腻补肾水,则有泽泻之宣泄肾浊以济之;有萸肉之温涩肝经,即有丹皮之清泻肝火以佐之;有山药之收摄脾经,即有茯苓之淡渗脾湿以和之。药只六味,而有开有合,三阴并治,洵补方之正鹄也。"可见本方虽为补阴的基本方剂,但是补中有泻,寓泻于补,实为通补开合之剂。其适应证主要是,肾阴不足,虚火上炎,腰膝无力,骨热酸痛,头晕目眩,耳鸣耳聋,自汗盗汗,遗精梦泄,消渴淋沥,舌燥咽痛,齿牙动摇,足跟作痛等证。后世广泛应用于内、妇、儿、外、眼、耳、鼻、喉各种疾病的阴虚证候之中。

**【附方】**

**147. 六味地黄丸**(《小儿药证直诀》)

熟地黄 125 克　山萸肉 60 克　干山药 60 克　泽泻 45 克
茯苓(去皮)45 克　丹皮 45 克

诸药为末,炼蜜为丸,如梧子大,空心温水化下三丸。现代用法,作丸剂吞服 9～12 克,每日服 2～3 次。六味地黄汤的药物与六味地黄丸同,但药物剂量按比例减少,水煎服,日一剂。

# 桂枝加厚朴杏子汤

【原文】 桂枝汤加朴杏仁　喘家中风此方寻
表邪误下气喘甚　汗出恶风要记真

【提要】 论桂枝加厚朴杏子汤的组成和适应证。

【白话解】 桂枝加厚朴杏子汤是由桂枝汤加厚朴和杏子所组成的,用于治疗素有喘病的人新感太阳中风,或太阳中风误用下法后,邪陷胸中而兼见气喘。汗出和恶风是本方适应证的基本特点。

【按语】 桂枝加厚朴杏子汤为桂枝汤加厚朴、杏仁而成。方用桂枝汤解肌祛风,调和营卫。加厚朴、杏仁下气降逆,消痰平喘。其适应证见《伤寒论》第43条"太阳病,下之微喘者,表未解故也,桂枝加厚朴杏子汤主之。"以及第18条:"喘家作桂枝汤,加厚朴、杏子佳。"太阳病表证,本不当攻下,今误下后,表证不解,发热,汗出,恶风之表证仍在,又见微喘,为表邪内入,影响肺气的宣发肃降所致。其治疗当以解表为主,兼以平喘,用桂枝加厚朴杏子汤。当然也有患太阳病不经误下,风寒之邪留恋在表,同时引起肺气不降而作喘者,亦可以用此方治疗。至于素有喘病的人,新感中风,表气不利,必然容易导致肺失宣降而诱发宿喘。治用桂枝汤解肌祛风,以治新感,加厚朴、杏仁降气平喘,兼治宿喘。新感宿疾兼顾,较单纯用桂枝汤为好,故原文说"加厚朴杏子佳"。

本方现代用于治疗桂枝汤证兼见咳喘者,或哮喘患者因新感而诱发哮喘发作者,或过敏性哮喘急性发作者。临床表现以发热、汗出、恶风兼喘为主要特征,没有明显热象者。

【附方】

**148. 桂枝加厚朴杏子汤**(《伤寒论》)

桂枝(去皮)45克　甘草(炙)30克　生姜(切)45克　芍药

45 克　大枣(擘)12 枚　厚朴(炙去皮)30 克　杏子(去皮尖)20 克

上七味,以水 1400 毫升,微火煮取 600 毫升,去滓,温服 200 毫升,复取微似汗。

# 葶苈大枣泻肺汤

**【原文】**　喘而不卧肺痈成　　口燥胸疼数实呈
　　　　　　葶苈一丸十二枣　　雄军直入夺初萌

**【提要】**　论葶苈大枣泻肺汤的组成和适应证。

**【白话解】**　气喘不能平卧,肺痈已经形成,口中干燥,胸中疼痛,脉见滑数,皆属实证的表现。方用葶苈子一丸,大枣十二枚。药简力雄,单刀直入,以攻肺痈初成的病证。

**【按语】**　葶苈大枣泻肺汤由葶苈子和大枣两味药组成,有泻肺利水,下气消痰的功效。其适应证原出《金匮要略》,主要用于治疗肺痈或支饮,证见咳喘,吐腥臭脓痰,或吐痰涎,胸胁胀满,或喘促不能平卧,面浮身肿,小便不利,或鼻塞流清涕,嗅觉减退,舌苔薄黄腻,脉滑数等。

《幼幼新书》用本方治疗小儿水气腹肿兼下利脓血、小便涩。《普济方》治肺中有痰,胸膈不利。《经方实验录》治一陈姓疾,初发时,咳嗽胸中隐隐痛,痛连缺盆,其所吐者,浊痰腥臭……决为肺痈之始萌,遂以桔梗汤乘其未及而先排之,进五剂痛稍止,诸证依然,脉实滑。因思是证,确为肺痈之正病,必其肺脏壅阻不通而腐,腐久乃壅,反排其腐,何怪其不效也。《淮南子》云:葶苈子愈胀壅极不通之谓。《金匮要略》云:肺痈喘不眠即胀也。《千金要方》重申其义曰:肺痈胸满肿。故知葶苈非泻肺也,泻肺中壅胀。今有此证则用此方,乃以葶苈子五钱,大枣十二枚。凡五剂,痛渐止,咳也爽,其腥臭夹有米粥状痰,即腐脓也,后乃以千金苇茎汤……加减成方……用药几十余剂,始告全差。

现代常用本方加减治疗百日咳、渗出性胸膜炎、大叶性肺炎、鼻窦炎、心功能不全、急性肾小球肾炎、败血症等,也有治疗肺内含液性肿块和顽固性呃逆的个案报道。

【附方】

**149. 葶苈大枣泻肺汤**(《金匮要略》)

葶苈(熬令黄色,捣丸如弹子大)　大枣 12 枚

上先以水 600 毫升煮枣,取 400 毫升,去枣,内葶苈,煮取 200 毫升,顿服。

# 保 元 汤

【原文】　保元男妇气虚极　婴儿惊怯[1]痘家[2]虚
　　　　甘草一钱人参二　肉桂随加三黄芪

【提要】　论保元汤的组成和适应证。

【注释】　[1]惊怯:指幼儿惊悸胆怯证。

[2]痘家:患天花的病人。天花又名痘疮、天痘、天行痘、豌豆疮等,因此可以把患天花的人叫做"痘家"。天花是一种传染性极强,病情险恶的病毒性传染病,现已在全球将此病消灭。

【白话解】　保元汤是治疗男女病人正气极虚,婴幼儿童惊悸胆怯和天花病人的虚证的方剂,由甘草一钱,人参二钱,黄芪三钱和肉桂所组成,肉桂的用量随证加减。

【按语】　保元汤以黄芪补气固表,人参大补元气,甘草和中,肉桂助阳。人参、黄芪得肉桂的引导,则益气的功效更强;肉桂得甘草的平和,则温阳调理气血而不燥。肾为先天之本,脾为气血化生之源,本方两顾脾肾,所以可以治疗真元不足,阳气偏虚之候。而用于虚损劳怯,元气不足,痘疮阳虚顶陷,血虚浆清,不能起发灌浆者。

【附方】

**150. 保元汤**(《博爱心鉴》)

黄芪9克　人参6克　甘草3克　肉桂(春夏0.9克~1.2克,秋冬2.1克~2.4克)

上四味,水煎服。

# 礞石滚痰丸

【原文】　滚痰丸用青礞石　大黄黄芩沉木香

百病多因痰作祟　顽痰怪证力能匡

【提要】　论礞石滚痰丸的组成和适应证。

【白话解】　礞石滚痰丸由青礞石、黄芩、沉香所组成。由于多种疾病都是由于痰邪所造成的,而本方足以祛除顽痰怪证。

【按语】　礞石滚痰丸为实热老痰而设,方中礞石禀慓悍之性,和硝石同煅,能攻逐沉积伏匿之痰。大黄苦寒,荡涤实积,并开下行之路。黄芩苦寒,清上焦之火,消除成痰之源。沉香调达气机,为诸药开导。四药相合,为降火逐痰之重剂。因此可以治疗实热老痰,发为癫狂惊悸,或怔忡昏迷,或咳喘实稠,或胸脘痞闷,或眩晕痰多,大便秘结,舌苔黄厚而腻,脉滑数有力者。可以使痰积恶物自肠道而下。但本方药力峻猛,虚人和孕妇皆不可轻用。现代主要用其治疗精神分裂症、精神躁狂抑郁症的躁狂发作、癫痫病等痰涎实热壅盛者。也有用其治疗三叉神经痛、高血压性头痛、癔病性昏迷、流行性乙型脑炎、持久性心房纤颤、内源性哮喘和慢性浅表性胃炎等疾病的报道,但一定要以证候为顽痰实热结聚壅塞为使用本方的标准。

【附方】

**151. 礞石滚痰丸**(《泰定养生主论》)

青礞石30克　沉香15克　大黄(酒蒸)　黄芩各24克

上将礞石打碎,用朴硝30克,同入瓦罐,盐泥固济[1]晒干,火煅,石色如金为度,研末和诸药水丸,量人虚实服之,姜汤送下,服后仰卧,令药在胸膈之间,除逐上焦痰滞,不宜饮水行动。

**【注释】**　[1]盐泥固济:用盐泥封固。

# 二　陈　汤

**【原文】**　二陈汤用夏和陈　益以茯苓甘草寻

利气调中兼去湿　诸般痰饮此为珍

**【提要】**　论二陈汤的组成和功效。

**【白话解】**　二陈汤由半夏、陈皮、茯苓、甘草组成,有通利气机,调和中焦,兼以去湿邪的功效,是治疗各种痰饮病证的珍贵方剂。

**【按语】**　二陈汤是应用广泛的化痰和胃方剂,方中半夏辛温性燥,燥湿化痰,和中止呕,散结消痞。橘红理气化痰,气行则痰消,痰化则气畅。茯苓健脾利湿,湿去则痰消。甘草补益中气,脾气健旺,水湿得以运化,则无痰生之源。四药相合,共成燥湿化痰,理气和中之剂。方中半夏、陈皮,药性偏燥,所以应使用存放时间比较陈久者,这样就可以减轻它们的燥烈药性,故称之为二陈汤。本方是化痰的基本方剂,在临床上的应用十分广泛,男女老幼,内妇儿外,外感内伤,各个系统的病证都可以应用,古今应用文献举不胜举。

**【附方】**

**152. 二陈汤**(《和剂局方》)

半夏(汤洗7次)　橘红各150克　白茯苓90克　炙草45克

上药㕮咀,每服12克,用水一盏,生姜2克,乌梅一个,同煎六分,去滓热服,不拘时候。

# 丁萸理中汤

**【原文】**　丁萸理中即理中　再加丁萸降气冲

太阴脾虚寒气逆　此方善治格格声

【提要】　论丁萸理中汤的组成和适应证。

【白话解】　丁萸理中汤即理中汤加丁香、吴茱萸而成。此方善于治疗太阴脾虚,寒气上逆,下利呕吐,呃逆格格有声。

【按语】　理中汤温脾散寒止泻,用于治疗太阴病脾虚寒下利;丁香、吴茱萸温胃散寒降逆止呕,用于治疗胃寒气逆,或见朝食暮吐,暮食朝吐,或见呃逆格格有声。因此本方适用于治疗脾胃两寒,升降紊乱之证。是近代治疗消化系统慢性虚寒性病证的常用方剂。

【附方】

**153. 丁萸理中汤**(《医宗金鉴》)

即理中汤加吴茱萸、丁香。

# 茵陈四逆汤

【原文】　茵陈四逆茵陈蒿　甘草附子干姜炮
　　　　　清水煎服治黄疸　阴证寒湿效果高

【提要】　论茵陈四逆汤的组成和适应证。

【白话解】　茵陈四逆汤由茵陈蒿、甘草、附子和炮干姜组成,清水煮服,用以治疗寒湿阻滞的阴证黄疸,有很高的疗效。

【按语】　茵陈四逆汤即四逆汤加茵陈,四逆汤有回阳救逆,祛阴散寒的功效,茵陈则有利湿退黄的作用,因此本方适用于治疗寒湿发黄。寒湿发黄是由于寒湿邪气壅郁体内,阻遏气机,进而影响肝胆疏泄所致。因寒邪与湿邪皆为阴邪,故寒湿发黄属于阴黄范畴,其身黄当晦暗不泽,并伴虚寒下利,畏寒蜷卧等虚寒诸证。但就寒湿发黄来说,有寒大于湿者,也有湿大于寒者。本方以四逆汤为基础,故适合用于治疗寒大于湿的发黄证。而对于湿大于寒的发黄证,则选茵陈五苓散为宜。

【附方】

**154. 茵陈四逆汤**(《张氏医通》)

茵陈蒿　干姜(炮)各4.5克　附子　甘草各3克

清水煎服。

# 犀角地黄汤

**【原文】**　犀角地黄芍药丹　血升胃热火邪干

斑黄阳毒皆堪治　或益柴芩总伐肝

**【提要】**　论犀角地黄汤的组成和适应证。

**【白话解】**　犀角地黄汤由犀角(现用水牛角代)、生地黄、芍药、丹皮组成,可以治疗胃热、火热、阳热毒邪所导致的出血、发斑、发黄等病证,如加入柴胡和黄芩,就兼有了清肝火的功效。

**【按语】**　犀角地黄汤是治疗热入营血的名方。方中犀角清热凉血,并能解毒。但犀牛为保护动物,犀角今已禁止入药,可用较大剂量的水牛角代替。生地黄养阴清热,凉血止血。芍药和营泄热。丹皮泻血中伏热,凉血散瘀。共成清热解毒降火,凉血散瘀止血之剂。主要用于治疗温热之邪深入血分,热迫血妄行而导致吐血、衄血、便血、尿血、皮下出血;蓄血发狂,热与血结,嗽水不欲咽,腹不满但自诉痞满,大便黑而易解;热入营血,神昏谵语,斑色紫黑,舌绛起刺等证候。

**【附方】**

**155. 犀角地黄汤**(《千金方》)

犀角(现用水牛角代)15克　生地黄125克　芍药45克

牡丹皮30克

咬咀,以水1800毫升,煮取600毫升,分三服。

# 圣　愈　汤

**【原文】**　圣愈汤治失血多　阴亏气弱烦热渴

睡卧不宁心神乱　四物汤入参芪伙

**【提要】**　论圣愈汤的组成和适应证。

【白话解】　圣愈汤治疗失血过多,所导致的阴亏气虚,进而出现烦热口渴,睡卧不宁,心神烦乱等证,它的药物组成是四物汤加入人参和黄芪。

【按语】　圣愈汤中熟地滋阴补血,生地凉血滋阴止血,当归养血和血,芍药和营理血,川芎行气和血。地、芍是血中之血药;芎、归是血中之气药,配伍后,可使补而不滞,营血皆调。再加入人参和黄芪两味补气的药物,则成气血双补的名方。原用于治疗诸恶疮出血多,气血津液皆虚,虚焰上炎,心烦不安,不得睡眠等证。当代则有用其治疗全血细胞减少、嗜酸性粒细胞增多、再生障碍性贫血等的报道。

【附方】

**156. 圣愈汤**(《东垣十书》)

熟地　生地(均酒拌、炒)　黄芪(炒)　人参(炒)各 6 克
当归　川芎各 3 克(一方有芍药无生地)

㕮咀,清水一盏半,煎至一盏,去滓,不拘时,稍热服。

# 人参养荣汤

【原文】　人参养荣即十全　除去川芎五味联
　　　　　陈皮远志加姜枣　脾肺气血补方先

【提要】　论人参养荣汤的组成和功效。

【白话解】　人参养荣汤就是十全大补汤去掉川芎,加五味子、陈皮、远志、生姜、大枣所组成的,是补益脾肺气血的首选方剂。

【按语】　人参养荣汤原是治疗积劳虚损,吸吸少气,心虚惊悸,咽干唇燥等证的,有补益脾肺气血的良好效果。后世广泛应用于治疗气血两虚的各种虚损病证,诸如各种贫血、血小板减少、癌症的术后恢复与减轻放疗、化疗的毒副作用、慢性疲劳综合征、雷诺综合征、带状疱疹后神经痛、男性不育症、排尿性晕

厥、手掌皮肤角化症等,临床验案举不胜举。

**【附方】**

**157. 人参养荣汤**(《局方》)

白芍药 90 克 当归 陈皮 黄芪 桂心(去粗皮) 人参 白术(煨) 甘草(炙)各 30 克 熟地黄(制) 五味子 茯苓各 22.5 克 远志(炒,去心)15 克

上剉散,每服 12 克,水一盏半,生姜三片,枣子二枚,煎至七分,去滓,温服。

# 导 赤 散

**【原文】** 导赤生地与木通 草梢竹叶四般功
口糜淋痛小肠火 引热回归小便中

**【提要】** 论导赤散的组成和适应证。

**【白话解】** 导赤散由生地、木通、甘草梢和竹叶四味药所组成,用于治疗小肠火盛而见口腔糜烂、小便淋涩疼痛等证,有因热从小便排泄的功效。

**【按语】** 导赤散是清心火,利小便,导热邪的方剂,方中生地黄凉血,竹叶清心,木通降心火、利小便,生甘草梢泻火而能直达茎中以止尿道疼痛。用于治疗心经热盛,口渴面赤,心胸烦热,意欲饮冷,或心移热于小肠,而见口舌生疮,小便赤涩,排尿时尿道刺痛等证。当代有报道,辨证用于治疗不寐、霉菌性阴道炎、黄带、崩漏、小儿阴肿、复发性口腔溃疡、尿道炎等有效。

注意方中木通,尽可能不用关木通,而用川木通。以预防关木通中的马兜铃酸对少数特殊体质病人可能导致的肾脏损害。

**【附方】**

**158. 导赤散**(《小儿药证直诀》)

生地黄 木通 生甘草梢各等分(一方不用甘草用黄芩,一方多灯心)竹叶

为末,每服 9 克,水一盏,入竹叶同煎至五分,食后温服。

# 补中益气汤

**【原文】**　补中益气芪术陈　升柴参草当归身

　　　　　　虚劳内伤功独擅　亦治阳虚外感因

**【提要】**　论补中益气汤的组成和适应证。

**【白话解】**　补中益气汤由黄芪、白术、陈皮、升麻、柴胡、人参、甘草和当归身组成,擅长治疗虚劳内伤诸证,亦用于治疗阳虚外感。

**【按语】**　补中益气汤有调补脾胃,升阳益气的功效。方中以黄芪益气为君药,人参、甘草补益中气为臣药。白术健脾,当归补血,陈皮理气,均为佐药。升麻、柴胡升举清阳以为引使。如此组方,则升阳益气,补中固卫。劳倦诸证得之,寒热自除;气陷诸证得之,下陷自举。常用于治疗气虚发热,证见身热有汗,渴喜热饮,头痛恶寒,少气懒言,脉虽洪大,但按之虚软等;或治疗气虚下陷,证见脱肛、子宫下垂、内脏下垂、久疟久泄等等。

当代本方应用极其广泛,几乎涉及到内、妇、儿、外、眼、耳、鼻、口、喉各科的病证。如治疗清阳不升的头痛、眩晕、排尿性昏厥、癫痫;气虚失养的心功能不全、心律失常、功能性共济失调、自身免疫性溶血性贫血、真性红细胞增多症;气虚不能固摄的自汗、漏汗、咳血、便血、尿血、膏淋、小便失禁、大便滑脱、遗精、滑精、月经过多、滑胎、习惯性流产、过敏性紫癜、血小板减少性紫癜;气虚推动无力的小便无力、小便频数、尿潴留、大便秘结、麻痹性肠梗阻、重症肌无力;气虚升举无力的肾下垂、胃下垂、子宫下垂、脱肛;气虚表气不固,营卫失和的易患外感、过敏性鼻炎、过敏性哮喘、咳嗽、荨麻疹、神经性皮炎;气虚无力的脘腹胀满、呃逆、嗳气、反胃、呕吐;气虚发热、手术后发热等等,可谓举不胜举。

【附方】

**159. 补中益气汤**(《脾胃论》)

黄芪 甘草(炙)各 1.5 克 人参(去芦)0.9 克 当归(酒焙干或日干)0.6 克 橘皮(不去白)0.6 克 升麻 0.9 克 柴胡 0.9 克 白术 0.9 克

㕮咀,作一服,水二盏,煎至一盏,去滓,食远稍热服。

# 小 续 命 汤

【原文】 小续命汤桂附芎 麻黄参芍杏防风

黄芩防己兼姜草 六经风中此方通

【提要】 论小续命汤的组成和功效。

【白话解】 小续命汤由桂心、附子、川芎、麻黄、人参、芍药、杏仁、防风、黄芩、防己、生姜、甘草等组成,是治疗六经中风证的通用方剂。

【按语】 小续命汤有扶正祛风的功效。原用于主治中风、口眼㖞斜,筋脉拘急,半身不遂,语言謇涩,或神气愦乱等证,并治风湿痹痛。方中使用麻黄、杏仁、防风、防己、生姜、甘草等祛风通络以开其表。又用人参、肉桂、附子益气助阳;川芎、芍药以调血气。正气充实,则邪气可去。风邪外壅里气不宣,每易郁而生热,故用黄芩以清郁热,作为反佐。诸药相合,具有辛温发散、扶正祛邪之功。因方中多用祛风湿药物,故又可以应用于风湿痹痛之证。此外,当代还有人用其治半身汗出、脊神经损伤等病证的报道。

【附方】

**160. 小续命汤**(《千金方》)

麻黄 防己 人参 黄芩 桂心 甘草 芍药 芎䓖 杏仁各 15 克 附子 20 克 防风 22 克 生姜 75 克

㕮咀,以水 2400 毫升,先煮麻黄三沸,去沫,内诸药,煮取

600 毫升,分三服,甚良。不差,更合三、四剂必佳。取汗随人风轻重虚实[1]也。

**【注释】** ［1］取汗随人风轻重虚实:根据人体的虚实和中风的轻重而决定发汗的多少,具体地说,体实风重的多发汗;体虚而风轻的少发汗。

（郝万山）

# 【附二】 古方药物计量单位的换算

《医宗金鉴·伤寒心法要诀》所收集的方剂,涉及到从汉代到清代的古方,虽然中国古代的度量衡制历代都有一些变化,尤其是从秦汉至唐宋的变化更为明显,但中药方剂的药物计量,在历史上大体只有汉制和宋制两种。按照国家的有关规定,人民卫生出版社要求所引古方一律要用现行的国际标准计量单位。这里谨将本书古今药物计量单位换算的依据和方法说明如下。

**一、汉代的度量衡制**

1. 汉代的衡重

班固《汉书·律历志》:"千二百黍重十二铢,两之为两,二十四铢为两,十六两为斤,三十斤为钧,四钧为石。"

中国国家计量总局编写的《中国古代度量衡图集》,对出土的汉代各种"权"进行实测,结论是:汉 1 斤=250 克,1 两=15.625 克,1 铢=0.65 克。

2. 汉代的容量

《汉书·律历志》:"以子谷秬黍中者千有二百实其龠……合龠为合,十合为升,十升为斗,十斗为斛。"

中国国家计量总局据文物实测:汉 1 合=20 毫升,1 升=200 毫升,1 斗=2000 毫升,1 斛=20000 毫升。

3. 汉代的度量

《汉书·律历志》:"十分为寸,十尺为丈,十丈为引。"

中国国家计量总局据文物实测:汉 1 寸=23 毫米,1 尺=230 毫米,1 丈=2300 毫米,1 引=23000 毫米。

## 二、汉代以来中国度量衡制的变化

汉代以后的两千年来，上述度量衡制发生了很大的变化，特别是在唐宋以前，其变化尤其显著。衡重每斤由250克增至600克左右，容量每升由200毫升增至1000毫升以上，尺度每尺由230毫米增至330毫米左右。

为什么会有这样大的变化哪？据有关方面分析，主要与当时社会的经济流通方式有关。在唐代以前，国家、地主主要以征收地租、粮税为主，常常有私自扩大量器而达到多收税租目的的现象。结果这样做的人多了，于是约定俗成，国家不得不重新颁布新的标准量器，致使量器的容量越来越大。随之而来的，衡重和度量也必然相应地扩大。

但在唐代以后，量器的扩大和增长速度在一般公开情况下，则显著降低，这是因为随着工商业的发展，市场交易扩大了，实物有征入，也有售出，特别是售出增多了，货币的流通渐渐占据了主导地位，所以量器的增长和扩大则不再具有较大的经济意义，从而就逐渐稳定下来。因此从宋代至清代，度量衡制的变化就微乎其微了。

## 三、中药计量的历史变革

在唐代以前，中药计量基本使用的是汉制单位，没有随官制的变化而变化。（只不过从晋代起在汉制的铢和两之间加了一个"分"，即6铢为1分，4分为1两。要特别注意的是，这里的"分"和宋制的两、钱、分、厘中的"分"，并不是同一个概念）这在《唐六典》、《唐会要》中都有说明，如唐秤有"大小两制"，"公私悉用大者"、"内外官司，悉用大者"，小秤则与汉秤同，只限于"合汤药"、"调钟律"等方面的应用。同时度量、容量也有大小二制，小制也与汉制同，"合汤药"也用小制。《晋书·律历志》指出药秤不能随便改变的意义："医方，人命之急，而秤两不与古同，为害特重。"这就是唐代以前中药计量单位一直保留汉制的原因。

至宋代,折1两为10钱,并设钱、分、厘、毫等计量单位,皆为10进制。仍积16两为1斤。宋代以后的方书,中药计量都采用了这一新制,并与官秤相一致。宋制到清代的库平制,权量基本变化不大,每斤近似600克,一直沿用到建国前,俗称"旧秤"。

新中国建立以后,为进一步统一国家的度量衡制,并便于与国际标准计量单位换算,于是把1斤定为500克。但这一变化,在中药计量上,常被忽略不计。因此,中药计量在历史上只有两种制式,即唐代(含唐代)以前皆用汉制,宋代(含宋代)以后至共和国计量单位改革前,皆用宋制。不过宋代以后的著作在引用宋代以前的方剂时,大多数没有像我们今天一样,特意要求变更为当时的计量,其所用计量仍是汉制。

### 四、古方药量的折算方法

宋以前方剂中,以重量计量的药物,可以直接折算为现代计量单位(如1两=15克),以容量和尺度计量的药物,可折算为现代的容量和尺度后再称重。如粳米1升,今用200毫升粳米称重约180克;半夏半升,今用100毫升半夏称重约50~60克;五味子半升约30克;厚朴1尺,据《医心方》《小品方》云,当以"厚3分,广1寸半为准",今用中等厚度的厚朴,宽3.5厘米,长23厘米者称重约15克。以数量计量的药物,可直接用原数量(如大枣、乌梅),需称重者,可按原数再称重。如有人秤得杏仁100枚=40克、桃仁100枚=30克、枳实1枚=18克、附子1枚=25克、大附子=30克、野生乌头1枚=5克。

通过这样的折算,我们可以看出,宋以前方剂药量比例虽然和现代用方基本一致,但每味药的药量有多数远较今天的为大。这主要是由于煮服方法古今不同的缘故。

以麻黄汤为例:

麻黄3两=45克,桂枝2两=30克,甘草1两=15克,杏仁 70 个＝28 克。以水九升,煮取二升半,分三次服,每次仅服八合药液,实为全方药量的三分之一,也称之为"一服"。桂枝汤方后云:"一服汗出病差,停后服,不必尽剂",麻黄汤方后云:"余如桂枝法将息"。既然一服就可以达到汗出病差的目的,所以麻黄汤原方三分之一的药量就是一次治疗量。由于现在采取了一剂药煮一次(指解表药)一次服完的方法,所以今天的一剂药,用经方的一次治疗量即可。麻黄汤的一次治疗量大约应当是麻黄 15 克,桂枝 10 克,甘草 5 克,杏仁 9 克。这正是今天在一般情况下所使用的药量。桂枝汤的一次治疗量是:桂枝、芍药、生姜各 15 克,甘草 10 克,大枣 4 枚,这与今天使用桂枝汤的药量也基本一致。

　　应当注意的是,经方每剂药并不都是含有 3 次的治疗量,也有顿服者,如干姜附子汤、桂枝甘草汤等,就是一次治疗量,今用当按原量直接折算为国际标准计量单位。还有分 2 次、4 次、5 次服者,则分别是 2 个、4 个、5 个治疗量,今应分别取其 1/2、1/4、1/5。

　　还应当提到的是,经方汤剂只煮一次。有实验证明,煮一次只能提取有效成分的 45%～50%左右,如果不把药液倒出,即使延长煮沸时间,有效成分也不能继续析出,这是由于药液浓度已经达到饱和状态的缘故。如果将第一煎的药液倒出,加入清水再煮,还可以从药渣中将另 30%～45%的有效成分溶解出来。因此今天在一般情况下,中药都提倡煮两次。可惜张仲景只煮一次,这就把药渣中起码还可以提取出来的 30%～45%的有效成分浪费了。我们就把舍弃的这 30%～45%有效成分提取出来,也勉强当作一次治疗量。这就是我们今天一剂药只取经方的一次治疗量,而可以煮两次,当作两次服的道理所在。

　　宋代以后的方剂,在煮服方法上,或者煮散连渣服,或者煮汤去滓服,但每剂药基本是一次治疗量。

因此我们在将古方药物剂量直接换算成现今用量的同时，一定要注意和其煮服方法结合起来分析，尤其要注意它的一次治疗量。

当代出版的一些方药书籍，将古方的药量，依据原方药物的剂量比例和当代临床的常用习惯量折算。比如有的书就将麻黄汤的剂量写成麻黄 9 克、桂枝 6 克、甘草 3 克、杏仁 9 克，但煮服方法仍然照录"煮取二升半，去滓，温服八合"，如果按照这样的方法服药，由于药量太小，就不可能见到疗效。如果不按照这样的方法服药，照录古方的服用方法又有什么意义呢？

**五、本书古方药量的折算**

(一)汉代方剂药量的折算

凡唐代以前(含唐代)著作中之方剂中的药物剂量，皆按此折算。

衡重：1 铢＝0.65 克；1 两＝15.625 克，为方便，本书皆折算为 15 克；1 斤＝250 克。

晋代以后，在铢和两之间加了"分"。6 铢＝1 分，1 分＝3.9 克，4 分＝1 两。

容量：1 合＝20 毫升，1 升＝200 毫升，1 斗＝2000 毫升。

度量：1 寸＝23 毫米，1 尺＝230 毫米。

方中以重量计量的药物，可以直接折算为现代重量(如 1 两＝15 克)。

方中以容量和度量计量的药物，可先折算为现代的容量和长度后再称重。

如：粳米 1 升，今用 200 毫升粳米称重约 180 克；半夏半升，今用 100 毫升半夏称重约 50 克；五味子半升，约 30 克；厚朴 1 尺，据《医心方》《小品方》云，当以"厚 3 分，广 1 寸半为准"，今用中等厚度的厚朴，宽 35 毫米，长 230 毫米者称重约 15 克。

方中以数量计量的药物，可直接用原数量(如大枣、乌梅、栀

楼)。以枚数计而今习惯称重者,可按原数再秤重。如现秤得:
杏仁100枚(去皮尖)=40克,桃仁100枚=30克,枳实1枚=18克,附子1枚=20克,大附子1枚=25克,野生乌头1枚=5克,五苓散一方寸匕=5~6克,甘遂末一钱匕=1~1.5克。

(二)宋代(含宋代)以后方书的药量折算

1厘=0.03克,1分=0.3克,1钱=3克,1两=30克,1斤=16两=500克。

1合=100毫升,1升=1000毫升,1斗=10000毫升。

1寸=33毫米,1尺=330毫米。

本书将古方原剂量折算为现今通行的剂量单位的,煮服方法也依原方照录,所以特别提醒读者在使用时,要将药量和煮服方法结合起来分析,而不要将其剂量都当作今天的一剂药的药量。

(郝万山)

# 【附三】 汇方序号索引

# 【附四】 方剂笔画索引

323